现代检验
临床诊断应用

XIANDAI JIANYAN
LINCHUANG
ZHENDUAN YINGYONG

主编　王波　石龙姣　刘德印　何义　江华

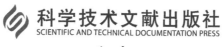

科学技术文献出版社
SCIENTIFIC AND TECHNICAL DOCUMENTATION PRESS

·北京·

图书在版编目（CIP）数据

现代检验临床诊断应用 / 王波等主编. — 北京：科学技术文献出版社，2018.4
ISBN 978-7-5189-4271-8

Ⅰ.①现… Ⅱ.①王… Ⅲ.①临床医学—医学检验 Ⅳ.①R446.1

中国版本图书馆CIP数据核字(2018)第085869号

现代检验临床诊断应用

策划编辑：曹沧晔	责任编辑：曹沧晔	责任校对：赵　瑗	责任出版：张志平

出 版 者　科学技术文献出版社
地　　址　北京市复兴路15号　邮编　100038
编 务 部　(010) 58882938，58882087（传真）
发 行 部　(010) 58882868，58882874（传真）
邮 购 部　(010) 58882873
官方网址　www.stdp.com.cn
发 行 者　科学技术文献出版社发行　全国各地新华书店经销
印 刷 者　济南大地图文快印有限公司
版　　次　2018年4月第1版　2018年4月第1次印刷
开　　本　880×1230　1/16
字　　数　376千
印　　张　12
书　　号　ISBN 978-7-5189-4271-8
定　　价　148.00元

前　言

　　医学检验是运用现代物理、化学方法为临床医学诊断、治疗提供依据的一门综合性学科。随着医疗事业的高速发展，医学检验的许多新仪器和新技术在临床得以引进和推广应用，这不仅提高了实验结果的精密度和准确度，而且为疾病的诊断、鉴别诊断和疗效观察提供了更多的实验指标，大大提高了临床医师对疾病的诊断与治疗。为适应我国检验医学事业变化及临床诊治发展的需要，要求检验科技术人员在提高实验技能的同时，又要不断加强临床知识的学习和掌握检验项目的临床意义，便于分析后进行质量管理及咨询工作。

　　本书分别重点介绍了临床体液检验、输血检验、血液学检验、生物化学检验等内容，力求系统完整，突出科学性、启发性、多样性等特点，适用于各级医疗部门从事医学检验的专业人员，也可作为临床医生以及医学院师生的参考书。

　　由于编写内容较多，时间紧促，尽管在编写的过程中我们反复校对、多次审核，但书中难免有不足和疏漏之处，望各位读者不吝赐教，提出宝贵意见，以便再版时修订，谢谢。

编　者

2018 年 4 月

目　录

第一章

标本采集与处理

临床一般检验标本主要来源于血液、尿液、粪便及其他体液等。正确的标本采集是获得准确、可靠检验结果的关键，尤其是在自动化检验仪器普遍应用的现代临床检验科，分析前质量管理是全面质量管理的重点。按照我国《医学实验室质量和能力的专用要求》（GB/T 22576—2008，即 ISO 15189：2007）文件的规定，实验室应制定便于使用的正确标本采集和处理规程，且应有标本接受或拒收的规定，同时需定期对标本采集量进行评审，以保证采样量既不会过少也不会过多，因此，标本采集和处理是一项十分重要的基础性工作。

第一节　血液标本采集

一、一般要求

（一）检验申请单

检验申请单或电子申请单中应包括患者和申请者基本信息，如门诊号、住院号、床号、日期等，同时应提供相关的临床信息，如姓名、性别、年龄等，以备解读检验结果之用。

（二）标本采集和处理具体要求

实验室管理文件应向负责采集标本的人员提供标本采集和处理具体要求。这些要求应包括在标本采集手册中（表1-1）。

表1-1　正确采集和处理标本具体要求

具体要求细目
（1）患者告知：向患者提供在标本采集前应做准备的信息和说明
（2）患者准备说明书：如提供给护士和抽血人员的说明书
（3）标本采集：说明血液、尿液和其他体液标本容器和添加物
（4）标本采集类别和数量
（5）标本采集日期和时间，包括特定采集时间
（6）标本处理要求：从标本采集至实验室接收之间（运送、冷冻、保温、立即送检等）的处理要求
（7）标本采集人员：记录身份信息
（8）标本采集器材和安全处理

（三）标本信息完整性

标本应通过检验申请单溯源到特定个体，实验室不应接收或处理缺少适当标识的检验申请单。对缺少适当标识或不应接受的标本的处理方法见表1-2。

表 1-2　缺少适当标识或不应接收的标本的处理方法

项目	处理
标识不明确或标本不稳定	可先处理标本，但不发送检验报告，直至申请检验医师或标本采集人员承担标本鉴别和接收的责任，或提供适当的信息
规定的时间	根据申请检验项目的特性以及实验室的相关规定，标本应在一定时间范围内送检。急症或危重患者的标本要特别注明和标识
规定的温度	标本应保持在一定的温度范围内，并含规定的防腐剂，以确保标本完整性
标本记录	应在登记本、工作表、计算机或类似系统中，记录所有接收的标本，包括接收的日期、时间、人员、姓名或代号等

（四）标本拒收

实验室应制定标本接收和拒收的标准文件。因不同检验项目对标本的要求不同，故应分别制定拒收标准。因不可预计意外因素而接收的不合格的标本，其检验报告上应注明标本存在的问题，在解释结果时必须特别说明。

二、标本类型

（1）全血：静脉全血、动脉全血和毛细血管全血。

（2）血浆：全血抗凝离心后除去血细胞成分为血浆，用于血浆化学成分测定和凝血试验。

（3）血清：是血液离体后自然凝固后分离出来的液体，除血凝系统成分外，其他化学成分与血浆多无差异。血清主要用于临床化学和免疫学等检测。

（4）分离或浓缩血细胞成分：有些特殊检验项目需用特定的细胞作为标本。

（5）分离胶处理。

三、采集方法

血液标本的采集按部位分为皮肤采血、静脉采血、动脉采血；按采血方式又可以分普通采血法和真空采血法。

（一）皮肤采血法

皮肤采血主要用于微量用血的检查和婴幼儿血常规检验，一般采用手指或耳垂，婴幼儿由于手指太小可在足跟底面两侧采血。凡局部有水肿、炎症、发绀或冻疮等均不可穿刺采血；严重烧伤患者可选择皮肤完整处采血。手指血细胞学计数结果与静脉血有差异，条件允许尽可能静脉采血。

皮肤采血法的注意事项：①采血部位的皮肤应完整，无水肿、炎症、发绀或冻疮等。②采血时要注意严密的消毒和生物安全防范，采血针、微量吸管一次性使用；取血时可稍加挤压，但切忌用力挤压，以免混入组织液。③血液流出后易凝固，采血的动作要快而熟练。④进行多项检查时，采集标本次序为血小板计数、红细胞计数、血红蛋白测定、白细胞计数及白细胞分类。

（二）静脉采血法

1. 普通采血法　指的是传统的采血方法，即非真空系统对浅静脉穿刺的采血方法。

静脉采血法的注意事项：①根据检查项目、所需采血量选择试管。②严格执行无菌操作，严禁在输液、输血的针头或皮管内抽取血标本。③抽血时切忌将针栓回推，以免注射器中气泡进入血管形成气栓。④抽血不宜过于用力，以免产生泡沫而溶血。

2. 真空采血法　又称为负压采血法，主要原理是将有胶塞头盖的采血管抽成不同的真空度，利用针头、针筒和试管组合成全封闭的真空采血系统，实现自动定量采血。

真空采血系统由持针器、双向采血针、采血管构成，可进行一次进针，多管采血。真空采血管的种类和用途见表 1-3。真空采血法的注意事项：①检查盖塞：使用前切勿松动采血试管盖塞，以防止采血量不准。②穿刺针乳胶套的作用：拔除采血试管后，封闭采血端，防止血液渗出，采血时不能取下。③采血针运行：如果采血针进入静脉，可顺原路缓慢退回，有回血即可。

表1-3 真空采血管种类和用途

采血管	用途	标本	添加剂	添加剂作用
红色（玻管）	生化/血清学/免疫血液学试验	血清	无	—
红色（塑管）	生化/血清学/免疫血液学试验	血清	促凝剂	促进血液凝固
绿色	化学试验	血浆	肝素、肝素锂	抑制凝血酶
金黄色	化学试验	血清	惰性分离胶、促凝剂	促进血液凝固
浅绿色	化学试验	血浆	惰性分离胶、肝素锂	抑制凝血酶
紫色（玻管）	血液学试验	全血	$EDTA-K_3$（液体）	螯合钙离子
紫色（塑管）	血液学和免疫血液学试验	全血	$EDTA-K_2$（干粉喷洒）	螯合钙离子
黄色（玻管）	血培养	血清	含茴香脑磺酸钠	抑制补体、吞噬细胞和某些抗生素
灰色	葡萄糖试验	血浆	草酸钠/氟化钠，氟化钠/$EDTA-Na_2$，氟化钠（血清）	抑制糖分解
浅蓝色	凝血试验	全血	枸橼酸钠	螯合钙离子
黑色	红细胞沉降率试验	全血	枸橼酸钠	螯合钙离子

（三）动脉采血法

与静脉采血法相同，仅采血部位不同，通常选用股动脉、肱动脉或桡动脉。应注意：①避免空气：采集后标本应立即封闭针头斜面，再混匀；②立即送验：若不能，则标本应置于 $2\sim6℃$ 保存，但不应超过2h；③防止血肿：采血完毕，拔出针头后，嘱患者用消毒干棉签按压采血处止血 $10\sim15min$，以防形成血肿。

（四）方法学评价

血标本采集的方法学评价见表1-4。

表1-4 血液标本采集的方法学评价

方法	评价
皮肤采血法	采血量少，易凝血、溶血、混入组织液，对检验结果影响大，且重复性差，准确性不高
静脉采血法	普通采血法操作环节多、难以规范统一、易造成血液污染；真空采血法采血量准确、传送方便、封闭无菌、标识醒目
动脉采血法	适用于血气分析、乳酸测定等

四、标本抗凝

使用全血和血浆标本时，通常需要应用抗凝剂。抗凝就是采用物理或化学方法除去或抑制某种凝血因子的活性，以阻止血液凝固。这种阻止血液凝固的物质称为抗凝剂或抗凝物质。

1. 化学抗凝剂 常用化学抗凝剂的用途和特点见表1-5。

表1-5 常用化学抗凝剂的用途与特点

抗凝剂	抗凝原理	注意事项
乙二胺四乙酸（EDTA）	与血液中 Ca^{2+} 结合成螯合物，而使 Ca^{2+} 失去活性	抗凝剂用量和血液的比例需合适，采血后须立即混匀
枸橼酸盐	与血液中 Ca^{2+} 结合成螯合物，使 Ca^{2+} 失去活性	抗凝能力相对较弱，抗凝剂浓度、体积和血液的比例非常重要

抗凝剂	抗凝原理	注意事项
肝素	加强抗凝血酶Ⅲ，灭活丝氨酸蛋白酶，阻止凝血酶形成	电极法测血钾与血清结果有差异；不适合血常规检查
草酸盐	草酸根与血液 Ca^{2+} 形成草酸钙沉淀，使其无凝血功能	容易造成钾离子污染；现已很少应用
促凝剂	激活凝血蛋白酶，加速血液凝固	常用促凝剂有凝血酶、蛇毒、硅石粉、硅碳素等
分离胶	高黏度凝胶在血清和血块间形成隔层，达到分离血细胞和血清的目的	分离胶的质量影响分离效果和检验结果；分离胶管成本高

2. 物理方法抗凝 将血液注入有玻璃珠的器皿中，并及时转动，纤维蛋白缠绕凝固于玻璃珠上，从而防止血液凝固，此抗凝方法常用于血液培养基的动物血采集。另外，也可用竹签搅拌除去纤维蛋白，以达到物理抗凝的目的。

五、质量保证

标本采集是分析前质量管理的主要内容，分析前工作是由患者、医生、护士、运送人员及检验人员在实验室以外的空间完成。因此，临床反馈不满意检验结果，大多最终可溯源到标本质量不合要求。为了准确地反映检验结果，临床医护人员和检验人员应了解标本采集前患者的状态和影响结果的因素，并将要求和注意事项告知患者，要求给予配合，使所采集的标本尽可能少受非疾病因素影响。

(一)采血服务

1. 环境要求

(1) 空间：临床实验室（尤其是门、急诊实验室）的采血环境应该是人性化设置，空间宽敞，光线明亮，通风良好，采血台面高低和宽度适宜，座椅舒适、可转动或斜躺。

(2) 窗口：有足够采血窗口和工作人员，保证在患者最多的时刻，使患者排队等候采血的时间排队人数不超过院内规定时间。采血等候处，最好设置指示采血顺序、叫号设备系统等。窗口之间最好相互隔开，保护患者隐私和避免窗口之间的相互干扰。

2. 生物安全

(1) 防止交叉感染：采血过程尽可能采用一次性用品，包括压脉带、清洁纸垫和消毒用品。采血废弃物品按照医疗垃圾统一处理。

(2) 履行环境消毒：采血处用紫外线灯定时对周边环境和空气消毒，用消毒液擦拭台面消毒。

(二)患者状态要求

在标本采集过程中，应注意患者的生理状态、饮食和药物对检验结果的影响。

1. 生理状态和饮食影响 患者生理和饮食状态对临床基础检验结果影响见表1-6。

表1-6 患者生理、饮食状态对临床基础检验结果的影响

影响因素	评价
年龄	新生儿红细胞计数和血红蛋白量较成人高
性别	男性血红蛋白、红细胞计数较女性高，而女性网织红细胞较男性高
妊娠	妊娠末期可使白细胞计数结果增高，使血细胞比容、红细胞计数、血红蛋白等结果减低
饥饿	长期饥饿可使血红蛋白、血细胞比容等结果减低
运动	马拉松运动可使白细胞计数、中性粒细胞计数、血小板计数、D-二聚体等结果增高，使血红蛋白、血细胞比容、PT、APTT、纤维蛋白原等结果减低
海拔	高海拔可使血细胞比容、血红蛋白等结果增高
吸烟	吸烟者血细胞比容、MCV、纤维蛋白原、单核细胞、淋巴细胞、中性粒细胞较非吸烟者高

影响因素	评价
饮酒	长期饮酒可使 MCV 结果增高
生物钟	血红蛋白量在 6~18h 最高，在 22~24h 最低；嗜酸性粒细胞在 4~6h 最高，18~20h 最低
精神	精神紧张可使纤维蛋白原结果增高
体位	坐位可使血红蛋白、白细胞计数、血细胞比容、红细胞计数等结果增高
压脉带	结扎压脉带超过 6min 可使红细胞、血红蛋白、血细胞比容等结果增高，使白细胞计数结果减低

2. 药物对检验结果的影响　药物干扰检验结果主要有 4 条途径：①影响反应系统待测成分物理性质。②参与检验化学反应。③影响机体组织器官生理功能和（或）细胞活动中的物质代谢。④对器官的药理活性和毒性作用。

（三）采血操作对检验结果的影响

采血操作对检验结果的影响因素与评价见表 1–7。

表 1–7　采血操作对检验结果的影响因素与评价

影响因素	评价
采血时间	尽可能空腹、在其他检查和治疗前进行；药物浓度检测应在峰值期和稳定期进行；在检验申请单上注明采血时间
采血部位	应选择恰当的采血部位；采血不畅易激活凝血和纤溶
压脉带使用	一般应 <1min；采血时，勿嘱患者反复握、放拳动作；不宜在同侧重复采血
输液	避免在输液过程中采血；如需，则应在另一侧手臂采血
溶血、凝血	血细胞内、外各种成分有梯度差，在分析前应尽量避免溶血、凝血等

（四）血液标本运送、保存与处理

临床实验室工作人员对血液标本的处理应特别注意：①把每一份标本都看作是无法重新获得、唯一的标本，必须小心地采集、保存、运送、检测和报告。②所有标本都具潜在传染性，对"高危"标本，如乙肝、艾滋病患者标本等，要注明标识。③严禁直接用口吸取标本，防止标本与皮肤接触、污染器材外部和实验台。④检验完毕，标本必须消毒处理，标本容器要高压消毒、毁型、焚烧等。

1. 血液标本运送　血液标本的运送可采用人工运送、轨道传送或气压管道运送等。无论何种运送方式，都应该坚持血液标本运送原则（表 1–8）。

表 1–8　血液标本运送的原则与评价

原则	评价
唯一标识原则	血标本应具唯一标识，除编号之外，还包括患者姓名等信息
生物安全原则	应使用专用保温的容器运送；特殊标本应有特殊标识（如剧毒、烈性传染等）的盒子密封运送
尽快运送原则	标本及时转运；运送过程中应避免剧烈震荡

2. 标本拒收　在检验前，对确认不符合血液采集规定要求的标本，应拒绝接收。标本拒收原因有：溶血、脂血、抗凝标本出现凝固、血液采集容器不当、采血量不足或错误、转运条件不当、申请和标本标签不一致、标本污染、容器破漏等。标本拒收不但可造成检验费用增高和时间耗费，还可危害患者。因此，对所有涉及标本采集的工作人员，都必须在标本采集、转运和处理各个环节进行全面的培训。

3. 血液检验前预处理

（1）分离血清或血浆：标本采集后根据相应的实验要求及时采用离心法分离血清或血浆。加抗凝剂血液，应立即离心分离血浆；无抗凝剂的血液分离血清时，则应置于 37℃水浴箱内或室温一段时间，待血块部分收缩，出现少许血清时才能离心分离。

（2）分离细胞：原则上先是根据各类细胞的大小、沉降率、黏附和吞噬能力加以粗分，然后依据不同的检验目的，加以选择性分离。

4. 血液标本保存　应在规定时间内、确保标本特性稳定的条件下，按要求分为室温保存、冷藏保存、冷冻保存。血液标本的保存与评价见表1-9。

表1-9　血液标本的保存与评价

标本	保存与评价
分离后标本	不能及时检测或需保留的标本，一般应置于4℃冰箱；-20℃能保存1个月；-70℃能保存3个月以上；标本应避免反复冻融
检测后标本	检测后标本应按标本性质和规定时间保存和处理；确保标本检索快速有效
标本信息保存	保存检验标本时应包括标本信息保存，且与分离的血浆或血清标本相对应

5. 检验后血液标本的处理　根据国家标准《实验室生物安全通用要求》（GB19489—2004），实验室废弃物管理要求是：①将操作、采集、运输、处理及处理废弃物的危险减至最小。②将其对环境的有害作用减至最小。因此，检验后废弃标本应专人负责处理，根据《医疗废物管理条例》用专用的容器或袋子包装，由专人送到指定的消毒地点集中，一般由专门机构采用焚烧的办法处理。

（王　波）

第二节　尿液标本采集

尿液检验标本的采集将直接影响检验结果的准确性，并将进一步影响对疾病诊断、治疗和预后判断。

一、一般要求

1. 患者告知　医生、护士和实验室工作人员有责任告知患者关于尿液标本检验的内容、目的、标本留取时间和要求。可给患者提供尿液标本留取指南等书面性文字说明，帮助和指导患者正确留取尿液标本。

2. 标本标记　临床医生开具的检验申请单应包括患者姓名、性别、年龄、病案号或ID号等患者唯一标识、科别和病区、临床诊断、尿留取日期和时间等内容，有条件单位可以使用条形码和实验室信息系统处理患者信息。

标本采集容器上应有相应的标识，包括患者姓名、性别、ID号和样本留取时间或条形码等，相关内容应与检验申请报告单保持一致。标本留取时间非常重要，应该由医护人员告知或协助患者填写此部分内容。

二、采集容器

应具备下列特点：①清洁、干燥、一次性、有盖、不渗漏、不与尿液成分发生反应的惰性材料构成。②容量50~100mL，口径4~5cm，平底，有可密封盖子，有刻度及粘贴标签和条形码位置。③尿培养容器还应预先进行消毒或无菌处理，并在封口处标有"已消毒"字样。在使用前不能随意开启密封盖。④儿科患者所专用的采集袋，应为清洁柔软的材料制成。⑤采集时段尿或大容量尿标本时（如12h或24h尿），应采用2~3L广口容器。

三、采集方法

尿标本采集的具体要求应取决于实验要求，应根据不同实验要求和标本类别选择不同的样本采集方法和容器。

（一）尿标本类别和用途

除晨尿和随机尿外，其他尿标本属于计时尿标本。各种尿标本类别、留取方法、标本特点和主要用途见表 1-10。

表 1-10 不同类别尿标本特点和主要用途

类别	标本特点	主要用途
晨尿	各种成分较浓缩，偏酸性。但对有形成分的数量和形态会有一定影响	尿常规、尿 HCG，细菌涂片和培养，细胞学检查
随机尿	标本比较新鲜，对尿中有形成分形态干扰最小	门急诊患者尿常规，红细胞形态检查
3h 尿	留尿时间短暂，易保持细胞形态和数量	1h 尿细胞定量计数检查
12h 尿	标本留取时间较长，要求较高，需限制饮食和饮水	12h 尿细胞定量检查
24h 尿	某些成分昼夜内排出量有明显差异	尿中化学成分、激素等的定量，如肌酐清除率、儿茶酚胺、17-羟类固醇、总蛋白、电解质等
餐后尿	尿胆原、餐后尿糖排出的最大时段	用于检出病理性尿胆原，尿糖和尿蛋白

（二）采集方法

1. 晨尿　清洁外阴和周围皮肤，留取中段尿，在 2h 内送检。第 2 次晨尿指留取首次晨尿以后，2~4h 内的第 2 次尿液标本。

2. 随机尿　患者无须准备，不受时间限制，能随时留取的尿标本。

3. 计时尿　按规定时间（段）留取一次或全部尿标本。如需使用防腐剂，应预先在容器中添加，然后将每次排出的尿液放入容器中，轻摇混匀后保存，在采集完全部尿液后，尽快送检。或记录全部尿量后取 30~50mL，尽快送检。

4. 尿培养标本　先清洗外阴，再用消毒液消毒尿道口，在连续排尿过程中，弃去前、后段尿液，以无菌容器留中段尿 5~10mL，立即密封盖好，尽快送检。做结核杆菌培养时，可留取 24h 尿或晨尿，通常需连续送检 3 次。

四、质量保证

尿液标本采集和处理，直接影响到尿液分析结果，应制定详细的尿液标本采集程序和指南等，对标本采集过程中所涉及的影响因素予以充分考虑和解释，加强对临床医师、护士和患者的宣教，以提高检验前质量管理。

（一）尿液标本采集前的影响因素

性别、年龄、生活习惯、生理状况、药物等因素都可影响尿液检查（表 1-11）。

表 1-11 不同因素对尿液检验的影响

因素	示例
年龄	50 岁以上者肌酐清除率会随肌肉量减少而降低
性别	女性尿中白细胞数量常高于男性
月经	尿中红细胞数量会升高
妊娠	前 7d 难以检出，随后会明显增加。在妊娠后期可使尿白细胞酯酶结果假阳性
情绪	尿儿茶酚胺分泌增加，严重时可出现生理性蛋白尿
饮食	高蛋白饮食可使血尿素、尿酸增高；高核酸食物（如动物内脏）可导致尿酸明显增加；多食香蕉、菠萝、甜瓜等可造成餐后尿糖增加

因素	示例
饥饿	可造成尿酸、尿酮体增加
运动	可造成尿蛋白增加；长途跋涉后可造成肌红蛋白增加
饮酒	长期饮啤酒者尿酸增高
性生活	无论男性或女性患者尿液中会检出精子；会造成尿蛋白测定假阳性
药物	如磺胺类药物结晶、造影剂、青霉素等会影响尿蛋白测定；大量维生素 C 影响尿糖、胆红素和红细胞等

（二）尿标本采集中的影响因素

1. 晨尿和随机尿　应采集中段尿标本，防止尿道口分泌物的污染；女性患者应在月经周期 3～5d 前后留取尿标本进行尿液检查；儿科患者特别是新生儿可使用小型、特殊的专用小儿尿液采集袋采集尿液标本，防止粪便污染。

2. 首次晨尿　标本因在膀胱中潴留时间较长，且从留取到检验的时间过程偏长，易使部分有形成分形态改变和数量减少，故也有推荐使用第 2 次晨尿标本。

3. 随机尿　标本易受饮食、饮水、药物、活动或时间的差异等因素影响，病理成分含量常不稳定，会使低含量或临界含量的某些成分漏检。

4. 标本存放　温度升高和时间延长都会使尿中红细胞、白细胞、管型数量减少，使细菌和结晶数量增加。

（王　波）

第三节　粪便标本采集

采集粪便标本最重要的原则是所采集的标本应尽可能含异常成分或检测中能得到阳性结果或能找到有临床诊断价值的病原体（表 1-12）。应制定粪便标本采集要求和方法的标本采集手册，方便临床了解和查询，并通过检验人员、医生、护士对患者进行指导，使患者能正确留取标本和掌握相关注意事项。同时，培训样品运送人员，正确的传送和运输标本。

标本加盖后用密闭的运输箱进行运送。实验完成后应将粪便、纸类、塑料或各类器材等按照医疗废弃物处理方法进行处理。目前推荐使用一次性容器。

表 1-12　粪便标本采集要求和方法

检查目的	采集要求和方法
常规检查	有便排出：新鲜，含黏液或脓血等成分，应多部位多点取样；无便排出：直肠指检、采便管拭取标本
寄生虫检查	阿米巴滋养体：采集脓血和稀软部分，立即保温送检；血吸虫孵化毛蚴：标本量最低要求 30g；如虫体、虫卵计数，需 24h 粪便；蛲虫卵：于晚 12h 或晨排便前自肛门皱襞处生理盐水棉签或透明薄膜拭子拭取；其他虫卵、原虫：原虫和某些周期性排卵蠕虫虫卵的检查，应连续采集 3d
隐血试验	化学法试验前 3d 禁食肉类、动物血和部分蔬菜，禁服铁剂、维生素 C 等物质
脂肪定量	脂肪膳食 50～150g/d，连续 6d，从第 3 天起开始采集 72h 内粪便，混合称量，取约 60g 送检。简易法是正常膳食下采集 24h 粪便，混合取约 60g 送检
粪胆原定量	连续采集 3d，每天混匀称重，取约 20g 送检

（王　波）

第四节　体液标本采集

　　体液标本的获得多由临床医师行特殊穿刺操作获得。检验项目原始样品采集手册中，应包括患者告知、标本类型、采集类别和数量、采集器材、转运、处理、保存等内容。具体内容见表 1-13。

表 1-13　体液标本采集要求、转运、处理和保存

标本类型	采集	转运、标本处理、保存
脑脊液	第 1 管做细菌学检查（尽可能在治疗前或治疗结束后 36h 采集），第 2 管做化学、免疫学检查（近年主张改做细菌学检查），第 3 管做常规或细胞学检查	应采用密闭容器。及时送检，必要时 2~4℃保存
浆膜腔积液	无菌试管（瓶）采集中段液体。常规及细胞学检查用 EDTA-K₂ 抗凝、生化检查用肝素抗凝，不加抗凝剂标本用于观察凝固性	应采用密闭容器。及时送检，生化≤2h，常规≤4h。必要时 2~4℃保存
精液	以手淫法采集，应禁欲 2~5d，20~35℃保存，将一次射出全部精液盛入洁净有盖容器。应标识采集方法、容器种类、禁欲天数、采集日期和时间等	立即保温，≤1h 内送检
前列腺液	检查前 3d 禁欲。量少时可直接涂片，量多时去第 1 滴，采集于无菌洁净干燥试管内	立即送检
阴道分泌物	将分泌物浸入含生理盐水 1~2mL 的洁净和（或）无菌试管	立即送检。滴虫检查应注意标本保温 37℃

（王　波）

第二章

血液一般检验

血液一般检验指血液检验项目中最基础及最常用的检验，主要包括手工法或仪器法血细胞计数及相关参数测定、血细胞形态学检查、血型鉴定和交叉配血等。随着自动化检验仪器在临床检验科的广泛应用，使血液一般检验不仅检测速度快，而且检测参数多，但是，对仪器检测结果的复核，手工方法仍是重要技术。血液一般检验不仅能及时、准确、全面地反映机体的基本功能状况，而且，因其取材容易、检测便捷，仍然是筛检疾病，遴选其他实验室检查的首要程序。

第一节 红细胞检验

一、红细胞计数

红细胞是血液中数量最多的有形成分，主要生理功能是携氧或二氧化碳和维持酸碱平衡等。红细胞计数（RBC）是血液一般检验的基本项目，常作为诊断贫血及红细胞增高的主要指标之一。

（一）检测方法和原理

1. 显微镜计数法　用等渗稀释液将血液以一定倍数稀释并充入计数池，在高倍镜下计数中央大方格内4角和正中共5个中方格内的红细胞数（N），经换算求出每升血液中的红细胞数量。计算公式如下：

$$红细胞数/L = N \times \frac{25}{5} \times 10 \times 200 \times 10^6 = N \times 10^{10} = \frac{N}{100} \times 10^{12}$$

2. 血液分析仪法　多采用电阻抗法、激光法。

（二）质量管理

1. 质量控制

（1）血细胞计数误差：来源于技术误差、设备误差和分布误差，可通过消除或减少误差进行 RBC 的质量控制。

1）技术误差：①原因：采血部位不当、稀释倍数不准、充液不当、血液凝固、器材处理及使用不当和细胞识别错误等。②误差减少方法：规范操作、正确使用器材、提高操作技能。

2）设备误差：①原因：器材（计数板、盖片、吸管等）不准确、不精密等。②误差减少方法：校正各种器材。

3）分布误差：①原因：血细胞在计数池分布不均匀等。②误差减少方法：扩大计数范围和（或）数量。

（2）室内质量控制

1）患者标本的双份测定：是最简单的质控方法。若工作量允许，要求每份标本均进行双份测定，否则应至少取4~5份连续分析的标本进行重复两次测定，计算差值的标准差（s），每份标本双份测定结果的差值不应该超过 ±2s。此法能发现随机误差，但若技术人员操作能力很差，会导致 s 很大，对单个误差就不敏感。

　　2）核查试验：方法与患者标本的双份测定相似，取较早批次的标本进行重复测定。每份标本重复测定结果的差值不应该超过 ±2s。此法能检出设备和试剂是否变质，适用于较稳定的 MCV 等项目，不适用于 RBC、WBC 和 HCT 等项目核查。

　　3）质控品测定：用恰当的质控品重复测定 11 次，计算得到 s 和 CV。随后制作质控图，将每日质控数据点在质控图上。采用 s 和 CV 值能反映方法精度，说明检测方法对临床结果解释的影响有多大。当在控时，才能报告所有患者标本的测定结果。如发生下列情况：1 个质控值超出了 ±2s 的质控限；几个连续质控值倾向性增高或减低；几个连续质控值在均值一侧；20 个质控结果中有 2 个或 2 个以上在 ±2s 控制线上，说明操作、仪器、移液管或试剂已经发生了误差，应采取措施进行纠正，首先应检查质控品有无受污染或变质。

　　（3）改良牛鲍计数板鉴定：计数板在启用后，每隔 1 年都要鉴定 1 次，内容是：①盖玻片检查：包括厚度和平整度。厚度检查使用千分尺，最少测 9 个区，每区测 2 点，要求区域间厚度差 <2μm；平整度检查使用平面平晶仪，检测盖玻片两表面的干涉条纹，要求其条纹细密均匀或轻度弯曲。②计数池深度检查：使用千分尺，多点测定计数池高度，误差在 ±2% 内。

　　（4）红细胞计数干扰校正：通常 RBC 计数时已包含白细胞，白细胞数量在正常范围时，对红细胞的影响可忽略不计，但如白细胞计数过高（>100×10⁹/L），则应对 RBC 结果进行校正。校正公式：实际 RBC = 测得 RBC − WBC。

　　红细胞计数稀释液应是等渗溶液，推荐浓度为 1.5~2.2mg/mL 血液的 EDTA–K₂ 抗凝剂为血常规测定抗凝剂。

　　2. 干扰因素

　　（1）生理性

　　1）增高：①高海拔，昼夜变异（早晨高），心理性应激，吸烟，压脉带（使用 >6min，增高 3%）；②抗甲状腺药，红细胞生成素，糖皮质激素。

　　2）减低：①铅，蘑菇中毒，亚硝酸盐，妊娠，X 线治疗引发再生障碍性贫血；②对乙酰氨基酚、对氨基水杨酸、阿司匹林。

　　（2）分析性

　　1）增高：冷球蛋白。

　　2）减低：冷凝集素，冷冻会溶解（液氮冷冻仅损失 2%~3%）。

　　3. 方法学比较

　　（1）显微镜计数法

　　1）特点：传统方法、设备简单、价廉，但费时费力，精密度低。

　　2）适用范围：WHO 推荐 RBC 参考方法；血液分析仪异常检查结果复核。

　　（2）血液分析仪法

　　1）特点：操作简便、易于标准化、精密度高，但价格昂贵、环境要求较高。

　　2）适用范围：大批量标本筛检。

（三）临床应用

　　1. 参考范围　①成年男性：（4.09~5.74）×10¹²/L，成年女性：（3.68~5.13）×10¹²/L。②新生儿：（5.2~6.4）×10¹²/L。

　　2. 临床意义

　　（1）增高

　　1）相对性增高：常见于暂时性血液浓缩；呕吐、高热、腹泻、多尿、多汗、大面积烧伤等。

　　2）绝对性增高：①继发性：常见于红细胞生成素（EPO）代偿性增高；严重慢性心肺疾病、发绀性先天性心脏病、携氧力低异常 Hb 病等；EPO 非代偿性增高；肾癌、肝癌、卵巢癌、肾积水、多囊肾、肾移植后等。②原发性：常见于真性红细胞增高症、良性家族型红细胞增高症等。

（2）减少：见于各种原因贫血（定义为 RBC，Hb 或 Hct 低于参考范围下限）。按病因可将贫血分为 3 大类（表 2-1）。

表 2-1 贫血的病因学分类

类型	发病机制	疾病
红细胞生成减少		
骨髓功能衰竭	造血干细胞减少	再生障碍性贫血
	造血干/祖细胞受抑制	急性造血功能停滞
	红系祖细胞缺陷	单纯红细胞再生障碍性贫血、先天性红细胞生成障碍性贫血
造血物质缺乏或利用障碍	造血调控因子缺乏	肾性贫血、内分泌紊乱所致贫血
	铁缺乏	缺铁性贫血
	铁利用障碍	铁粒幼细胞贫血
	单核-巨噬系统铁释放障碍	炎症，感染所致慢性病贫血
	铁转运障碍	先天性运铁蛋白缺乏症
	铜缺乏	缺铜性贫血
	DNA 合成障碍	叶酸、维生素 B_{12} 缺乏性巨幼细胞性贫血与其他巨幼细胞性贫血
红细胞破坏过多		
红细胞内在缺陷	红细胞膜缺陷	遗传性球形红细胞增高症、遗传性椭圆形红细胞增高症、遗传性口形红细胞增高症、遗传性棘形红细胞增高症
	红细胞酶缺陷	遗传性红细胞 G6PD 缺乏症、遗传性红细胞丙酮酸激酶缺乏症、糖无氧酵解，戊糖旁路及谷胱甘肽代谢中其他酶缺乏所致溶血性贫血
	血红蛋白异常	
	珠蛋白合成减少	珠蛋白生成障碍性贫血；镰状细胞贫血、HbC、HbD、HbE 病
	珠蛋白结构异常	不稳定 Hb 所致溶血性贫血
	红细胞对补体过敏	阵发性睡眠性 Hb 尿症
红细胞外在异常	免疫反应	
	自身免疫	温抗体型自身免疫性溶血性贫血、冷凝集综合征
	同种免疫	新生儿 ABO 溶血病、新生儿 Rh 溶血病、血型不合输血后溶血病
	药物诱发免疫	药物性免疫性溶血性贫血
	机械性损伤	红细胞破碎综合征、行军性 Hb 尿症
	高温	烧伤所致溶血性贫血
	化学物质	药物、化学毒物所致溶血性贫血
	微生物、寄生虫	疟疾、多种细菌所致溶血性贫血
	脾功能亢进	脾亢所致溶血性贫血
红细胞丢失（失血）	急性失血	急性失血性贫血
	慢性失血	慢性失血所致缺铁性贫血

二、血红蛋白测定

血红蛋白（Hb）是在人体有核红细胞、网织红细胞内合成的一种含色素辅基的结合蛋白质，相对分子质量（MW）为 64 458，每克血红蛋白可携带 1.34mL 氧。Hb 的 4 条珠蛋白肽链每条可结合 1 个亚铁血红素，形成四聚体，可结合 O_2 和 CO_2。生理条件下，99% Hb 的铁呈 Fe^{2+} 状态，称为还原血红蛋白；亚铁状态的 Hb 与氧结合称氧合血红蛋白；1% Hb 的铁呈 Fe^{3+} 状态，称为高铁血红蛋白（Hi）。如血红素第 6 个配位键被 CO、S 等占据，可形成碳氧血红蛋白（HbCO）或硫化血红蛋白（SHb）。

（一）检测方法和原理

1. 检测方法 Hb 测定大致分为 4 类：比色法；全血铁法；比重法、折射仪法；血气分析法。常用比色法有氰化高铁血红蛋白（HiCN）测定法、十二烷基硫酸钠血红蛋白（SDS-Hb）测定法、碱羟血红蛋白（AHD$_{575}$）测定法、叠氮高铁血红蛋白（HiN$_3$）测定法、溴代十六烷基三甲胺（CTAB）血红蛋白测定法等。

2. 氰化高铁血红蛋白（HiCN）测定法 HiCN 法是 WHO 和 ICSH 推荐参考方法。在溶血液中，Hb（除 SHb 外）中的亚铁离子（Fe^{2+}）被高铁氰化钾氧化为高铁离子（Fe^{3+}），Hb 转化成高铁血红蛋白（Hi），Hi 与氰化钾中的氰离子反应生成 HiCN。HiCN 最大吸收波峰为 540nm，波谷为 504nm。HiCN 在 540nm 处的吸光度与溶液中的浓度成正比，根据测得吸光度可求得待测标本 Hb 浓度（直接测定法），或用 HiCN 参考液进行比色法测定制作标准曲线供查阅。反应在 18~25℃ 中进行，加入非离子表面活性剂可加快红细胞的溶解，减少脂蛋白沉淀产生的溶液浑浊。

（二）质量管理

1. 质量控制

（1）分光光度计鉴定：需要校正波长和吸光度，波长误差 < ±1nm，比色杯光径 1 000cm，允许误差为 0.5%，测定温度为 20~25℃。

（2）HiCN 转化液：试剂应贮存在棕色有塞玻璃瓶中，置 4℃ 冰箱内保存。应保持新鲜，至少每月配制 1 次。

（3）HiCN 参考液：参考液应做纯度检查，波长 450~750nm 吸收光谱曲线形态应符合波峰在 540nm，波谷在 504nm，540nm/504nm 吸光度比率应为 1.59~1.63，用 HiCN 试剂作空白，波长 710~800nm 处，比色杯光径 1 000cm 时，吸光度应 < 0.002。

2. 干扰因素

（1）生理性

1）增高：①高海拔，昼夜变异（早晨高），心理性应激，吸烟，使用压脉带（>6min）；②地塞米松，红细胞生成素，右旋糖酐铁。

2）减低：①亚硝酸盐，蘑菇中毒，妊娠，月经，急性感染，饮食缺铁。②别嘌醇，对氨基水杨酸，吲哚美辛。

（2）分析性

1）增高：①胆红素，冷球蛋白，EDTA 过度充盈真空采血管，高脂血症、高白细胞；②氨基酸。

2）减低：液氮冷冻减低 2%~3%。

HiCN 转化液遇到白细胞过多或异常球蛋白增高的血液标本，会出现浑浊。若因白细胞过多引起的浑浊，可离心后取上清液比色；若因球蛋白异常增高（如肝硬化者）引起的浑浊，可向转化液中加入少许氯化钠（约 0.25g）或碳酸钾（约 0.1g），混匀后可使溶液澄清。HbCO 转化为 HiCN 的速度缓慢，可延长转化时间或加大试剂中 K$_3$Fe（CN）$_6$ 的用量。

3. 方法学比较

（1）HiCN 法

1）优点：参考方法、操作简单、反应速度快、可检测除 SHB 外所有 Hb、产物稳定易控。

2）缺点：氰化钾有剧毒、高白细胞/高球蛋白血症标本可致浑浊、对 HbCO 的反应慢、不能测定 SHb。

（2）SDS-Hb 法

1）优点：次选方法、操作简单、呈色稳定、试剂无毒、准确性和重复性好。

2）缺点：SDS 质量差异大、消光系数待定、易破坏白细胞，不适于同时白细胞计数。

（3）AHD~575~法

1）优点：试剂简易、不含毒性、呈色稳定、准确性和重复性较好。

2）缺点：575nm 波长比色、HbF 不能转化、pH 太高、表面活性剂太强。

（4）HiN~3~法

1）优点：准确度和重复性较好。

2）缺点：试剂有毒性（为氰化钾 1/7）、HbCO 转化慢。

（5）CTAB 法

1）优点：溶血性强、不破坏白细胞、适用于血液分析仪检测。

2）缺点：精密度和重复性略差。

（三）临床应用

1. 参考范围

（1）参考范围：①成年男性：131～172g/L；成年女性：113～151g/L。②新生儿：180～190g/L。

（2）贫血诊断标准：通常按单位容积血液内 Hb 量低于 95% 参考范围的下限，作为贫血的诊断依据。国内标准：新生儿 <10d：Hb <145g/L，10d 至 3 个月：Hb <100g/L，3 个月至 6 岁：Hb <110g/L，6～14 岁：Hb <120g/L，男性成人：Hb <120g/L（海平面地区）或 125g/L，女性成人：Hb <100g/L。

（3）划分贫血严重程度标准：成人：Hb ≤30g/L 为极严重，31～60g/L 为重度，61～90g/L 为中度，>90g/L 为轻度。儿童：Hb <30g/L 和 RBC <1×10^{12}/L 为极严重，Hb 30～59g/L 和 RBC（1～2）×10^{12}/L 为重度，Hb 60～89g/L 和 RBC（2～3）×10^{12}/L 为中度，Hb >90g/L 和 RBC（3～4）×10^{12}/L 为轻度。

2. 临床意义 血红蛋白测定的临床意义与红细胞计数相似，但判断贫血程度优于红细胞计数。应注意：

（1）某些贫血，红细胞和血红蛋白减少程度可不一致，同时测定 RBC 和 Hb 作比较，对诊断更有意义。

（2）影响检验结果的因素：①血液总容量改变：如大量失血早期主要变化是全身血容量减少，此时血液浓度改变很少，单从 RBC 和 Hb 数值来看，很难反映贫血的存在。②全身血浆容量改变：如各种原因引起的失水或水潴留，使血浆容量减少或增加，造成血液浓缩或稀释，均可使 RBC 和 Hb 数值增加或减少。

三、血细胞比容测定

血细胞比容（HCT/PCV）是指一定体积的全血（毛细血管或静脉血）中红细胞所占体积的相对比例。HCT 的高低与红细胞数量及平均体积、血浆量有关，主要用于贫血、真性红细胞增高症和红细胞增高的诊断、血液稀释和血液浓缩变化的测定、计算红细胞平均体积和红细胞平均血红蛋白浓度等。

（一）检测方法和原理

1. 离心沉淀法 常用微量法和温氏（Wintrobe）法，检测原理基本相同。是将定量的抗凝血在一定的速度和时间离心（微量法用高速离心，温氏法用常量中速离心）后，血液中的各种不同成分互相分离，计算压实红细胞占全血的比值。离心后，读取红细胞层的高度。血液离心后分 5 层，自上而下分别为血浆层、血小板层、白细胞和有核红细胞层、还原红细胞层和氧合红细胞层，读取结果以还原红细胞层为准。

2. 血液分析仪法 由测定红细胞计数和红细胞平均体积后导出，HCT = 红细胞计数 × 红细胞平均体积。

（二）质量管理

1. 质量控制 操作规范化，避免操作误差，如抗凝量不准、混匀不充分、离心速度不一等。

2. 干扰因素

（1）生理性

1）增高：①高海拔，昼夜变异（早晨高），心理性应激，吸烟，使用压脉带；②红细胞生成素，口服避孕药，雄激素。

2）减低：①急性感染，月经，亚硝酸盐，妊娠，静脉输注处采血；②氨基比林，阿司匹林，头孢西丁。

（2）分析性

1）增高：动脉血，血液凝固，白细胞极端增多，网织红细胞，标本 24h 后结果增 7%。

2）减低：自身凝集，冷凝激素，冠状动脉旁路移植术，EDTA 浓度过高，体外溶血。

3. 方法学比较

（1）温氏法

1）优点：应用广泛，无须特殊仪器。

2）缺点：难以排除残留血浆（可达 2%～3%）、单独采血，用血量大。已渐被微量法取代。

（2）微量法

1）优点：WHO 推荐为常规方法，CLSI 推荐为参考方法。标本用量少、相对离心力高、结果准确、快速、重复性好。

2）缺点：需微量高速专用离心机。

（3）微量离心计算法

1）优点：ICSH 推荐替代参考方法，可常规用于 HCT 测定的校准，HCT = 全血 Hb/比容红细胞 Hb。

2）缺点：需用参考方法测定全血 Hb 和比容红细胞 Hb 浓度。

（4）血液分析仪法

1）优点：无须单独采血、快速、重复性好。

2）缺点：准确性不及微量法、需定期校正仪器。

（5）放射性核素法

1）优点：ICSH 曾推荐为参考方法、准确性高。

2）缺点：方法烦琐，不适用于常规检查。

（三）临床应用

1. 参考范围

（1）参考范围：男性 0.38～0.51；女性 0.34～0.45。

（2）贫血诊断标准：男性 <0.40；女性 <0.35。

2. 临床意义　与 RBC 相似。HCT 减低是诊断贫血的指标，若红细胞数量正常，血浆量增加，为假性贫血；HCT 增加可因红细胞数量绝对增加或血浆量减少所致。HCT 的主要应用价值：

（1）临床补液量参考：各种原因导致脱水时，HCT 都会增高，补液时可监测 HCT，HCT 恢复正常表示血容量得到纠正。

（2）真性红细胞增高症诊断指标：当 HCT >0.70、RBC 为（7～10）×10^12/L、Hb >180g/L 时，即可诊断。

（3）用于红细胞平均指数计算：红细胞平均值（MCV、MCHC）可用于贫血的形态学分类。

（4）血液流变学指标：HCT 增高表明红细胞数量偏高，可导致全血黏度增加，严重者表现为高黏滞综合征，易引起微循环障碍、组织缺氧。HCT 与其他血液流变学指标联合应用，可对一些血栓前状态进行监测。

（5）胰腺坏死：血细胞比容临界值为 43%～47% 时：阴性预测值为 58%～96%，阳性预测值为 24%～87%，灵敏度为 34%～94%，特异度为 45%～91%。

四、红细胞平均指数

红细胞平均指数包括红细胞平均体积（MCV）、平均红细胞血红蛋白含量（MCH）和平均红细胞血红蛋白浓度（MCHC）。红细胞平均指数有助于深入认识红细胞特征，为贫血的鉴别诊断提供线索。

（一）检测方法和原理

1. 手工法　红细胞平均指数根据 RBC、Hb、Hct 测定结果计算出来。

（1）MCV：指全部红细胞体积的平均值，单位为飞升（fl），计算公式为：

$$MCV = \frac{Hct}{RBC（\times/L）} \times 10^{15}$$

（2）MCH：指全部红细胞血红蛋白含量的平均值，单位为皮克（pg），计算公式为：

$$MCH = \frac{Hb（g/L）}{RBC（\times/L）} \times 10^{12}$$

（3）MCHC：指全部红细胞血红蛋白浓度的平均值，单位为 g/L，计算公式为：

$$MCHC = \frac{Hb（g/L）}{Hct}$$

2. 血液分析仪法　MCV 由血液分析仪直接测定导出；由仪器测定 HGB、RBC 可计算出 MCH = HGB/RBC；MCHC = HGB/（RBC×MCV）。

（二）质量管理

1. 患者数据室内质控法　又称为浮动均值法或 X_B 分析法。在大型医院或每日标本量超过 100 份的单位，患者红细胞平均指数（MCV、MCH 和 MCHC）每日或每周之间结果不会发生明显变化，本法适用于使用自动血液分析仪的检验科，同样也可进行人工计算，以 20 位患者数据作为一批，计算均值，并将数据点在质控图上，此时仅需制作 MCHC 质控图。

2. 干扰因素

（1）MCV 生理性干扰因素

1）增高：①胃手术，年龄增高，妊娠，≥65 岁男性高于女性，吸烟；②对氨基水杨酸，阿司匹林，多种维生素。

2）减低：①肥胖，心理性应激，季节（8 月低），输液侧采血；②红细胞生成素，华法林，呋喃妥因。

（2）MCV 分析性干扰因素：冷凝集素，标本室温 4d 增 4.5%，标本运送室温 4d 后。

（3）MCH 生理性干扰因素

1）增高：①个体内变异，≥65 岁男性高于女性；②口服避孕药，培高利特。

2）减低：①运动，体能训练，季节（8 月低）；②阿司匹林。

（4）MCH 分析性干扰因素：冷凝激素。

（5）MCHC 生理性干扰因素

1）增高：①运动，个体内变异，心理性应激；②口服避孕药，阿昔洛韦，羟基脲。

2）减低：①直立，运动，铅，体能训练，苯乙烯；②多种维生素，青霉胺。

（6）MCHC 分析性干扰因素

1）增高：冷凝激素，标本室温 24h 增 7%。

2）减低：标本运送室温 4d。

（三）临床应用

1. 参考范围

（1）成人：①MCV（fl）：80～100；②MCH（pg）：27～34；③MCHC（g/L）：320～360。

（2）1～3 岁：①MCV（fl）：79～104；②MCH（pg）：25～32；③MCHC（g/L）：280～350。

（3）新生儿：①MCV（fl）：86～120；②MCH（pg）：27～36；③MCHC（g/L）：250～370。

2. 临床意义

（1）红细胞平均指数可用于贫血形态学分类及提示贫血的可能原因：在大多数贫血中，MCH 与 MCV 相关；小细胞贫血与低色素相关，正细胞与正色素相关，很少有 MCH 增高而 MCV 不增高的情况；MCHC 反映了红细胞中血红蛋白的浓度，在许多造血系统疾病中，MCHC 仍保持恒定。

1）正细胞性贫血：常见于急性失血、溶血性贫血、再生障碍性贫血、白血病，慢性炎症等。MCV：80～100；MCH：27～34；MCHC：320～360。

2）大细胞性贫血：常见于叶酸、维生素 B_{12} 缺乏、吸收障碍等。MCV：＞100；MCH：＞34；MCHC：320～360。

3）单纯小细胞性贫血：常见于大多贫血主要为铁、铜、维生素 B_6 缺乏等。MCV：＜80；MCH：＜27；MCHC：320～360。

4）小细胞低色素性贫血：常见于铁、维生素 B_6 缺乏、珠蛋白生成障碍性贫血、慢性失血等。MCV：＜80；MCH：＜27；MCHC：＜320。

（2）MCV 和 RDW 用于红细胞疾病分类（表2-2）。

表2-2 红细胞疾病分类及临床意义

		MCV		
		减低	正常	增高
RDW	减低	轻型珠蛋白生成障碍性贫血	正常	再生障碍性贫血
	正常	慢性病贫血	慢性病贫血、遗传性球形红细胞增高症、某些轻型 Hb 病	骨髓增生异常综合征（MDS）
	增高	缺铁贫、HbH 病、β 珠蛋白生成障碍性贫血、RBC 碎片、轻型 Hb 病、某些慢性病贫血、G6PD 缺乏症	铁、维生素 B_{12}、叶酸缺乏早期、镰状细胞病、HbSC 病	维生素 B_{12}、叶酸缺乏、免疫性溶血性贫血、冷凝集素、酗酒

（3）小细胞低色素贫血鉴别诊断（表2-3）。

表2-3 小细胞低色素贫血鉴别诊断

原因	RBC 数量	RDW	大小不一	嗜碱性点彩	骨髓铁染色
缺铁性贫血	减低	增加	可见	无	减低
轻型珠蛋白生成障碍性贫血	正常或增加	正常	无	可见	增加
先天性铁粒幼细胞性贫血	减低	不定	不定	可见	环铁粒幼细胞增加
获得性铁粒幼细胞性贫血	减低	双相	可见	可见	环铁粒幼细胞增加
慢性病贫血	减低	不定	不定	无	铁粒幼细胞减低

五、网织红细胞计数

网织红细胞（Ret）是残存 RNA 的未成熟红细胞，经活体染料（如天青 B、煌焦油蓝、新亚甲蓝）染色后呈现蓝色或紫色的点粒状或丝网状沉淀物。Ret 释放到外周血后 1～2d 后成为成熟红细胞。Ret 分为 4 型（表2-4）。

表2-4 网织红细胞分型及特征

分型	RBC 内网织物形态特征	正常存在部位
Ⅰ型（丝球型）	致密成堆	仅存于骨髓
Ⅱ型（网型）	花环状或网状	大量存于骨髓，外周血难见
Ⅲ型（破网型）	破裂花环状网织物	少量存于外周血
Ⅳ型（点粒型）	颗粒状，2 个以上	主要存于外周血

（一）检测方法和原理

1. 手工法

（1）试管法：在试管中先加染液数滴，再加抗凝血数滴，孵育后制片，在油镜下计数 1 000 个 RBC 内 Ret 数量，可得出 Ret% 和 Ret#。

（2）Miller 窥盘法：ICSH 推荐活体染色参考方法，并要求根据 Ret% 决定 Miller 窥盘内实际红细胞计数量。计算公式如下：$n = \dfrac{(100/CV)^2 \times (1-p)}{p}$

（3）显微成像系统法：目前，借助计算机和细胞形态分析软件，能提高 Ret 计数精度，并将 Ret 分成 3 群，相当于血液分析仪检测参数 HFR、MFR 和 LFR。

2. 仪器法　包括流式细胞仪法和血液分析仪法。仪器检测经染料（如金胺 O、噻唑橙或噁嗪 750 等）染色、与 RNA 结合的 Ret，可得出 Ret#、Ret%、LFR、MFR 和 HFR 等相关参数。

（二）质量保证

1. 质量控制

（1）染料选择：常用染料和评价如下。

1）新亚甲蓝：WHO、ICSH 和 CLSI 推荐；染色深且均匀，不易产生染料沉淀。

2）煌焦油蓝：染色力不如新亚甲蓝，溶解度低，易黏附红细胞。

3）天青 B：染色深且均匀，不产生染料沉淀。

（2）正确识别 Ret：Ret 形态学定义是指无核红细胞内含 2 个或 2 个以上蓝色颗粒状物质。外周血涂片上各种红细胞包涵体的区别见表 2-5。仪器法需通过设置不同的荧光强度和颗粒大小来区分 Ret 和其他有核细胞。

表 2-5　活体染色后各种红细胞包涵体鉴别

红细胞类型	本质	外观
网织红细胞	RNA	网状物或散在小颗粒状
Pappenheimer 小体	铁颗粒	细胞外周有 1 个或多个颗粒，较 Ret 染色深
Heinz 小体	变性 Hb	较 Pappenheimer 小体大，形态不规则，突起状，淡蓝色
Howell-Jolly 小体	DNA	较 Pappenheimer 小体大，形态规则，淡蓝色
HbH 包涵体	变性 HbH	呈多个、球形、淡蓝绿色颗粒；外观似高尔夫球样

（3）质量控制：仪器法室内质控品可选用 3 个浓度（低值、正常和高值），常能稳定数月。室间质评常采用稳定质控品或 4℃ 保存不超过 48h 的新鲜血。

2. 干扰因素　EDTA 抗凝血 Ret 在室温（20~25℃）或冷藏（4~8℃）中可保存 1d。亦可使用肝素抗凝血。干扰 Ret 计数因素如下。

（1）生理性增高：①酒精戒断，自体输血，运动，荧光素，白介素-3，铅（引起溶血）；②阿司匹林，促肾上腺皮质激素，青霉素。

（2）生理性减低：①使用压脉带；②庆大霉素、氯磺丙脲、长春碱。

3. 方法学比较

（1）试管法：方法简便、成本低，但重复性差。

（2）Miller 窥盘法：计算区域规范、分布误差小、重复性较好。

（3）仪器法：重复性较手工法高、易标准化，但仪器较昂贵。

（三）临床应用与评价

1. 参考范围

（1）手工法：①Ret 百分率（%）：成人和儿童，0.5%~2.5%；新生儿，2%~5%。②Ret 绝对数（#）：成人和儿童，（50~100）×10^9/L。

（2）仪器法：①Ret 百分率：成人和儿童，1.0%～5.0%；新生儿（0～14d），1.5%～8.0%。②Ret绝对数：成人和儿童，$(45～160)×10^9/L$，新生儿（0～14d），$(240～400)×10^9/L$。

2. 临床意义

（1）Ret 计数：Ret%是评价骨髓红系造血增生活跃或减低最简单有效的方法，Ret#能更准确反映红系造血。

1）评价骨髓增生能力，判断贫血类型：①增高：表示骨髓造血功能旺盛。②减少：表示骨髓衰竭或红细胞无效造血。

2）评价疗效：①贫血疗效：Ret 是贫血治疗随访检验项目之一。IDA、巨幼贫经有效治疗后，2～3d 后 Ret 开始上升，提示骨髓红细胞造血功能良好，抗贫血药物治疗有效。循证医学研究证明，静脉输注不含葡聚糖铁剂治疗 IDA 更有利于患者 Hb/Hct 纠正。②骨髓移植疗效：若移植成功，骨髓造血功能恢复，首先表现为 HFR 和 MFR 上升，然后 Ret 计数上升。

3）放疗和化疗监测：观察 Ret 动态变化，指导临床适时调整治疗方案，避免造成严重骨髓抑制。如出现骨髓抑制，首先表现为 HFR 和 MFR 下降，然后 Ret 计数下降，此时应停止放化疗。

（2）网织红细胞生成指数（RPI）：①大于 3 提示溶血性贫血或急性失血性贫血。②<1 提示骨髓增生低下或红系成熟障碍所致贫血。

（3）网织红细胞成熟指数（RMI）：①增高：见于溶血性贫血、ITP 和白血病等；②降低：表示骨髓衰竭或红细胞无效造血，见于巨幼贫。

六、红细胞形态检查

红细胞形态检查是通过显微镜检查染色后的血片，观察其中的红细胞大小、形状、内含物和染色情况，做出红细胞形态的描述和评判，以辅助诊断疾病。

（一）检测方法和原理

对血涂片进行染色后，不同形态的细胞，由于化学成分和化学性质的不同，对酸性和碱性染料的亲和作用、吸附作用就不一样，因而使不同形态的细胞呈现出各自的染色特点。利用光学显微镜可直接观察到正常红细胞的形态，并识别异常红细胞形态。有显微镜和计算机图像分析法。

（二）质量管理

1. 红细胞形态检查的质量管理

（1）有合格的检验人员：经严格培训、有理论有实践经验的检验人员是细胞形态学检查质量管理的前提。

（2）选择理想的区域进行镜检：理想红细胞均匀分布区域是红细胞之间相近排列而不重叠。

（3）注意完整规范的检查顺序：应先在低倍镜下检查血涂片，观察细胞分布和染色情况，再用油镜观察血膜体尾交界处的细胞形态，同时浏览是否存在其他异常细胞，如幼稚细胞、有核红细胞等。

（4）减少人为影响因素：应认真浏览全片，排除人为因素影响。一般真正的异形红细胞均匀分布于全片，而假性异形红细胞常局限于个别区域。人为原因造成的红细胞形态异常如下：

1）涂片不当：棘形红细胞、皱缩红细胞、红细胞缗线状形成。

2）使用非疏水性玻片：口形红细胞。

3）染色不当：嗜多色红细胞。

4）抗凝剂 EDTA 浓度过高、长时间放置血液：锯齿状红细胞。

5）涂片干燥过慢、固定液中混有少许水分：面包圈形红细胞。

6）涂片末端附近：与涂片长轴方向一致的假椭圆形红细胞。

2. 方法学评价

（1）显微镜分析法：红细胞形态识别主要方法，特别是鉴别异常红细胞形态，也是仪器法校准参考方法和检测的复核方法。

（2）计算机图像分析：基于计算机图像处理技术，对红细胞形态和图像特征进行分析，建立红细胞形态变化特征分布统计模型，实现红细胞形态特征的自动统计分类；能快速自动以正常红细胞形态为参比、按红细胞形态特征做出类型和比例统计分析，可用于与红细胞形态变化相关疾病的辅助诊断。

（3）血液分析仪法：能提供红细胞数量及其他相关参数，并对异常结果予以报警提示，但不能直接提供红细胞形态改变的确切信息，需用镜检血涂片核实。

（三）临床应用

1. 正常红细胞形态　正常红细胞呈双凹圆盘形，细胞大小均一，平均直径 7.2μm（6.7～7.7μm）；瑞氏染色后为淡粉红色，血红蛋白充盈良好，呈正常色素性，向心性淡染，中央部位为生理性淡染区，大小约为直径的1/3；胞质内无异常结构。

2. 异常红细胞形态　在排除人为因素后，若血涂片中出现异常形态红细胞且数量增高，往往提示病理性改变。常见红细胞异常形态传统上可分为红细胞大小、形状、血红蛋白含量、结构和排列异常。

（1）红细胞大小异常的机制及临床意义

1）小红细胞：①可能机制：中央染色过浅；Hb 合成障碍、中央淡染区消失（球形红细胞）；②临床意义：缺铁性贫血、珠蛋白生成障碍性贫血、遗传性球形红细胞增高症。

2）大红细胞：①可能机制：早期脱核年轻 RBC；叶酸、维生素 B$_{12}$缺乏、胞膜胆固醇/磷脂酰胆酯比值增高；②临床意义：RBC 生成加速、巨幼细胞性贫血、溶血性贫血、肝病、脾切除后。

3）巨红细胞：①可能机制：同上；②临床意义：巨幼细胞性贫血、肝病。

4）细胞大小不均：①可能机制：骨髓造血功能紊乱、造血调控功能减弱、推片不当；②临床意义：严重增生性贫血（尤为巨幼细胞性贫血）、人为推片破坏。

（2）红细胞形状异常的机制及临床意义

1）球形红细胞：①可能机制：RBC 膜先天性或后天性异常而部分丢失、表面积/体积比值减小；②临床意义：遗传性球形红细胞增高症（>20%）、自身免疫性溶血性贫血、异常 Hb 病。

2）椭圆形红细胞：①可能机制：与细胞骨架蛋白异常有关；②临床意义：遗传性椭圆形红细胞增高症（>25%）、各种溶血性贫血。

3）靶形红细胞：①可能机制：Hb 组合和机构变异、脂质异常；②临床意义：各种低色素性贫血，尤其珠蛋白生成障碍性贫血，阻塞性黄疸、脾切除后、肝病。

4）口形红细胞：①可能机制：细胞膜先天性缺陷，Na$^+$通道异常，细胞内钠显著增高；②遗传性口形红细胞增高症（>10%）、溶血性贫血、肝病。

5）镰形红细胞：①可能机制：缺氧时，HbS 溶解度降低，形成长形/尖形结晶体，使胞膜变性；②临床意义：镰状红细胞贫血。

6）棘红细胞：①可能机制：磷脂代谢异常：胞膜胆固醇/磷脂酰胆碱比值增高；②临床意义：严重肝细胞疾病、先天性 β－脂蛋白缺乏症，脾切除术后、慢性饥饿、神经性厌食。

7）棘球样红细胞或锯齿状红细胞：①可能机制：制片不当、高渗等；可能膜脂质异常；②临床意义：制片不当、高渗、尿毒症、丙酮酸激酶缺乏症、红细胞内低钾、胃癌、出血性溃疡。

8）泪滴形细胞：①可能机制：RBC 含有 Heinz 小体或包涵体、RBC 膜某点粘连拉长、制片不当；②临床意义：骨髓纤维化（多见）、其他贫血（少见）、骨髓病性贫血、制片不当。

9）新月形红细胞：①可能机制：蒸馏水：RBC 内渗透压高，水分吸入使体积胀大，推片时细胞破裂；②临床意义：某些溶血性贫血，如 PNH。

10）角形红细胞：①可能机制：RBC 受到机械损害；②临床意义：DIC、血管内纤维沉积症、肾小球肾炎、尿毒症和移植后。

11）裂片红细胞：①可能机制：因 RBC 通过阻塞而管腔狭小的微血管所致；②临床意义：微血管病性溶血性贫血、严重烧伤。

12）红细胞形态不整：①可能机制：可能与化学因素或物理因素有关；②临床意义：某些感染或严重贫血，如巨幼细胞性贫血。

（3）红细胞血红蛋白含量异常的机制及临床意义

1）低色素性：①可能机制：Hb 含量明显减少；②临床意义：缺铁贫、珠蛋白生成障碍性贫血、铁粒幼细胞性贫血、某些血红蛋白病。

2）高色素性：①可能机制：Hb 含量增高；②临床意义：巨幼细胞性贫血、溶血性贫血。

3）嗜多色性：①可能机制：胞质内少量 RNA 与 Hb 并存，提示骨髓造血功能活跃，认为染色不当；②临床意义：各种增生性贫血、涂片过厚或陈旧、染液过浓。

4）细胞着色不一：①可能机制：Hb 充盈度偏离较大；②临床意义：铁粒幼细胞性贫血。

（4）红细胞异常结构及排列异常的机制及临床意义

1）豪焦小体：①可能机制：核碎裂或溶解后所剩残余部分，与卡波环同时存在；②临床意义：脾切除、无脾症、脾萎缩、脾功能减退、红白血病、巨幼细胞性贫血。

2）卡波环：①可能机制：核膜的残余物或纺锤体的残余物，胞质中脂蛋白变性；②临床意义：恶性贫血、溶血性贫血、铅中毒、白血病、巨幼血性贫血、增生性贫血、脾切除后。

3）嗜碱性点彩红细胞：①可能机制：金属损伤 RBC 膜，使嗜碱性物质凝集、变性，Hb 合成时原卟啉与亚铁结合受阻；②临床意义：铅中毒、珠蛋白生成障碍性贫血。

4）有核红细胞：①可能机制：代偿性释放或释放功能紊乱；②临床意义：溶血性贫血、白血病、严重缺氧、骨髓转移性肿瘤。

5）缗线状形成：①可能机制：血浆中纤维蛋白原和球蛋白含量增高，减弱了 RBC 间相互排斥力，认为涂片不当；②临床意义：多发性骨髓瘤、巨球蛋白血症、涂片过厚。

6）红细胞自凝：①可能机制：冷凝集素或免疫性因素等；②临床意义：冷凝集素综合征、自身免疫性溶血性贫血。

7）寄生虫感染：①可能机制：疟原虫、刚地弓形虫、克氏锥虫、微丝蚴；②临床意义：疟疾、弓形虫病、鞭毛虫病、丝虫病。

8）Pappenheimer 小体：①可能机制：铁与 Hb 结合缺陷所致；②临床意义：铁粒幼细胞贫血、珠蛋白合成障碍性贫血、铅中毒、吡哆醇反应性或不反应性贫血。

七、红细胞沉降率测定

红细胞沉降率（ESR）简称血沉，指在规定条件下，离体抗凝全血中的红细胞自然下沉的速率。ESR 是传统且应用较广的指标，用于诊断疾病虽然缺乏特异性，但操作简便，具有动态观察病情疗效的实用价值。

（一）检测方法和原理

1. 魏氏（Westergren）法 将一定量的枸橼酸钠抗凝全血置于特制血沉管中，直立于血沉架上。由于红细胞比重大于血浆，在离体抗凝血中能克服血浆阻力而下沉。1h 后读取上层血浆高度的毫米数，即为红细胞沉降率。血沉测定实际上是测量单位时间内红细胞下沉后血浆段的高度，而并非真正红细胞下降速度，因此，IFCC、国际纯粹和应用化学联盟（IUPAC）重新定义 ESR 为血液沉降反应长度（LSRB）。

2. 自动血沉仪法 动态红细胞下沉分为 3 个阶段：①红细胞缗钱样聚集期，约 10min。②红细胞快速沉降期，聚集逐渐减弱，细胞以恒定速度下沉，约 40min。③细胞堆积期，约 10min，此期红细胞缓慢减低，细胞逐步向试管底部聚集。全自动血沉仪根据红细胞下沉过程中血浆浊度的改变，采用光电比浊、红外线扫描或摄影法动态分析红细胞下沉各个时段血浆的透光度，以电脑记录并打印结果。

（二）质量管理

1. 质量控制

（1）参考方法：常作为常规试验的质控方法。方法：选择 1 份 HCT 在 0.30 ~ 0.36 的血液标本，同时做常规和参考方法，对未稀释标本采用纠正公式得到纠正 ESR。如果常规方法与 ICSH 参考方法结果之间的差异在限定范围内，说明试验在控。血液标本通常采用替代的稳定化全血控制品，作为各种自动化系统的每日质控，也可使用 3 ~ 4 份 4℃ 保存的 EDTA 抗凝全血。

（2）计算每天累积均值：每天至少 100 份临床标本，CV 变化在 15% 以内，可认为试验在控，仪器性能良好。

（3）患者标本做质控：患者标本应满足以下条件：EDTA 抗凝，HCT 为 0.35 左右，ESR 在 15 ~ 105mm/h 范围，检测前颠倒混匀 16 次。

（4）Westergren 血沉管的鉴定：为全长 300mm ± 1.5mm，两端相通，表面有规范的 200mm 刻度的无色、平头、正圆柱形玻璃后塑料制品，管内径 2.55mm，管内均匀误差 < 5%，横轴与竖轴差 < 0.1mm，外径 5.5mm ± 0.5mm，管壁刻度误差 200mm ± 0.35mm，最小分度值 1mm，误差 < 0.2mm。

2. 干扰因素　ESR 操作应在室温（18 ~ 25℃）下进行。抗凝血标本须在采集后 3h 内完成检测，枸橼酸钠抗凝血 4℃ 保存可延迟到 6h，EDTA 抗凝血 4℃ 保存可延迟到 24h。干扰 ESR 测定的因素如下。

（1）生理性

1）增高：①急性时相反应，心血管意外危险因素，胆固醇，纤维蛋白原，球蛋白，妊娠；②头孢匹林，吲哚美辛，口服避孕药。

2）减低：①免疫球蛋白 IgG，磷脂；②阿司匹林，促肾上腺皮质激素，脱氢皮质醇。

（2）分析性：氟化钠，草酸。

3. 方法学比较　魏氏法为传统方法。ICSH、CLSI、WHO 均有 ESR 检测的标准化文件。ICSH 方法（1993）及 CLSI H2 - A4（2000）的方法均以魏氏法为基础，规定了从采样至报告结果的各个环节。改良魏氏法红细胞沉降率测定特点如下。

（1）血沉管长度：总长并非严格规定，但血沉管须足够长，不仅需符合设备需求，而且应保证在实验完成前细胞尚未开始压紧。

（2）塑料血沉管：作为魏氏血沉管的替代物（聚乙烯和聚碳酯）；所用塑料管应证明能用于血沉测定，而不影响结果。

（3）一次性玻璃血沉管：需证明试管材料和清洁不影响 ESR。

（4）毛细管法：较标准血沉管口径狭窄且短，不常用，适用于婴儿；须建立参考范围和提供相当于魏氏法血沉的转换因子。

（5）时间：测量细胞开始聚集到压紧前的沉降情况，通常 18 ~ 24min。将此段时间内沉降率转换成传统 60min 的血沉值。

（6）倾斜试管：当试管倾斜时，红细胞沉降加快。自动化系统是将试管倾斜 18° 在 20min 后判断终点。

（7）抗凝剂：当 HCF 小于 0.36（或 Hb < 110g/L）时，可使用 EDTA 抗凝血，当 HCT 较高时，结果精度较低。未稀释标本的读数应根据参考方法调整。

ESR 测定迄今仍未建立确定性方法，目前首选为参考方法，其次为标准化方法，再次为选择性方法（工作方法或常规方法）。ESR 测定参考法或标准化方法突出的优点是可采用 EDTA 抗凝，可与血液分析仪共用 1 份抗凝静脉血标本，并在分析结果时易于综合白细胞变化进行判断。ESR 测定的方法学比较如下。

（1）魏氏法

1）优点：国内的规范方法。对操作器材、条件和方法有严格规定，一次性血沉管使用方便、卫生安全。

2）缺点：一次性血沉管成本较高，质量难以保证。

（2）自动血沉仪法

1）优点：可记录红细胞沉降全过程；自动化、微量化、快速化。

2）缺点：测定结果应与"参考方法"比较，制定参考范围。

（三）临床应用

1. 参考范围　①＜50岁：男性＜15mm/h；女性＜20mm/h。②＞50岁：男性＜20mm/h；女性＜30mm/h。③＞85岁：男性＜30mm/h；女性＜42mm/h。④儿童＜10mm/h。

2. 临床意义　ESR是常规筛查试验，虽特异性差，但对疾病的鉴别和动态观察具有一定的参考价值。

（1）病理性ESR增快

1）炎症疾病：①急性细菌感染（如临界值为20mm/h时，对急性阑尾炎的诊断灵敏度23%，特异度为86%）：血中急性时相反应蛋白迅速增高。②风湿病活动期，风湿性关节炎等：抗原抗体复合物增加。③结核病活动期、风湿热活动期等：纤维蛋白原大幅度增高。

2）组织损伤：常见疾病有严重创伤，大手术后、心肌梗死后3～4d。可能机制为血中急性时相反应蛋白迅速增高。

3）恶性肿瘤：ESR大致正常；肿瘤组织坏死、继发感染、贫血、纤维蛋白原增高时，ESR加快；肿瘤术后化疗、放疗有效时，ESR趋于正常；肿瘤复发或转移时，ESR升高。

4）自身免疫病：如某些结缔组织疾病。ESR与CRP、RF、抗核抗体等具有相似的敏感性。

5）高球蛋白血症：如多发性骨髓瘤、巨球蛋白血症、系统性红斑狼疮、肝硬化、慢性肾炎等。

6）高胆固醇血症：如动脉粥样硬化、糖尿病、黏液性水肿、原发性家族性高胆固醇血症。血中高胆固醇增高。

（2）血沉减慢：见于真性红细胞增高症、低纤维蛋白原血症、充血性心力衰竭、红细胞形态异常（如异形红细胞、球形红细胞、镰形红细胞）。

（王　波）

第二节　白细胞和血小板检验

一、白细胞计数

白细胞计数（WBC）是指测定单位容积的外周血各种白细胞的总数。

（一）检测方法和原理

1. 显微镜计数法　用白细胞稀释液将血液稀释一定的倍数，同时破坏红细胞。将稀释的血液注入血细胞计数板，在低倍镜下计数4角4个大方格内的白细胞数，经换算求出每升血液中的白细胞数量。

计算公式如下：白细胞数/L $= \dfrac{N}{4} \times 10 \times 20 \times 10^6 = \dfrac{N}{20} \times 10^9$

2. 血液分析仪法　多采用电阻抗法、激光法。

（二）质量管理

1. 计数误差

（1）技术误差：可通过规范、熟练的操作，仪器的校正、试剂的标准化和操作人员责任心的增强得以减小和控制。

1）器材：均须清洁、干燥，并经过严格的校准，采用合格检测试剂。

2）标本：血液分析仪检测的标本要求及质量管理如下。

标本种类：新鲜静脉血，血液与抗凝剂应立即充分混匀，无肉眼可见溶血或小凝块。

抗凝剂：EDTA·K_2作为抗凝剂，浓度为3.7～5.4mmol/mL血（1.5～2.2mg/mL血）。

采血速度：快捷而避免血液凝固，不能过度挤压，以免组织液混入。

稀释与混匀：稀释液应无菌、无毒、适用于检测系统的缓冲盐溶液，过滤以免杂质、微粒干扰；采血量、稀释倍数准确。

容器和条件：符合要求的塑料注射器、真空采血系统；置入标本后试管应有足够剩余空间，以便血标本混匀；检测温度 18 ~ 22℃；从标本采集到检测，间隔≤4h；检测前标本试管轻轻颠倒（颠倒次数按相关要求）、充分混匀。

3）操作过程的质量管理与评价：①加盖玻片：WHO 推荐用"推式"法，较传统"盖式"法更能保证充液体积的高度为 0.10mm。②充池：充池前应适当用力、快速振荡标本 30s，以充分混匀白细胞悬液。但应避免过多气泡影响充池，破坏细胞和准确计数；避免充液过多、过少、断续；避免充液后移动盖玻片。③细胞分布要均匀：白细胞总数在正常范围时，各大方格间的细胞数不得相差 8 个以上、2次重复计数误差不超过 10%，否则应重新充池计数。④计数原则：计数压线细胞时，应遵循数上不数下、数左不数右的原则。

4）有核红细胞影响：由于白细胞稀释液不能破坏有核红细胞，若外周血出现有核红细胞，可使 WBC 结果偏高。因此，WBC 计数结果必须校正（去除分类 100 个白细胞时所见的有核红细胞数）。

$$校正后白细胞数/L = \frac{100}{100 + 有核红细胞数} \times 校正前白细胞数$$

（2）固有误差：主要指计数域误差，是因每次充池后血细胞在计数室内分布不可能完全相同所造成的误差，属于偶然误差。计数域误差变异系数（CV%）可随计数的细胞数量增高而减小。因此，可通过增加计数室计数区域或计数更多的细胞来减少计数域误差。

1）当白细胞数量太少时（< 3 × 10⁹/L），可扩大计数范围（计数 8 个大方格内的白细胞数）或缩小稀释倍数（如采集 40μl 血液）。

2）当白细胞数量太多时（> 15 × 10⁹/L），可适当减少血量（如采集 10μl 血液）或增加稀释倍数（如取 0.78mL 稀释液）。

2. 干扰因素

（1）生理性

1）增高：①急性感染，心脏病高危险因素，昼夜变异（上午高），运动，心理应激；②阿地白介素，氨卡西林，阿司匹林。

2）减低：①头发定型剂，血液透析，免疫球蛋白 IgG，铅，使用压脉带（> 6min）；②对乙酰氨基酚，氨基比林，对氨基水杨酸。

（2）分析性

1）增高：冷凝集素，冷球蛋白，标本温 > 4d 增 2.5%。

2）减低：①柠檬酸葡萄糖，EDTA 充盈过度真空采血管。②咪唑硫嘌呤，泼尼松。

3. 室内质量控制 详见"红细胞计数"内容。

4. 方法学评价

（1）显微镜计数法

1）特点：WHO 推荐的 WBC 参考方法，设备简单、费用低廉、简便易行。在严格规范条件下，可用于血液分析仪校正、血液分析仪结果复核，但操作费时、受微量吸管和计数板质量、细胞分布状态、操作者技能等影响、重复性和准确度相对较低。

2）适用范围：适用于日标本检测量甚少，分散检测的医疗单位的常规检测。

（2）血液分析仪法

1）特点：标本用量少、操作简便、计数细胞数量多、易于标准化。经校准后，在严格规范条件下，重复性和准确度高，但仪器昂贵，分析前、中、后等因素可干扰技术准确性。

2）适用范围：适用于日标本检测量较大、集中检测的医疗单位的常规筛检。

（三）临床应用

1. 参考范围

（1）参考范围：成人：（4 ~ 10）× 10⁹/L；儿童：（15 ~ 20）× 10⁹/L；6 个月至 2 岁：（11 ~ 12）× 10⁹/L；新生儿：（15 ~ 20）× 10⁹/L。

（2）白细胞减少症：国内，成人 $< 4 \times 10^9/L$，$10 \sim 12$ 岁儿童 $< 4.5 \times 10^9/L$，< 10 岁儿童 $< 5.0 \times 10^9/L$。

（3）白细胞增高：WBC $> 10 \times 10^9/L$。

2. 临床意义　外周血白细胞数量的变化受生理状态和许多病理因素的影响，其改变的临床意义见"白细胞分类计数"内容。

二、血涂片制备

血涂片制备是显微镜细胞形态学检查的前提，良好的血涂片是准确描述细胞形态的基础，故掌握血涂片制备技术是血细胞学检查的必备条件。

（一）检测方法和原理

在玻片上，置一小滴血液，制成均匀薄血片，最终以细胞单层、紧密（相近而不重叠）、分布均匀为佳。用含天青 B 和伊红的 Romannowsky 类染料，例如瑞士染色进行染色。细胞中的碱性物质，如 RBC 中的血红蛋白及嗜酸性颗粒等与酸性染料伊红结合染成红色；细胞中的酸性物质，如淋巴细胞胞质及嗜碱性粒细胞胞质中的嗜碱性颗粒等与碱性染料亚甲蓝结合染成蓝色；中性粒细胞的中性颗粒呈等电状态，与伊红和亚甲蓝均可结合，染成淡紫红色。

血涂片制备方法有：①手工推片法：又分为薄血膜法、厚血膜涂片法；②仪器自动涂片法：目前，有许多型号的自动血液分析仪配备有自动血涂片仪和染色仪，可以按操作者的指令执行自动送片、取血、推片、标记，甚至染色等程序。

（二）质量管理

1. 薄血膜法涂片的质量要求　良好的血涂片外观应头、体、尾分明，分布均匀，边缘整齐，两侧留有空隙；血膜外观应厚薄适宜。血膜厚度、长度与血滴的大小、推片与玻片之间的角度、推片时的速度及血细胞比容有关。一般血滴大、焦度大、推片速度快则血膜厚；反之，则血膜薄；HCT 增高时，血液黏度较高，宜保持较小的角度，可得满意结果；相反，HCT 低于正常时，血液较稀，则应用较大的角度和较快的推片速度，才可获得满意的血涂片。

2. 血涂片质量问题及可能原因

（1）不规则间断和尾部太长：推片污染、推片速度不均匀、载玻片污染。

（2）有空洞：载玻片被油脂污染。

（3）血膜太长或太短：推片角度不佳。

（4）血膜无尾部：血滴太大。

（5）血膜很短：血滴太小。

（6）血膜边缘无空隙：推片太宽或血滴展开太宽。

（7）血膜太厚：血滴大、血黏度高、推片角度大、推片速度快。

（8）白细胞破损：推片用力太猛。

（9）细胞退变：固定时间短、固定延迟、甲醇污染。

（10）白细胞和血小板尾部分布不规则：制片技术差。

3. 方法学评价　良好血涂片是染色后血液形态学检查的前提。

（1）薄血膜法：用血量少、操作简单，应用最广泛。某些抗凝剂可使血细胞形态发生变化。

（2）厚血膜法：检查疟原虫、微丝蚴阳性率高。

（3）旋转器法：细胞分布均匀、形态完好，但尚未普遍推广。

三、血涂片染色

制备良好的血涂片染色是显微镜下准确识别和鉴别各系列、各阶段血细胞形态的前提，故掌握血涂片染色技术是血细胞学检查的必备条件和基本技能。

（一）检测方法和原理

1. 染料

（1）碱性染料：为阳离子染料，如亚甲蓝、天青、苏木素等，能接受质子，与细胞内酸性成分，如 DNA、特异性中性颗粒基质、某些胞质蛋白等结合，主要用于细胞核染色。

（2）酸性染料：为阴离子染料，如伊红 Y、伊红 B 等，能释放质子，与细胞内碱性成分，如血红蛋白、嗜酸性颗粒、某些胞质蛋白等结合，主要用于细胞质染色。

（3）复合染料：同时具有阴、阳离子型的染料，如 Wright、Giemsa 染料。

2. 染色方法

（1）Wright 染色法：Wright 染液由酸性染料伊红和碱性染料亚甲蓝溶解于甲醇而成。血细胞染色既有物理吸附又有化学亲和作用，由于不同细胞所含成分不同，对各种染料的亲和力也不一样。

1）碱性物质：与伊红结合染成红色，称为嗜碱性物质，如血红蛋白、嗜酸粒细胞颗粒。

2）酸性物质：与亚甲蓝结合染成蓝紫色，称为嗜碱性物质，如淋巴细胞胞质，嗜碱粒细胞颗粒。

3）中性颗粒：呈等电状态，与伊红、亚甲蓝均结合，染淡紫红色，为中性物质。

4）细胞核：主要有 DNA 和强碱性的组蛋白等组合，后者被伊红染成红色；胞核中少量弱酸性物质，被亚甲蓝染成极弱的蓝色，故胞核最终被染成紫红色。

5）红系细胞：原始、早幼红细胞胞质含较多酸性物质，与亚甲蓝亲和力强，故染成较浓厚蓝色；晚幼红细胞和 RET 含酸性和碱性物质，与亚甲蓝和伊红结合，故被染成红蓝色或灰红色；成熟红细胞的酸性物质完全消失后，只与伊红结合，则被染成橙红色。

6）粒系细胞：各类胞质染成特有色彩，胞核染紫红色，染色质和副染色质清晰，粗细松紧可辨。

7）血小板：胞质染淡蓝色或淡红色，胞质中心颗粒染紫红色。

（2）Giemsa 染色法：与 Wright 染色法基本相同。Giemsa 染色法提高了噻嗪染料的质量，加强了天青的作用，本法对细胞核和寄生虫着色较好，结构显示更清晰，而胞质和中性颗粒则着色较差。

（二）质量管理

1. Wright 染色的质量管理 染色过深、过浅与血涂片中细胞数量、血膜厚度、染色时间、染液浓度、pH 密切相关。Wright 染色的质量管理如下。

（1）染液质量：新配染色液染色效果较差，置放时间越长亚甲蓝变天青越多，染色效果越好。

（2）时间与浓度：染色浓度淡、室温低、（有核）细胞多，染色需时长；反之，则染色需时短。

（3）染色过程：血涂片应水平放置；染色不能太少，以免蒸发后染料沉淀；加染液后可用洗耳球轻吹，让染液覆盖全部血膜；加缓冲液后要让缓冲液和染液充分混匀。

（4）冲洗染液：应直接用流水将染液缓缓冲去，而不能先倾去染液再用流水冲洗，以免染料沉着于血片上，干扰镜下细胞形态的识别。冲洗时间不能过长，以免脱色。

（5）脱色与复染：染色过深，可用甲醇或 Wright 染液适当脱色，也可用流水冲洗或浸泡一定时间；染色过浅，可复染，单应先加缓冲液，后加染液，或加两者的混合液。

（6）pH：当 pH 低于等电点（pI）时，蛋白质带正电荷增高，易与伊红结合，染色偏红；当 pH 大于 pI 时，蛋白质带负电荷增高，易与亚甲蓝或天青结合，染色偏蓝。常用 pH 6.4～6.8 缓冲液调节染色时 pH，以达到满意的染色效果。

血涂片染色不佳的原因及纠正措施如下。

（1）太蓝：①原因：血膜太厚、冲洗时间太短、缓冲液 pH 过高、染色时间长、稀释染液重复使用、贮存的染色暴露于阳光下。②纠正措施：用含 1% 硼酸的 95% 乙醇溶液冲洗 2 次，用中性水冲洗，待干后镜检。

（2）太红：①原因：冲洗时间太长、缓冲液 pH 过低、贮存染色质量不佳、涂片干燥前加封片。②纠正措施：规范操作、新鲜配制缓冲液、染液质量要好。

（3）太淡：①原因：染色时间太短，冲洗时间太长。②纠正措施：复染时，先加缓冲液再加染液，或加染液与缓冲液的混合液，不可先加染液。

（4）染料沉积：①原因：染料沉淀、染液未过滤、涂片被污染。②纠正措施：甲醇冲洗2次，并立即用水冲掉甲醇，待干后复染。

（5）蓝色背景：①原因：固定不当、涂片未固定而贮存过久、使用肝素抗凝剂。②纠正措施：涂片固定适当，使用EDTA抗凝静脉血。

2. 方法学评价

（1）Wright染色法：血细胞分析最常用染色法，尤其对于细胞质成分及中性颗粒等染色，可获得很好的染色效果，但对细胞核的染色不如Giemsa染色。

（2）Giemsa染色法：对细胞核和寄生虫着色较好，结构更清晰，而胞质和中性颗粒则着色较差。

（3）瑞-吉染色法：临床上广泛使用的方法。所用缓冲液与Wright染色法相同。对细胞核、细胞质和细胞内颗粒均着色鲜艳，对比鲜明。

四、白细胞分类计数

白细胞分类计数（DC）是在显微镜下观察染色后的血涂片上白细胞的形态，并进行分类计数，求得各种白细胞的比值（百分率）和绝对值。血涂片白细胞分类计数的目的：在计数各类白细胞百分率的同时，还要观察白细胞、红细胞和血小板的形态变化，并估计各类细胞的数量。白细胞分类计数主要有助于白细胞变化的疾病（白细胞增高如白血病，或减少的疾病如感染、中毒、恶性肿瘤等）的诊断。

（一）检测方法和原理

1. 显微镜分类计数法　将血液制成血涂片，经Wright染色后，在油镜下，根据各类细胞形态特点和颜色差异将白细胞区别并进行计数（计数100~200个白细胞），计算得出各种白细胞百分率（%）。根据白细胞计数的结果，求得每升血液中各种白细胞绝对值（绝对值=白细胞计数值×该类型白细胞百分率）。

2. 血液分析仪法　多采用电阻抗法、激光法。

（二）质量管理

1. 计数误差

（1）白细胞分类计数的计数误差与评价

1）涂片制备：普遍采用传统的楔形法制备血涂片，即合格的涂片为楔形，约3cm×2cm，表面光滑，两边留有小于0.3cm的空隙，中间有恰当大小（1.0~1.5cm）的阅片区。

2）涂片染色：显示各类细胞特有的鲜明色彩，细胞核结构和细胞质颗粒清楚。

3）观察部位：体部：体积较小、密度较大的淋巴细胞为主；尾部和两侧：体积较大、密度较小的粒细胞和单核细胞为主；尾部：异常大的细胞为主。应选择细胞分布均匀、染色效果好的部位（一般在体尾交界处）进行分类。

4）视野移动：分类时应有规律地移动视野，一般以城垛式进行，避免重复、遗漏、主观选择视野。因血涂片边缘大细胞偏多，缺乏代表性，故应避免在血涂片边缘分类细胞。

5）细胞数量：白细胞分类精确性与分类细胞数量有关，被计数的白细胞占总白细胞数的比例越大，误差越小。为兼顾临床工作效率，分类计数白细胞数量依白细胞总数而定。

（2）注意事项

1）观察全片：应用低倍镜观察血涂片染色质量及细胞分布情况，注意血涂片边缘及尾部有无巨大的异常细胞及寄生虫等。

2）幼稚细胞：分类计数中若发现异常或幼稚白细胞，应逐个分类计数和报告，并包括在白细胞分类百分率中；分类计数中见到幼稚红细胞，应逐个分类计数，但不计入100个白细胞内，而以分类100个白细胞时见到幼稚红细胞的数量来报告（××个RBC/100个WBC），并注明其所属阶段。

3）其他细胞：注意观察成熟红细胞和血小板的形态、染色及其分布情况，估计各自的数量。

2. 干扰因素　白细胞或中性粒细胞生理性增高一般多为暂时性，去除影响因素后则可恢复正常。白细胞的生理性波动很大，计数结果在30%以内波动多无意义，只有通过定时和连续观察才有诊断价值。

（1）干扰中性粒细胞计数结果的因素

1）生理性：增高：①急性感染，昼夜变异（下午最高），运动，妊娠，吸烟；中性粒细胞杆状核增高；白介素-1β，新生儿，肿瘤坏死因子-α；②可的松，糖皮质激素，洛伐他汀。减低：①泛影葡胺，粒细胞-巨噬细胞集落刺激因子，高氯酸，体能训练，X线治疗；②对乙酰氨基酚，氨苄西林，头孢西林。

2）分析性：EDTA抗凝血4h，室温增210%，6℃增54%。

（2）干扰淋巴细胞计数结果的因素

1）增高：儿童，昼夜变异（午夜最高），白介素-3，新生儿，吸烟。

2）减低：叶酸、谷氨酸，出血，放射治疗，手术。

（3）干扰单核细胞计数结果的因素

1）生理性：增高：①昼夜变异（晚上高），运动，白介素-3，个体内变异，吸烟；②氨苄西林，羧苄西林，泼尼松。减低：①粒细胞-巨噬细胞集落刺激因子，手术，肿瘤坏死因子-α；②糖皮质激素，三唑仑，阿扎丙酮。

2）分析性：EDTA抗凝血4h，室温增210%，6℃增54%。

（4）干扰嗜酸性粒细胞和嗜碱性粒细胞计数结果的因素

1）嗜酸性粒细胞：增高：①昼夜变异（差值30%~40%），白介素-3，瑞斯托霉素，色氨酸，X线治疗；②醋奋乃静，对氨基水杨酸，氨苄西林。减低：①昼夜变异（午后低），光照，吸烟，应激，手术；②阿司匹林，两性霉素B，吲哚美辛。

2）嗜碱性粒细胞：增高：头孢泊肟，帕罗西汀，文拉法辛。减低：①运动；②普鲁卡因胺，丙泮尼地，三唑仑。

3. 质量考核与评价　由于手工制备的血涂片细胞分布不均匀，分类计数结果变化大，很难对每张血涂片进行严格的质量控制。目前亦缺乏统一的质控方法，关键在于熟练操作技术，严格控制各个操作环节，尽量减少误差。亦可采用CLSI的《白细胞分类计数参考方法和仪器评价方法》或国内《白细胞分类计数参考方法》中有关血涂片考核的内容进行质量考核，通常采用Rumke算式得到某一类型白细胞百分率的标准误，计算公式如下。如结果在控，则某一类型白细胞百分率应在95%可信区间内（$p \pm 1.96 \times SE_p$），若超出此范围，应考虑存在样本处理过程、操作过程的误差。

$$SE_p = \left[\frac{p \times q}{n}\right]^{\frac{1}{2}}$$

4. 方法学评价

（1）显微镜法

1）优点：为白细胞分类计数参考方法；分类较准确，能及时发现各种细胞形态的病理变化。

2）缺点：费时，受血涂片质量和检验人员经验等影响，精密度较差。不适用于大量健康人群筛查。

（2）血液分析仪法

1）优点：为白细胞分类计数筛检首选方法；检测速度快，分析细胞多，重复性好，对健康人群筛检准确性高，易于标准化，报告形式多样，有异常结果报警提示复核方向；可与全自动推片染片机连接。

2）缺点：不能准确识别细胞类别和病理变化。目前主要用于做筛查，对异常标本必须做显微镜法复查。

（三）临床应用

1. 参考值

（1）成人白细胞分类计数参考值

1）中性杆状核粒细胞（Nst）：①比值：0.01～0.05；②百分率（%）：1～5；③绝对值（×10^9/L）：0.04～0.50。

2）中性分叶核粒细胞（Nsg）：①比值：0.50～0.70；②百分率（%）：50～70；③绝对值（×10^9/L）：2.00～7.00。

3）嗜酸性粒细胞（E）：①比值：0.005～0.050；②百分率（%）：0.5～5；③绝对值（×10^9/L）：0.05～0.50。

4）嗜碱性粒细胞（B）：①比值：0.00～0.01；②百分率（%）：0～1；③绝对值（×10^9/L）：0～0.10。

5）淋巴细胞（L）：①比值：0.20～0.40；②百分率（%）：20～40；③绝对值（×10^9/L）：0.80～4.00。

6）单核细胞（M）：①比值：0.03～0.08；②百分率（%）：3～8；③绝对值（×10^9/L）：0.12～0.80。

（2）中性粒细胞：中性粒细胞增高指外周血中性粒细胞绝对值>7.0×10^9/L。中性粒细胞减少症：国内，成人中性粒细胞绝对值<2.0×10^9/L，10～12岁儿童<1.8×10^9/L，<10岁儿童<1.5×10^9/L。

（3）嗜酸性粒细胞增高症：外周血嗜酸性粒细胞绝对值>0.5×10^9/L。轻度增高（0.5～1.5）×10^9/L，中度增高（1.5～5.0）×10^9/L，重度增高>5.0×10^9/L。嗜酸性粒细胞减低指外周血嗜酸性粒细胞绝对值<0.05×10^9/L。

（4）嗜碱性粒细胞：嗜碱性粒细胞增高指外周血嗜碱性粒细胞绝对值>0.1×10^9/L。

（5）淋巴细胞：淋巴细胞增高，指外周血淋巴细胞绝对值增高，成人>4.0×10^9/L；>4岁儿童>7.2×10^9/L、<4岁儿童>9.0×10^9/L。淋巴细胞减低，指外周血淋巴细胞绝对值减低（成人<1.0×10^9/L）。

（6）单核细胞：单核细胞增高，指成人外周血单核细胞绝对值>0.8×10^9/L。

2. 临床意义

（1）白细胞总数与中性粒细胞：在外周血中，由于中性粒细胞占白细胞总数的50%～70%，故其数量的增高或减少可直接影响白细胞总数的变化。因此，白细胞总数变化的临床意义与中性粒细胞数量变化的临床意义基本一致。但是，淋巴细胞、嗜酸性粒细胞等数量上的改变也会引起白细胞总数的变化。因此，若出现白细胞总数与中性粒细胞的数量关系不相一致的情况，还应具体分析。

1）中性粒细胞增高：中性粒细胞病理性增高的原因很多，大致上可归纳为两大类：反应性增高和异常增生性增高。①反应性增高：是机体对各种病理因素刺激产生应激反应，动员骨髓贮存池的粒细胞释放和（或）边缘池的粒细胞进入循环池所致。因此，增高的粒细胞大多为成熟的分叶核粒细胞或较为成熟的杆状核粒细胞。反应性白细胞（中性粒细胞）增高的原因与评价：急性感染，如细菌、某些病毒、真菌、螺旋体、立克次体及寄生虫感染等，是白细胞增高最常见的原因；炎症，如风湿性关节炎、支气管炎、肾炎、结肠炎、胰腺炎、甲状腺炎、皮炎等；组织损伤，如严重外伤、大手术、大面积烧伤、急性心肌梗死，急性心肌梗死后1～2d，WBC常增高并可持续1周，借此可与心绞痛鉴别；血细胞破坏，如严重血管内溶血，红细胞破坏产物吸引骨髓释放；急性失血，如消化道大出血、脾破裂、宫外孕破裂，血管收缩及脾释放存血，Hb、RBC尚未减低，WBC为早期诊断内出血重要指标；恶性肿瘤，如非造血系统恶性肿瘤，尤消化道恶性肿瘤（如肝癌、胃癌）和肺癌等，与肿瘤坏死产物刺激骨髓释放、肿瘤细胞产生促粒细胞生成素、骨转移癌有关；急性中毒，如代谢性、化学、药物、生物毒素中毒，与趋化因子增高有关。急性感染及炎症是中性粒细胞增高最常见的原因，增高的程度与病原体的种类、感染的部位、范围和严重程度以及机体的反应性有关。绝大多数细菌感染的白细胞为（10～

30）×10^9/L，白细胞超过 30×10^9/L 提示深部感染或腹膜炎，超过 50×10^9/L 时提示感染严重。如：白细胞计数临界值为 11×10^9/L、12×10^9/L、13×10^9/L 时，诊断急性阑尾炎的阳性预测值分别为 52%，52% 和 60%，灵敏度分别为 100%，90% 和 82%，特异度分别为 28%、40% 和 57%。当中性粒细胞百分率临界值为 75%，80% 和 85% 时，诊断急性阑尾炎的阳性预测值分别为 40%、50%、37%；灵敏度分别为 55%，55% 和 27%。②异常增生性增高：系造血干细胞克隆性疾病，为造血组织中粒细胞大量异常增生并释放到外周血所致，增高的粒细胞主要是病理性粒细胞或未成熟粒细胞，常伴其他系细胞改变，如红细胞或血小板增高或减少。异常增生性增高主要见于：a. 白血病：系造血系统恶性肿瘤，因造血组织中病理性白细胞大量异常增生并释放到外周血所致，常见于急粒、慢粒（表 2-6）；b. 骨髓增生性疾病（MPD）：为一组多能干细胞病变引起的疾病（表 2-7）。

表 2-6 急性、慢性粒细胞白血病白细胞鉴别

鉴别点	急性	慢性
骨髓细胞	以原始和（或）幼稚白血病细胞增高为主，非红系有核细胞（NEC）常 >30%	以较成熟病理性白细胞增高为主。在慢粒，WBC 常 >100×10^9/L（早期无症状患者可 <50×10^9/L）
外周血细胞	WBC 增高者不到 50%，一般为（10~50）×10^9/L，超过 100×10^9/L 者较少	粒细胞占 90% 以上，以中幼及晚幼粒细胞为主，原粒细胞 <10%，伴嗜酸性、嗜碱性粒细胞增高

表 2-7 骨髓增殖性疾病特点

疾病	特点
真性红细胞增高症	WBC 达 20×10^9/L，伴轻度核左移，出现特征性 RBC 增高、PLT 增高
原发性血小板增高症	WBC（10~30）×10^9/L，PLT 增高，常 >1 000×10^9/L，伴形态异常
骨髓纤维化	WBC 可达 50×10^9/L，伴"幼红-幼粒"增高

2）中性粒细胞减少：引起减少的机制主要有：①中性粒细胞增生和成熟障碍；②中性粒细胞在血液或组织中消耗或破坏过多；③中性粒细胞分布异常。引起中性粒细胞减少的病因很多，如感染、血液病、理化损伤、脾功能亢进、自身免疫疾病等。在理化因素损伤中，药物诱导性中性粒细胞减少最常见，年发病率为（3~4）/10^6，儿童及年轻患者约占 10%，老年患者约占 50%。

（2）嗜酸性粒细胞

1）嗜酸性粒细胞增高：常见原因有过敏性疾病、寄生虫病、皮肤病、感染性疾病、血液病、恶性肿瘤、高嗜酸性粒细胞增高综合征等。

2）嗜酸性粒细胞减低：主要见于以下几种情况。①传染病急性期：一般病原体急性感染期，机体处于应激状态，肾上腺皮质激素分泌增加，嗜酸性粒细胞随之减少，恢复期嗜酸性粒细胞又重新出现并逐渐增高。倘若临床症状严重，而嗜酸性粒细胞不减少，说明肾上腺皮质功能衰竭；若嗜酸性粒细胞持续下降，甚至消失，说明病情严重。因此，嗜酸性粒细胞计数可用于观察急性传染病的病情及预后判断。②严重组织损伤：如手术后 4h，嗜酸性粒细胞常显著降低，24~48h 后逐渐增高，增高的速度与病情变化基本一致。大面积烧伤患者，数小时后嗜酸性粒细胞完全消失，并持续较长时间。若大手术或大面积烧伤后，嗜酸性粒细胞不减低或减低很少，表明预后不良。因此可用嗜酸性粒细胞计数作为预后观察的指标。③其他：长期应用肾上腺皮质激素、垂体或肾上腺皮质功能亢进时，可使嗜酸性粒细胞减低。故通过观察垂体或肾上腺皮质刺激试验前后的嗜酸性粒细胞数量的变化，可判断垂体或肾上腺皮质的功能，但此法现临床很少应用。

（3）嗜碱性粒细胞

1）嗜碱性粒细胞增高：常见原因有过敏性和炎症性疾病、嗜碱性粒细胞白血病、骨髓增殖性疾病、内分泌疾病等。

2）嗜碱性粒细胞减少：嗜碱性粒细胞数量很少，其减少与否难以察觉，多无临床意义。减少可见于过敏性休克、促肾上腺皮质激素或糖皮质激素应用过量以及应激反应等。

（4）淋巴细胞

1）淋巴细胞增高：生理因素，如午后和晚上比早晨高；出生1周后婴儿淋巴细胞可达50%以上，可持续至6~7岁，后逐渐降至成人水平。淋巴细胞病理性增高见于：①感染性疾病：典型急性细菌感染的恢复期，某些病毒所致急性传染病，某些慢性感染如结核病恢复期或慢性期等。②肿瘤性疾病：原始及幼稚淋巴细胞增高为主，见于急淋、慢淋急变；成熟淋巴细胞增高为主，见于慢淋、淋巴瘤等。③组织移植术后：排除前期淋巴细胞绝对值增高，可作为监测移植排异反应的指标之一。④其他：淋巴细胞相对增高，见于再生障碍性贫血、粒细胞减少症及粒细胞缺乏症时。其形态学分类：①反应性淋巴细胞：传单、传单样综合征（CMV、弓形虫病、腺病毒、急性HIV感染、人6型疱疹病毒）、其他病毒感染（肝炎病毒、风疹、玫瑰疹、流行性腮腺炎、天花）、药物反应。②成熟淋巴细胞：百日咳、传染性淋巴细胞增高症、一过性淋巴细胞增高症、持续性多克隆B淋巴细胞增高症。

2）淋巴细胞减低：凡中性粒细胞显著增高的各种病因均可导致淋巴细胞相对减少。淋巴细胞减少的原因及意义：①流感：恢复期，出现典型淋巴细胞减少。②HIV感染：可选择性地破坏$CD4^+$细胞明显减少，$CD4^+/CD8^+$比例倒置。③结核病：早期淋巴细胞减少，伴$CD4^+$细胞明显减少。若治疗有效，淋巴细胞可正常。④药物治疗：烷化剂（环磷酰胺等）可引起WBC重度减少，伴淋巴细胞明显减低。停止治疗后，淋巴细胞减少可持续数年。⑤放疗：可破坏淋巴细胞，每天低剂量放疗比每周2次大剂量放疗产生的破坏力更强。⑥免疫性疾病：系统性红斑狼疮、类风湿关节炎，混合性结缔组织病、多发性肌炎患者，因机体产生抗淋巴细胞抗体破坏淋巴细胞，淋巴细胞减少（程度与抗体滴度相关）。⑦先天性免疫缺陷症：各类重症联合免疫缺陷症、运动型毛细血管张症、营养不良或锌缺乏等。

（5）单核细胞：正常儿童外周血单核细胞可较成人稍高，平均为9%；2周内的婴儿可达15%或更多；妊娠中、晚期及分娩亦可增高，均为生理性增高。单核细胞病理性增高的原因和意义：①感染：急性感染恢复期、慢性感染，如巨细胞病毒、疱疹病毒、结核菌、布鲁杆菌等感染，亚急性细菌性心内膜炎、伤寒、严重的浸润性和粟粒性肺结核。②结缔组织病：系统性红斑狼疮、类风湿关节炎、混合性结缔组织病、多发性肌炎、结节性动脉炎。③血液病：急性、慢性单核细胞或粒-单核细胞白血病、淋巴瘤、多发性骨髓瘤、慢淋、MDS、恶性组织细胞病、组织细胞增高症、溶贫、粒细胞缺乏症恢复期、ITP。④恶性疾病：胃癌、肺癌、结肠癌、胰腺癌。⑤胃肠道疾病：酒精性肝硬化、局限性回肠炎、溃疡性结肠炎、口炎性腹泻。⑥其他：化疗后骨髓恢复、骨髓移植后、粒细胞-单核胞集落刺激因子（GM-CSF）治疗、药物反应、烷化剂中毒。单核细胞减低意义不大。

五、血小板计数

血小板具有维持血管内皮完整性的功能和黏附、聚集、释放、促凝和血块收缩功能。血小板计数（PLT）是测定全血中血小板的浓度，是止血凝血检查最常用的试验之一。

（一）检测方法和原理

1. 显微镜计数法　血液经稀释液按一定比例稀释和破坏红细胞后，滴入血细胞计数板内，在高倍镜下计数中央大方格内4角和正中5个中方格内的血小板数，经换算求出每升血液中的血小板数量。计算公式如下：

血小板数/L = N × 5 × 10 × 20 × 10^6 = N × 10^9

2. 仪器法　多采用电阻抗法或激光法的血液分析仪。亦可使用流式细胞仪。PLT计数原理：

（1）光学显微镜直接计数法：按不同的稀释液，可分为破坏或不破坏红细胞稀释法的PLT计数。

（2）相差显微镜直接计数法：相差显微镜下，血小板立体感增强，有助于识别血小板。

（3）血液分析仪法：主要包括电阻抗法、光（或荧光）散射法。

（4）流式细胞仪法：用免疫荧光标记特异血小板单抗，用流式细胞仪计数血小板。

（二）质量管理

1. **检测方法的质量管理**　避免血小板被激活、破坏，避免杂物污染。

（1）检测前：采血是否顺利（血流不畅可破坏血小板，使 PLT 假性减低）；抗凝剂是否合适（肝素抗凝血不能用于 PLT；EDTA 钾盐抗凝血标本取血后 1h 内结果不稳定，1h 后趋向平稳，可引起血小板聚集）；储存时间是否适当（PLT 标本应保存于室温，低温可激活血小板，储存时间过久可导致 PLT 偏低）。

（2）检测中：手工法 PLT 应定期检查稀释液质量，先做稀释液空白计数，以确认稀释液是否存在细菌污染或其他杂质。仪器法必须先达到背景计数和质控合格。

（3）检测后：核准 PLT 的方法有：用同 1 份标本制备血涂片染色镜检观察血小板数量（正常可见 8~15 个/油镜视野），无大量的血小板凝块或大型血小板等。注意有无异常增高的红、白细胞碎片（可干扰 PLT 准确性），用 PLT 参考方法核对；用 1 份标本 2 次计数，误差小于 10%，取 2 次均值报告，误差大于 10% 需做第 3 次计数，取 2 次相近结果的均值报告。

2. **干扰因素**

（1）生理性

1）增高：①急性失血，急性感染，炎症，妊娠，心理性应激；②金诺粉，双嘧达莫，免疫球蛋白。

2）减低：①冠状动脉旁路移植术，禁食、肝素，月经，X 线治疗；②对乙酰氨基酚，氨基比林，阿莫西林。

（2）分析性

1）增高：冷凝集，冷球蛋白，酵母菌。

2）减低：真空采血管血液过度充盈，EDTA 抗凝血室温 24h。

3. **方法学评价**

（1）光学显微镜直接计数法：①草酸铵稀释液：破坏红细胞能力强，血小板形态清晰易辨，为首选稀释液法；②复方尿素稀释液：使血小板胀大后易辨认，但尿素易分解，不能完全破坏红细胞；③高铁氰化钾稀释液，不能完全破坏红细胞。

（2）相差显微镜直接计数法：易于识别血小板，立体感强，为手工法血小板计数参考方法。

（3）血液分析仪法：测定速度快、重复性好、准确性高，能同时提供血小板多项指标，是目前常规筛检的血小板计数的主要方法。但不能完全排除非血小板有形成分（如红、白细胞碎片或杂物）干扰，故当血小板数量明显异常时，仍需镜检复核血小板计数和（或）复查血涂片。

（4）流式细胞仪法：目前为 ICSH 推荐的血小板计数参考方法。

（三）临床应用

1. **参考值**　（100~300）$\times 10^9$/L。

2. **临床意义**　血小板减低是引起出血常见原因。当血小板在（20~50）$\times 10^9$/L 时，可有轻度出血或手术后出血；低于 20×10^9/L，可有较严重的出血；低于 5×10^9/L 时，可导致严重出血。PLT 超过 400×10^9/L 为血小板增高。病理性血小板减少和增高的原因：①减少：生成障碍；破坏过多；消耗过多；分布异常；先天性。②增高：原发性；反应性；外科手术后、脾切除等。

六、白细胞形态学检查

白细胞形态学检查主要是显微镜检查法。白细胞的形态变化对鉴别异常形态白细胞有重要价值。现代自动图像分析仪虽然正在发展，但还未能取代显微镜检查法。血液分析仪能提供血细胞数量和其他相关参数，但不能直接提供血细胞形态变化的确切信息，不具备镜检法确诊血细胞形态的功能；血液分析仪对异常结果报警后，仍需用镜检法复核血片，以提供确切细胞形态学检查的结果。

（一）正常白细胞形态

1. 外周血正常白细胞 包括形态正常的中性杆状核/分叶核粒细胞、嗜酸性粒细胞、嗜碱性粒细胞、大/小淋巴细胞和单核细胞。

2. 中性粒细胞核形界定 分叶核粒细胞的核分叶之间，外观以染色较深的一丝实线相连，因只有核膜组成，故其内无染色质，这是中性粒细胞分叶核与杆状核鉴别的基础，当杆状核与分叶核鉴别困难时，可将其归类于分叶核。

3. 粒细胞胞质内颗粒 中性粒细胞的胞质内颗粒分为嗜天青颗粒（占20%）和特殊颗粒（占80%）。粒细胞胞质内的颗粒比较见表2-8。

表2-8 粒细胞颗粒的比较

粒细胞	大小（μm）	颜色	主要成分
中性嗜天青颗粒	0.6~0.7	紫色	属溶酶体，含酸性磷酸酶、髓过氧化物酶
中性特殊颗粒	0.3~0.4	淡红色	碱性磷酸酶、吞噬素、溶菌酶
嗜酸性颗粒	0.5~1.0	橘黄色	属溶酶体，含酸性磷酸酶、髓过氧化物酶和组胺酶等
嗜碱性颗粒	大小不等	紫黑色	肝素、组胺

（二）异常白细胞形态

1. 中性粒细胞毒性变化 在严重的化脓性感染、败血症、恶性肿瘤、急性中毒、大面积烧伤等病理情况下，中性粒细胞可发生大小不均、中毒颗粒、空泡形成、杜勒小体（Dohle body）、退行性变等形态改变。①大小不均：内毒素等作用于骨髓内早期中性粒细胞，使其发生顿挫性不规则分裂、增殖。②中毒颗粒：特殊颗粒生成过程受阻或颗粒变性，2~3个嗜天青颗粒融合。③空泡形成：细胞发生脂肪变性或颗粒缺失。④杜勒小体：胞质局部不成熟，即核质发育不平衡结果。⑤退行性变：细胞衰老和病变。这些形态变化对判断预后有一定意义。

2. 棒状小体（Auer body） 白细胞胞质中出现的红色细杆状物质，1个或数个，长1~6μm，称为棒状小体，是初级嗜天青颗粒结晶化的形态。如白细胞内出现数个呈束状排列的棒状小体，称为faggot细胞。棒状小体对鉴别急性白血病类型有重要价值，主要见于急性粒细胞白血病（多见）和急性单核细胞白血病（少见），而急性淋巴细胞白血病则为阴性。

3. 中性粒细胞核象变化 核象标志着中性粒细胞从新生细胞至衰老细胞的发育阶段。正常情况下，外周血中性粒细胞以分叶核为主，胞核常分为2~5叶，杆状核较少，分叶核与杆状核中性粒细胞比值为13：1。病理情况下，中性粒细胞的核象可发生核左移或核右移。

（1）核左移：外周血中性杆状核粒细胞增高和（或）出现晚幼粒、中幼粒甚至早幼粒细胞的现象称为核左移。核左移是机体的一种反应性改变，常见于化脓性感染、急性溶血以及应用细胞因子等，并伴有中毒颗粒、空泡、退行性变等毒性变化。核左移常伴有白细胞总数增高，但白细胞总数也可正常甚至减低。

1）再生性核左移：核左移伴白细胞总数增高称为再生性核左移，表示骨髓造血和释放能力旺盛，机体抵抗力强，多见于急性化脓性感染、急性中毒、急性溶血和急性失血。

2）退行性核左移：核左移伴白细胞总数正常或减低，表示骨髓释放受到抑制，机体抵抗力差，见于再生障碍性贫血、粒细胞缺乏症、伤寒等。

核左移分为轻、中、重度，与感染严重程度和机体抵抗力相关（表2-9）。

表2-9 核左移类型及临床意义

类型	杆状核	细胞类型	临床意义
轻度	>5%	仅有中性杆状核粒细胞	感染轻，抵抗力强
中度	>10%	杆状核，少量中性晚幼粒、中幼粒细胞	感染严重，抵抗力较强
重度	>25%	杆状核，更幼稚早幼粒细胞，甚至原粒细胞	类白血病反应

（2）核右移：外周血中性分叶核粒细胞增高、5 叶核 >3% 时，称为核右移。

核右移常见于巨幼细胞性贫血、内因子缺乏所致的恶性贫血、感染、尿毒症或骨髓异常综合征等，应用抗代谢药物治疗肿瘤时也会出现核右移。在炎症恢复期，一过性核右移是正常现象，但在进展期突然出现核右移是预后不良的征兆。

4. 中性粒细胞胞核形异常

（1）多分叶核中性粒细胞：见于巨幼细胞性贫血、缺铁贫、尿毒症、感染和遗传性中性粒细胞分叶过多等。

（2）少分叶核中性粒细胞：Pelger - Huet 畸形、获得性或假性 Pelger - Huet 畸形等。

（3）巨杆状核中性粒细胞：巨幼细胞性贫血、恶性贫血、MDS 和白血病等。

（4）巨多分叶核中性粒细胞：巨幼细胞性贫血、恶性贫血、MDS 和白血病等。

（5）双核粒细胞：MDS、粒细胞白血病和巨幼细胞性贫血等。

（6）环形杆状核粒细胞：慢粒、急性髓细胞白血病、巨幼细胞性贫血等。

5. 与遗传因素相关的中性粒细胞畸形

（1）Chediak - Higashi 畸形：为常染色体隐性遗传溶酶体贮存池病，表现为皮肤、头发、葡萄膜色素减退，常伴严重化脓性感染和出血或淋巴系统恶性肿瘤，明显缺乏自然杀伤细胞功能。中性粒细胞胞质内含粗大、深染、过氧化物酶阳性、融合的大颗粒，主要见于骨髓涂片中。

（2）Alder - Reilly 畸形：为常染色体隐性遗传，伴黏多糖累积病，Huler 综合征 ≤90% 中性粒细胞可出现此畸形。粒细胞和部分淋巴细胞、单核细胞胞质内含巨大的嗜苯胺蓝颗粒，外周血中出现不定，多见于骨髓单核巨噬细胞系统中。

（3）May - Hegglin 畸形：为常染色体显性遗传，血小板减少不定、BT 延长、血块退缩异常，50% 患者伴异常出血。粒细胞胞质内含异常大 Dohle 小体，血小板体积大、不含颗粒，若无感染，此类 Dohle 小体为病理性。

（4）Pelger - Huet 畸形：为常染色体显性遗传，通常为杂合子性。假性/获得性 Pelge - Huet 畸形较少见，见于急、慢性骨髓增生性疾病、各种急性感染、类白血病反应和秋水仙碱、磺胺、烷剂等物应用后。80% 粒细胞的正常核分叶能力减退，呈眼镜形、杆状、哑铃形、花生形，但染色质与正常粒细胞一致，出现于外周血和骨髓涂片中。

6. 中性粒细胞异常形态新分类

（1）核异常：指中性粒细胞杆状核形成和核左移、中性粒细胞分叶核计数和核右移、中性粒细胞鼓槌小体和核突起、其他异常（核分叶过多、核分叶减少、环状核、葡萄簇状核）。

（2）质异常：指颗粒减少、颗粒增加、颗粒异常（Chediak - Higashi、Alder - Reilly、May - Hegglin 和 Auer 小体）、空泡、Dohle 小体和类似包涵体、外源性中性粒细胞包涵体（微生物、冷球蛋白、疟色素）。

（3）细胞异常：指巨大多分叶核细胞、中性粒细胞凋亡、中性粒细胞聚集、中性粒细胞碎片。

中性粒细胞胞质内颗粒减少见于 MDS、先天性乳铁蛋白缺乏症等；颗粒增加见于中毒颗粒相关病变、GM - CSF 治疗、再生障碍性贫血、高嗜酸性粒细胞综合征、Aider - Reilly 畸形、慢粒和 MDS 等；异常颗粒见于 Chediak - Higashi 综合征和相关病变、Alder - Reilly 畸形、急性髓细胞白血病和 MDS 等。

7. 淋巴细胞的形态异常

（1）异型淋巴细胞：在病毒、原虫感染，药物反应，结缔组织疾病或过敏原等因素刺激下，淋巴细胞增生并发生形态上的变化，表现为胞体增大、胞质量增高、嗜碱性增强、细胞核母细胞化，称异型淋巴细胞或反应性淋巴细胞。异型淋巴细胞按形态特征分为 3 型：Ⅰ型（空泡型）又称泡沫型或浆细胞型，Ⅱ型（不规则型）又称单核细胞型，Ⅲ型（幼稚型）又称未成熟细胞型或幼淋巴细胞型。

正常人外周血偶见异型淋巴细胞。异型淋巴细胞增高主要见于传染性单核细胞增高症（IM）、病毒性肝炎、流行性出血热、湿疹等病毒性疾病和过敏性疾病。另外，E - B 病毒、巨细胞病毒、艾滋病病毒、β - 链球菌、梅毒螺旋体、弓形虫等感染和接种疫苗也可引起外周血异型淋巴细胞增高。

（2）卫星核淋巴细胞：淋巴细胞主核旁有 1 个游离的卫星小核。因染色体损伤，丧失着丝点的染色单体或其片段在有丝分裂末期未进入子代细胞遗传物质体系内而形成。常见于接受较大剂量电离辐射、核辐射之后或其他理化因素、抗癌药物等造成的细胞损伤。卫星核淋巴细胞常作为致畸、致突变的客观指标之一。

七、血小板形态检查

（一）正常血小板形态

正常血小板呈两面微凸的圆盘状，直径为 $1.5 \sim 3\mu m$，新生血小板体积大，成熟者体积小。在血涂片上往往散在或成簇分布，其形态多数为圆形、椭圆形或略欠规则；胞质呈淡蓝或淡红色，中心部位有细小、分布均匀而相聚或分散于胞质中的紫红色颗粒。

（二）异常血小板形态

1. 大小异常

（1）大血小板：原发性血小板减少性紫癜（TTP）、粒细胞白血病、血小板无力症、巨大血小板综合征、MDS 和脾切除后等。

（2）小血小板：缺铁性贫血、再生障碍性贫血等。

2. 形态异常

（1）不规则和畸形：杆状、逗点状、蝌蚪状、蛇形和丝状突起等血小板，正常人偶见（少于 2%），超过 10% 有临床意义。

（2）颗粒减少：MDS，偶见于 EDTA 抗凝血。

（3）卫星现象：血小板黏附、围绕于中性粒细胞（或黏附于单核细胞）的现象，有时可见血小板吞噬现象，偶见于 EDTA 抗凝血。

（4）"黏附"红细胞："黏附"于红细胞表面，形成血小板位于红细胞之内的假形态，可被误认为是红细胞内的"包涵体"或"寄生虫"。

3. 聚集性和分布异常

（1）血小板增高：原发性血小板增高症（ET）、血小板增高的慢粒。

（2）血小板减少：再生障碍性贫血、ITP。

（3）功能异常：血小板无力症、EDTA 抗凝血，或诱发的血小板聚集现象。

（王　波）

第三章

尿液一般检查

第一节　尿液一般性状检查

一、尿量

使用量筒或其他带刻度的容器直接测定尿量。

随气候、出汗量、饮水量等不同而异，一般健康成人为 $1.0 \sim 1.5L/24h$，即 $1mL/$（$kg \cdot h$ 体重）；小儿按 kg 体重计算尿量较成人多 $3 \sim 4$ 倍。

增多见于：

（1）生理性：饮水过多，饮浓茶、咖啡及乙醇类或精神紧张等。

（2）病理性：常见于糖尿病、尿崩症、慢性肾炎及神经性多尿等。

减少见于：

（1）生理性：饮水少、出汗多等。

（2）病理性：常见于休克、脱水、严重烧伤、急慢性肾炎、心功能不全、肝硬化腹腔积液、流行性出血热少尿期、尿毒症、急慢性肾衰竭等。

二、尿液颜色

根据尿的颜色进行报告。正常尿液因含尿色素可呈淡黄色。尿液浓缩时，颜色可呈深黄色，并受某些食物及药物的影响。病理性尿色可呈无色、深黄色、浓茶色、红色、紫红色、棕黑色、绿蓝色、乳白色等，均应报告。尿色深红如浓茶样见于胆红素尿；红色见于血尿、血红蛋白尿；紫红色见于卟啉尿；棕黑色见于高铁血红蛋白尿、黑色素尿；绿蓝色见于胆绿素尿和尿蓝母；乳白色可能为乳糜尿、脓尿。

三、尿液透明度

根据尿的外观理学性状，将透明度分为清晰透明、微混、混浊、明显混浊等 4 个等级。清晰透明指没有肉眼可见的颗粒物质；微混指出现少数可见的颗粒物质，但透过尿液能看清本书上的字迹；混浊指出现可见的颗粒物质，透过尿液所见本书上的字迹模糊不清。明显混浊指透过尿液看不见本书上的字迹。

浑浊尿的鉴别步骤和顺序为：①加热，混浊消失，为尿酸盐结晶；②加入乙酸数滴，混浊消失且产生气泡，为碳酸盐结晶；混浊消失但无气泡，为磷酸盐结晶；③加入 2% 盐酸数滴，混浊消失，为草酸盐结晶；④加入 10% 氢氧化钠数滴，混浊消失，为尿酸盐结晶；呈现胶状，为脓尿；⑤在 1 份尿液中，加入乙醚 1 份和乙醇 2 份，振荡，混浊消失，为脂肪尿；⑥经上述处理方法尿液仍呈混浊，为菌尿。

四、尿液酸碱度

（一）试带法

尿三联或多联试带（包括 pH，采用双指示剂系统原理）或 pH 试纸（1~10，1~14）。手工操作时，将试带或试纸一端浸入尿中，按试带说明书规定的时间取出，与标准比色板颜色对比，记录报告；或使用尿液分析仪，按照仪器说明书进行操作。

（二）指示剂法

洁净玻片或试管放入尿液少许，加溴麝香草酚蓝试剂 1 滴（溴麝香草酚蓝 0.1g，0.01mol/L NaOH 16mL，研磨溶解，加蒸馏水至 250mL；也可取溴麝香草酚蓝 0.1g 溶于 20% 乙醇 100mL 内），其呈色范围为 pH6.0~7.6。观察结果，黄色为酸性，绿色为中性，蓝色为碱性尿。

（三）pH 计法

pH 计由指示电极（银－氯化银）和参比电极（汞－氯化汞）组成，能准确提供尿液 pH。pH 计需按照厂商提供的操作方法使用。

正常尿液可呈弱酸性（pH6），但因饮食种类不同，pH 波动范围可为 4.5~8.0。肉食者多为酸性，食用蔬菜水果可致碱性。测定尿液酸碱反应时，标本必须新鲜，久置腐败尿或泌尿道感染、脓血尿均可呈碱性。磷酸盐、碳酸盐结晶见于碱性尿；尿酸盐、草酸盐、胱氨酸结晶多见于酸性尿。酸中毒及服用氯化铵等酸性药物时尿可呈酸性。

五、尿液比密

（一）折射计法

尿折射率和尿比密有较好相关性，二者相关系数为 0.98。尿折射率和尿渗量在正常及基本正常尿的范围内，相关系数为 0.97。因此，在正常情况下，尿比密的末二位数 × 40 ≈ 尿渗量［mOsm/（kg·H_2O）］。使用折射计测定尿液比密，方法简单，精密度和准确度较比密计法高，而且标本用量只要 1~2 滴（也可用于测其他体液比密），解决了少尿患者无法测比密的实际困难。它是目前我国测尿比密的确证方法。

1. 原理　入射角为 90° 的光线进入另一递质（密度不同）时，被折射的角度称为临界角，在终端观察时，依折射临界角的大小，可见明暗视物的改变，进而求出相对折射率。

2. 操作

（1）手提式折射计：在测量玻璃板上加一滴尿标本，然后把上面平板放下，紧压在液滴上，使两块玻璃板平行。手持仪器，面对光源，使光线通过标本和棱镜，用眼观察目镜，从专用的刻度标尺上，在明暗场交界线处读出比密值。

（2）座式折射计：开通光路后，按测定标本的程序，用蒸馏水调整基准线位置。测试标本时，滴加尿液 2 滴，盖上塑料盖（防止产生气泡），即可在目镜中读出相应的比密值。

（3）全自动尿液干化学分析仪：按照仪器说明书进行操作。

3. 附注

（1）折射计的校正：可用 10g/L、40g/L 和 100g/L 蔗糖溶液校正折射计，它们的折射率分别为 1.3344、1.3388 和 1.3479。

（2）折射计法：被美国临床检验标准委员会（CUS/NCCLS）推荐为参考方法，具有标本用量少、在 15~37℃ 温度下自动进行温度补偿的优点。

（3）混浊尿会影响结果判读，应加热透明后再测定比密。

（二）比密计法

1. 原理　尿比密计是一种液体比密计，可测出规定温度下尿液的比密。物质的重量与同体积的纯水，在一定温度下（4.0℃、15.5℃）相比，得到的密度为该物质的比密（俗称比重）。

2. 操作

（1）充分混匀尿液后，沿管壁缓慢倒入小量筒或小量杯中，如有气泡，可用滴管或吸水纸吸去。

（2）比密计放入杯中，使悬浮于中央，勿触及杯壁或杯底。

（3）等比密计停稳后，读取与尿液凹面相切的刻度，即为被测尿液的比密。

3. 附注

（1）比密计的校正：购置的新比密计应用纯水在规定温度下观察比密是否准确。蒸馏水15.5℃应为1.000；8.5g/L氯化钠液在15.5℃应为1.006；50g/L氯化钠液在15.5℃应为1.035。

（2）温度影响：温度高时，液体的比密低，反之则比密高，故一般比密计上都注明测定温度。如不在指定的温度下测定时，则每高于指定温度3℃时，比密应加0.001，每低3℃，则减去0.001。

（3）尿内容物的影响：①尿内含糖、蛋白时，可增高比密。②盐类析出，比密下降，应待盐类溶解后测比密。③尿素分解，比密下降。④尿液含造影剂，可使比密大于1.050。

（4）目前，比密计法因操作烦琐和影响因素多，已不再是测定尿液比密的准确方法。

（三）试带法

1. 原理　尿中电解质释放出阳离子，阳离子与试带中的离子交换体中的氢离子交换，使之释放出氢离子，氢离子再与其中的酸碱指示剂反应，根据指示剂显示的颜色可推知尿中的电解质浓度，以电解质浓度来代表密度，从而得出比密值。

2. 操作　使用尿液分析仪，并按照仪器说明书进行操作。

3. 参考区间　正常成人随机尿标本比密1.003~1.030，晨尿>1.020，新生儿1.002~1.004。

4. 附注

（1）测定受酸碱度、中等相对分子质量化合物影响较大。

（2）仅适用于正常人体检。

（3）与比密计法结果存在一定差异。

5. 临床意义

（1）比密增高：尿少时，比密可增高，见于急性肾炎、高热、心功能不全、脱水等；尿量增多同时比密增加，常见于糖尿病。

（2）比密降低：慢性肾小球肾炎、肾功能不全、尿崩症等。

连续测定尿比密比一次测定更有价值，慢性肾功能不全呈现持续低比密尿。

（石龙姣）

第二节　尿液渗量测定

一、原理

尿液渗量检查是反映尿中具有渗透活性粒子（分子或离子等）数量的一种指标，与粒子大小及电荷无关。相对分子质量大的蛋白对尿液渗量影响小，因此是评价肾脏浓缩功能较理想的指标。

用以表示溶液中有效粒子状态，可采用该溶液沸点上升（从液态到气态）或冰点下降（液态到固态）的温度变化（ΔT）。1个Osm（Osmolality）浓度可使1kg水的冰点下降1.858℃，因此渗摩尔量：

$Osm / (kg \cdot H_2O)$ ＝观察取得冰点下降℃数/1.858

冰点渗透压计，包括标本冷却室、热敏电阻，其工作原理是根据溶液的结冰曲线。溶液的浓度、温度过低、样品的容量和热传导状态等均会影响结冰曲线的形态，继而影响冰点测定结果。

二、操作

（1）标本应收集在清洁干燥的容器中，不加防腐剂。用较高速度离心，除去全部不溶性颗粒。但尿中盐类沉淀应使之溶解，不可除去。如不能立即测定，应置冰箱内保存，临用前将标本预温，使盐类沉淀完全溶解。在测定尿渗量的同时，常需测定血浆的渗量，必须用肝素抗凝，而不能用草酸盐抗凝。

（2）使用时，应先接通标本冷却室的循环水，继而注入不冻液，调试并保持不冻液温度为 $-7 \sim -8$℃后再开始标本的测定。在测试过程中，要保持搅动探针的适当振幅（$1.0 \sim 1.5$cm）。

（3）用氯化钠（GR 级）12.687g/（kg·H$_2$O）校正 400mOsm/（kg·H$_2$O）读数。

（4）测定尿及血浆的渗量，记录读数。

三、参考区间

尿液渗量一般为 $600 \sim 1\,000$mOsm/（kg·H$_2$O），24h 内最大范围为 $40 \sim 1\,400$mOsm/（kg·H$_2$O），血浆渗量约为 $275 \sim 305$mOsm/（kg·H$_2$O），尿与血浆渗量之比为（$3.0 \sim 4.7$）：1.0。

四、附注

（1）在理想条件下，1mol 的不离解溶质（如蔗糖）溶于 1kg 纯水中，产生 1 重量摩尔浓度（1molal），含有 6.023×10^{23} 粒子数（Avagadro 常数）。与纯水相比，此溶液的沸点上升 0.52℃，冰点下降 1.858℃。

在电解质溶液中，电解质可离解成 2 个粒子（如 NaCl）或 3 个质粒子（如 CaCl$_2$）。因此，该溶液的综合渗透效应要乘以每分子溶质所解离的粒子数。然而，在实际工作中，大都是在非理想常态，生物体液的渗透效应更为复杂。

（2）渗透浓度的表示

1）渗透重量摩尔浓度（Osmolality）：以溶剂的质量（g）表示浓度，1Osmolal 溶液的定义为含有 1Osmol/（kg·H$_2$O）。

2）渗透体积摩尔浓度（Osmolarity）：以溶液的体积（L）表示浓度，1Osmolar 的定义为含有 1Osmol/L 溶液。

Osmolality ［Osmol/（kg·H$_2$O）］在热力学上较为准确，因为重量不受温度变化的影响。体液中的渗量较低，一般用 mOsm（milliosmol）表示。

五、临床意义

（1）禁水 12h，尿渗量 >800mOsm/（kg·H$_2$O），若低于此值时，表示肾脏浓缩功能不全。正常人禁水 12h 后，尿渗量与血浆渗量之比应大于 3。

（2）急性肾小管功能障碍时，尿与血浆渗量之比 <1.2，且尿 Na$^+$ 大于 20mmol/L。

（3）应结合血液电解质考虑，如糖尿病、尿毒症时，血液渗量升高，但尿 Na$^+$ 下降。

（石龙姣）

第三节　尿液化学检查

一、尿蛋白质定性试验

（一）加热乙酸法

1. 原理　加热可使蛋白质变性凝固，加酸可使蛋白质接近等电点，促使蛋白沉淀。此外，加酸还可溶解碱性盐类沉淀物。

2. 试剂

（1）5% 乙酸溶液。

（2）饱和氯化钠溶液。

3. 操作

（1）将约 10mL 新鲜清晰尿液移入一耐热的 12mm×100mm 试管内。

（2）将试管斜置在火焰上，煮沸上部尿液。

（3）滴加 5% 乙酸 3~4 滴，再煮沸后，立即观察结果。如有混浊或沉淀，提示尿内含有蛋白质。

4. 结果判断

阴性（−）：不显浑浊。

可疑（±）：在黑色背景下呈轻微浑浊。

阳性（＋）：呈明显白雾状，含蛋白量为 0.1~0.5g/L。

（2＋）：呈浑浊，有明显颗粒，含蛋白质量为 0.5~2.0g/L。

（3＋）：大量絮片状沉淀，浑浊，含蛋白质量为 2.0~5.0g/L。

（4＋）：出现凝块并有大量絮片状沉淀，含蛋白质量为 >5.0g/L。

5. 附注

（1）加 5mL 尿液、50% 乙酸液 1mL 及饱和氯化钠溶液 3mL 混匀，如有黏蛋白存在，可防止其沉淀。

（2）本法干扰因素少，敏感度为 0.15g/L。

（3）加酸过多，远离蛋白等电点，蛋白质微粒获得电荷增加，可呈假阴性。

（4）无盐或低盐饮食的患者因尿内电解质含量少，可致假阴性。试验时可先加 1~2 滴饱和氯化钠溶液于尿液中，再进行操作。

（二）磺基水杨酸法

1. 原理　磺基水杨酸为生物碱试剂，在酸性环境下，其阴离子可与带正电荷的蛋白质结合成不溶性蛋白盐而沉淀。

2. 试剂

（1）100g/L 磺基水杨酸乙醇溶液：取磺基水杨酸 20g，加水至 100mL，取此液与等量 95% 乙醇或甲醇液混合；

（2）200g/L 磺基水杨酸溶液：取磺基水杨酸 20g，加水至 100mL。

3. 操作

（1）取小试管加尿液 3~5mL。

（2）滴加 100g/L 磺基水杨酸乙醇溶液 3~4 滴或 200g/L 磺基水杨酸溶液 1~2 滴，形成界面。

（3）如尿显混浊，表示有蛋白存在，混浊深浅表示含量多少。

4. 结果判断

阴性：不显混浊，尿液外观仍清晰透明。

可疑（±）：轻微混浊，隐约可见，含蛋白量约为 0.05~0.20g/L。

阳性（＋）：明显白色混浊，但无颗粒出现，含蛋白量约为 0.3g/L。

（2＋）：稀薄乳样混浊，出现颗粒，含蛋白量约为 1g/L。

（3＋）：乳浊，有絮片状沉淀，含蛋白量约为 3g/L。

（4＋）：絮状混浊，有大凝块下沉，含蛋白量 ≥5g/L。

5. 附注

（1）磺基水杨酸法较敏感（0.05~0.10g/L 蛋白质）。

（2）如尿液混浊，应先离心或过滤；强碱性尿易出现假阴性，应加 5% 乙酸溶液数滴酸化后再作试验。

（3）有机碘造影剂、超大剂量使用青霉素等均可致假阳性。

（4）尿中含高浓度尿酸或尿酸盐时，可呈假阳性。但出现的反应与尿蛋白不同，加试剂 1~2min 后出现白色点状物，向周围呈毛刺状突起，并慢慢形成雾状。

（三）试带法

1. 原理　采用 pH 指示剂的蛋白质误差原理。在缓冲液中 pH 恒定（pH = 3），当有蛋白质存在时，指示剂释放 H^+ 离子，产生颜色变化。这种色泽变化与蛋白质含量成正比。

2. 操作　选用优质试带，使用方法详见商品说明书；若使用尿液分析仪，最好使用配套试带，按照仪器说明书进行操作。

3. 参考区间　阴性。

4. 附注

（1）试带法对尿中白蛋白敏感，对其他蛋白，如球蛋白、肌红蛋白、血红蛋白、本-周氏蛋白和黏蛋白不敏感，通常检测结果为阴性。

（2）尿中含有本-周氏蛋白时，本法常阴性，应再用加热乙酸法或磺基水杨酸法复查，以免阳性结果漏诊。

（3）强碱性尿液可致假阳性结果。

（4）试带法仅适用于正常人及肾病筛查，不适用于肾病患者疗效观察，预后判断及病情轻重的估计。

5. 临床意义　分为功能性、体位性、偶然性、病理性蛋白尿，后者见于肾炎、肾病综合征等。

二、尿蛋白质定量测定

常用丽春红 S 法。

1. 原理　在尿液标本中，加入蛋白沉淀剂三氯乙酸和丽春红 S 染料后离心沉淀，蛋白-染料结合物被沉淀出来，将沉淀物加碱液溶解后，比色测定，计算蛋白含量。

2. 试剂

（1）三氯乙酸-丽春红 S 试剂原液：称取丽春红 S 1.0g，溶解在 300g/L 三氯乙酸溶液 1 000mL 中。

（2）三氯乙酸-丽春红 S 试剂应用液：原液 100mL 用蒸馏水稀释至 1 000mL，在室温下数月稳定。

（3）蛋白定性试剂：如 100g/L 磺基水杨酸乙醇溶液。

（4）0.2mol/L 氢氧化钠溶液。

（5）蛋白标准曲线：取蛋白标准液（50g/L）用盐水稀释成每升含蛋白 200、400、600、800、1 000、1 200、1 600mg 的标准液，各取 100µl，与测定标本操作相同，用 560nm 波长比色，制成标准曲线。

3. 操作

（1）先作蛋白定性试验，测定标本中含蛋白质的半定量，依蛋白浓度调整标本用量：①1g/L 以下时，标本用量为 100µl。②1～3g/L 时，标本用量为 50µl（测得值 ×2）。③3～10g/L 时，标本用量为 10µl（测得值 ×10）。

（2）取 12mm×100mm 的试管 1 支，按上述要求量加入标本，再加入三氯乙酸-丽春红 S 试剂 1.0mL，混匀后以 3 500r/min 离心 10min，将上清液缓缓倒出后，倒置于滤纸上数分钟，并用小滤纸条吸去附着于管壁的多余试剂（注意勿触及管底沉淀物）。

（3）加 0.2mol/L 氢氧化钠溶液 2.0mL 于沉淀物中，混合使沉淀溶解，用 560nm 波长测定吸光度，查标准曲线得蛋白含量。

4. 参考区间　（46.5 ± 18.1）mg/L。

5. 附注

（1）标本蛋白含量在 0.1g/L 以下时，可用标本 1.0mL 加试剂原液 0.1mL，混匀，离心后弃去上清液，吸去管壁上多余试剂，加 0.2mol/L 氢氧化钠液 2.0mL 检测。

（2）本法较比浊法误差小，胆红素 < 68µmol/L（即 < 4mg/L）时对结果无影响；也不受室温的影响。

（3）离心沉淀后上清液必须全部倾去，但不能损失沉淀物，否则可影响比色结果。

（4）丽春红 S 法比较灵敏，对白蛋白的敏感性远比球蛋白高。双缩脲法虽不太敏感，但能正确反映肾病患者尿中蛋白排泄量。

三、尿本－周氏蛋白定性试验

（一）过筛法

1. 热沉淀反应法

（1）原理：本－周氏蛋白又称凝溶蛋白，是一种免疫球蛋白的轻链或其聚合体。此种蛋白在一定的 pH 条件下加热至 40~60℃ 时有沉淀发生，温度升高至 100℃ 时，沉淀消失，再冷却时又可重现沉淀。

（2）试剂

1）200g/L 磺基水杨酸溶液。

2）2mol/L 乙酸盐缓冲溶液（pH 4.9±0.1）。取乙酸钠（$CH_3COONa \cdot 3H_2O$）17.5g，加冰乙酸 4.1mL，再加蒸馏水至 100mL，调 pH 至 4.9。

（3）操作

1）先将尿液用磺基水杨酸法作蛋白定性试验，如呈阴性反应，则可认为尿液标本中本－周氏蛋白阴性。

2）取透明尿液 4mL 于试管中，再加入乙酸盐缓冲溶液 1mL，混匀后，放置 56℃ 水浴中 15min。如有混浊或出现沉淀，再将试管放入沸水中，煮沸 3min，观察试管中混浊或沉淀的变化，如混浊变清、混浊减弱或沉淀减少，均提示本－周氏蛋白阳性。若煮沸后，混浊增加或沉淀增多，表明此尿液中还有其他蛋白质，此时应将试管从沸水中取出，立即过滤。如滤液开始透明，温度下降后浑浊，再煮沸时又透明，提示本－周氏蛋白为阳性。

2. 对甲苯磺酸法

（1）原理：利用本－周氏蛋白在酸性条件下，能与对甲苯磺酸形成沉淀的原理。一般蛋白质的等电点大部分在 5.0 以下，而本－周氏蛋白略高于一般蛋白质，所以本法是相对特异的。

（2）试剂：对甲苯磺酸溶液：对甲苯磺酸 12g，加冰乙酸至 100mL，溶解后即可使用。

（3）操作

1）取透明尿液 2mL 于试管中。

2）加对甲苯磺酸溶液 1mL，混匀，室温静置 15~30min。

3）5min 内出现沉淀或混浊，提示本－周氏蛋白为阳性。

（4）附注

1）尿液应新鲜，否则因白蛋白、球蛋白分解变性而干扰试验。

2）混浊尿不能用，应离心沉淀，取用上清尿液做试验。

3）过多的本－周氏蛋白，在 90℃ 以上不易完全溶解，故需与对照管比较，也可将尿液稀释后再测。

4）煮沸过滤除去尿中白、球蛋白时，动作要迅速，并需保持高温，否则本－周氏蛋白也会滤去。

5）对甲苯磺酸法比热沉淀反应法灵敏度高，但有假阳性。

（二）确诊试验——电泳免疫分析法

如本－周氏蛋白含量少时，应将尿液透析浓缩约 50 倍，在乙酸纤维素薄膜上点样进行电泳，本－周氏蛋白可在 α~γ 球蛋白区出现一条浓集的区带。为进一步确诊，可将尿液与抗 κ 轻链及抗 λ 轻链血清进行免疫学测定，以区分轻链类型。

临床意义：

（1）一般认为，当浆细胞恶性增生时，可能有过多的轻链产生或重链的合成被抑制，致使过多的轻链通过尿液排出。

（2）约 50% 的多发性骨髓瘤患者及约 15% 的巨球蛋白血症患者，其尿液可出现本－周氏蛋白。

（3）肾淀粉样变、慢性肾盂肾炎及恶性淋巴瘤患者等，亦可出现本－周氏蛋白。

四、尿肌红蛋白定性试验

（一）原理

肌红蛋白（Mb）和血红蛋白（Hb）一样，分子中含有血红素基团，具有过氧化物酶样活性，能催化 H_2O_2 作为电子受体使色原（常用的有邻联甲苯胺、氨基比林、联苯胺等）氧化呈色，其颜色的深浅与肌红蛋白或血红蛋白含量成正比。肌红蛋白能溶于 80% 饱和度的硫酸铵溶液中，而血红蛋白则不能，可以此区别。

（二）试剂

1. 10g/L 邻联甲苯胺（o－tolidine）溶液　取邻联甲苯胺 1g，溶于冰乙酸和无水乙醇各 50mL 的混合液中，置棕色瓶中，放冰箱内保存，可用 8～12 周，若溶液变深褐色，应重新配制。

2. 过氧化氢溶液　冰乙酸 1 份，加 3% 过氧化氢溶液 2 份。

3. 硫酸铵粉末　用化学纯制品。

（三）操作

（1）首先测试尿液中有无血红素的存在：即依次加入新鲜尿液 4 滴，邻联甲苯胺（或四甲基联苯胺）溶液 2 滴，混匀后，加入过氧化氢溶液 3 滴，如有蓝色或蓝绿色出现，表示尿中有 Hb 或（和）Mb 的存在。

（2）离心或过滤使尿液透明，吸取 5mL，加入硫酸铵粉末 2.8g，使之溶解混合，约为 80% 饱和度，静置 5min，用滤纸过滤。取滤液重复测试有无血红素存在，如显蓝色，表示 Mb 阳性。如不显蓝色，表示血红素已被硫酸铵沉定，为 Hb 阳性。

（四）附注

（1）标本必须新鲜，并避免剧烈搅拌。

（2）本法为过筛试验，在少部分正常人中可出现假阳性，进一步可用超滤检查法、电泳法、分光光度检查法和免疫化学鉴定法等加以鉴别。

（五）临床意义

肌红蛋白尿症可见于下列疾病：

1. 遗传性肌红蛋白尿　磷酸化酶缺乏、未知的代谢缺陷，可伴有肌营养不良、皮肌炎或多发性肌炎等。

2. 散发性肌红蛋白尿　当在某些病理过程中发生肌肉组织变性、炎症、广泛性损伤及代谢紊乱时，大量肌红蛋白自受损伤的肌肉组织中渗出，从肾小球滤出而成肌红蛋白尿。

五、尿血红蛋白定性试验

（一）化学法

1. 原理　血红蛋白具有过氧化物酶样作用，以催化 H_2O_2 作为电子受体使色原氧化呈色，其颜色的深浅与血红蛋白含量成正比。又称为尿隐血试验。

2. 试剂　同肌红蛋白定性试验方法。

（1）10g/L 邻联甲苯胺溶液。

（2）过氧化氢溶液。

3. 操作　于 12mm×100mm 试管中置尿液 4 滴，加 10g/L 邻联甲苯胺溶液 2～3 滴，混匀。再加过氧化氢溶液 1～2 滴，混匀。如呈现蓝色，为阳性反应。

若需要鉴别肌红蛋白，则参照肌红蛋白定性试验操作。

（二）试带法

1. 原理　检测原理基于化学法。

2. 操作　使用尿液分析仪，按照仪器说明书进行操作。完整红细胞在试带上溶解，释放血红蛋白，呈绿色斑点状，血红蛋白或肌红蛋白尿则呈均匀绿色。

3. 附注

（1）标本必须新鲜：由于红细胞易于沉淀，所以测试前标本必须混匀。

（2）试带法检测血红蛋白的灵敏度约为0.3mg/L，相当于红细胞数量为每微升5~10个。

（3）化学法中3%过氧化氢溶液易变质，检测过程中应设立阳性对照。

（4）尿液中含有强氧化剂或某些产过氧化物酶细菌时，可致试带法结果呈假阳性。为了防止此类假阳性，可将尿液煮沸2min，再用试带进行检测。

（5）大剂量维生素C可致假阴性结果。部分品牌试带因使用含碘酯盐清洁剂的试剂垫，而排除了维生素C的干扰。

4. 临床意义　尿液中含有游离血红蛋白称为血红蛋白尿，为透明的鲜红色（含氧血红蛋白）或暗红色（含高铁血红蛋白），严重者呈浓茶色或酱油色，离心后颜色也不改变。沉渣中无红细胞，隐血试验呈阳性。

正常人尿液中无游离血红蛋白。当体内大量溶血，尤其是血管内溶血，血液中游离血红蛋白可大量增加。当超过 1.00~1.35g/L 时，即出现血红蛋白尿。此种情况常见于血型不合输血、阵发性睡眠性血红蛋白尿、寒冷性血红蛋白尿症、急性溶血性疾病等。还可见于各种病毒感染、链球菌败血症、疟疾、大面积烧伤、体外循环、肾透析、手术后所致的红细胞大量破坏等。

六、尿酮体定性试验

（一）酮体检查

含酮体的尿液中加硝普钠后，与氨液接触时出现紫色环。在试验中加少量冰乙酸可防止过量肌酐所引起的假阳性。

1. 朗格（Lange）法

（1）操作：取新鲜尿液约5mL，置试管内，加硝普钠约250mg，再加冰乙酸约0.5mL，反复振荡使其溶解，混匀均匀，沿管壁缓慢加入280g/L氢氧化铵液（浓氨水）约2mL，使之与尿液形成界面，静置后观察。

（2）结果判断：见表3-1。

表3-1　尿酮体判断标准

定性	反应情况	相当含量（mg/L）	
		乙酰乙酸	丙酮
阴性	5min 后无紫色环	-	-
可疑	只出现淡紫色环	50	200~400
阳性 +	逐渐出现紫色环	100	1 000
2 +	较快出现紫色环	200~1 000	2 500~5 000
3 + ~4 +	立即出现紫色环	1 000~3 000	8 000~10 000

（3）附注

1）酮体浓度低时紫色明显，酮体浓度高时则红色明显。

2）氨水挥发，浓度过低，显色不佳。

3）如尿中含大量非晶形尿酸盐时，则产生黄至褐色环。

2. 粉剂法

（1）试剂：酮体试剂粉：硝普钠 0.5g，放入乳钵内研细，加入无水碳酸钠 10g，硫酸铵 10g，研匀成细粉，装入棕色瓶中，塞紧，防潮保存。

（2）操作

1）于凹玻片凹孔内加入一小匙酮体试剂粉。

2）滴加新鲜尿于粉剂上，完全浸湿。

（3）结果判断：试剂粉出现紫色为阳性。根据颜色出现的快慢和颜色的深浅报告：阳性（＋）、（2＋）、（3＋）、（4＋）。5min 内不出现紫色或仅出现淡黄色或棕黄色为阴性。

（4）附注

1）灵敏度：丙酮约为 1 000mg/L；乙酰乙酸约为 80mg/L。

2）本反应需在试剂与水接触呈碱性并产热时使氨放出，因此，冬季最好放 30℃ 左右的水浴中完成。

3. 试带法

（1）操作：使用尿液分析仪，最好使用配套试带，按照仪器说明书进行操作。部分品牌试带含甘氨酸组分，能同时检测丙酮和乙酰乙酸。

（2）附注

1）试带法检测乙酰乙酸的灵敏度为 50～100mg/L，丙酮的灵敏度为 500～700mg/L，不能检出 β - 羟丁酸。

2）含游离巯基基团的物质均可致假阳性结果。

3）尿液必须新鲜。

（二）乙酰乙酸检查

1. 原理　尿中乙酰乙酸与氯化高铁形成赭红色乙酰乙酸铁。

2. 试剂　100g/L 氯化高铁水溶液。

3. 操作　取新鲜尿约 5mL 于试管中，滴加 100g/L 氯化高铁溶液，至尿中磷酸盐完全沉淀为止。如上清液呈赭红色即为阳性。

4. 附注

（1）尿液必须新鲜，久置后乙酰乙酸可转变为丙酮。

（2）尿中如含安替比林、酚类或磺基水杨酸盐类等药物时均可呈假阳性反应。

（3）如需鉴别其他物质干扰时，可取尿液 10mL，加蒸馏水 10mL，煮沸蒸发剩 10mL，促使乙酰乙酸转变成丙酮挥发。冷却后，再重复上述试验，如由阳性转成阴性，证明为乙酰乙酸。其他原因引起的假阳性则色泽不褪。

5. 临床意义

（1）正常尿液中不含酮体。

（2）严重未治疗的糖尿病酸中毒患者酮体可呈强阳性反应。

（3）妊娠剧烈呕吐、长期饥饿、营养不良、剧烈运动后可呈阳性反应。

七、尿胆红素定性试验

（一）Harrison 法

1. 原理　用硫酸钡吸附尿中胆红素后，滴加酸性三氯化铁试剂，使胆红素氧化成胆绿素而呈绿色反应。

2. 试剂

（1）酸性三氯化铁试剂（Fouchet 试剂）：称取三氯乙酸 25g，加蒸馏水少许溶解，再加入三氯化铁 0.9g，溶解后加蒸馏水至 100mL。

（2）100g/L 氯化钡溶液。

（3）氯化钡试纸：将优质滤纸裁成 10mm×80mm 大小纸条，浸入饱和氯化钡溶液内（氯化钡 30g，加蒸馏水 100mL）数分钟后，放置室温或 37℃温箱内待干，贮于有塞瓶中备用。

3. 操作

（1）试管法：取尿液 5mL，加入 100g/L 氯化钡溶液约 2.5mL，混匀，此时出现白色的硫酸钡沉淀。离心后弃去上清液，向沉淀物加入酸性三氯化铁试剂数滴。若呈现绿色或蓝绿色者为阳性结果。

（2）氯化钡试纸法：将氯化钡试纸条的一端浸入尿中，浸入部分至少 50mm，5～10s 后，取出试条，平铺于吸水纸上。

在浸没尿液的部位上滴加酸性三氯化铁试剂 2～3 滴，呈绿、蓝色为阳性，色泽深浅与胆红素含量成正比。

4. 附注

（1）本法敏感度较高（0.9μmol/L 或 0.05mg/dl 胆红素）。

（2）胆红素在阳光照射下易分解，留尿后应及时检查。

（3）水杨酸盐、阿司匹林可与 Fouchet 试剂发生假阳性反应。

（4）不能加过多 Fouchet 试剂，以免生成黄色而不显绿色，导致假阴性。

（二）试带法

1. 原理　在强酸性介质中，胆红素与试带上的二氯苯胺重氮盐起偶联作用，生成红色偶氮化合物。

2. 操作　将试带浸入被检尿内 1min（或按产品说明书要求的时间），取出后与标准色板比色。或使用尿液分析仪，按照仪器说明书进行操作。

3. 附注

（1）试带应避光，保存于室温干燥处。注意失效期。

（2）尿液中含有高浓度的维生素 C（＞0.5g/L）和亚硝酸盐时，抑制偶氮反应，可出现假阴性结果；当患者接受大剂量氯丙嗪治疗以及尿中含有盐酸苯偶氮吡啶（泌尿道止痛药）的代谢产物时，可出现假阳性结果。

（3）试带在使用和保存过程中，不能接触酸碱物质和气体，也不能用手触摸试带上的膜块。

（4）尿标本应新鲜。

（5）试带法灵敏度较低（7～14μmol/L 或 0.4～0.8mg/dl 胆红素）。

4. 临床意义　在肝实质性及阻塞性黄疸时，尿中均可出现胆红素。在溶血性黄疸患者的尿中，一般不见胆红素。

（石龙姣）

第四章

粪便一般检查

第一节 一般性状检查

一、颜色

可根据观察所见报告，如黄色、褐色、灰白色、绿色、红色、柏油样等。

正常粪便因粪胆素而呈棕黄色，但可因饮食、药物或病理原因影响而改变粪便颜色。灰白色见于钡餐后、服硅酸铝、阻塞性黄疸、胆汁减少或缺乏。绿色见于食用含叶绿素的蔬菜后及含胆绿素时。红色见于下消化道出血、食用西红柿、西瓜等。柏油样便见于上消化道出血等。酱色常见于阿米巴痢疾，食用大量咖啡、巧克力等。米泔水样见于霍乱、副霍乱等。

二、性状

可报告为软、硬、糊状、泡沫样、稀汁样、血水样、血样、黏液血样、黏液脓样、有不消化食物等。

正常时为有形软便。

1. 球形硬便 便秘时可见。
2. 黏液稀便 见于肠壁受刺激或发炎时，如肠炎、痢疾和急性血吸虫病等。
3. 黏液脓性血便 多见于细菌性痢疾。
4. 酱色黏液便（可带脓） 多见于阿米巴痢疾。
5. 稀汁样便 可见于急性肠胃炎，大量时见于伪膜性肠炎及隐孢子虫感染等。
6. 米泔样便并有大量肠黏膜脱落 见于霍乱、副霍乱等。
7. 扁平带状便 可能因直肠或肛门狭窄所致。

三、寄生虫虫体

蛔虫、蛲虫、绦虫节片等较大虫体，肉眼即可分辨。钩虫虫体常需将粪便冲洗过筛后方可看到。服驱虫剂后排便时应检查有无虫体。驱绦虫后应仔细寻找有无虫头。

（石龙姣）

第二节 粪便显微镜检查

一、直接涂片镜检

（1）洁净玻片上加等渗盐水1～2滴，选择粪便的不正常部分，或挑取不同部位的粪便做直接涂片检查。

（2）制成涂片后，应覆以盖片。涂片的厚度以透过玻片隐约可辨认本书上的字迹为宜。

（3）在涂片中如发现疑似包囊，则在该涂片上于盖玻片边缘近处加 1 滴碘液或其他染色液，在高倍下仔细鉴别，如仍不能确定时，可另取粪便做浓缩法检查。

（4）虫卵的报告方式：未找到者注明"未找到虫卵"，找到一种报告一种，找到几种报告几种，并在该虫卵后面注明数量若干，以低倍视野或高倍视野计算，建议逐步实施定量化报告。

（5）应注意将植物纤维及其细胞与寄生虫、人体细胞相鉴别，并应注意有无肌纤维、结缔组织、弹力纤维、淀粉颗粒、脂肪小滴球等。若大量出现，则提示消化不良或胰腺外分泌功能不全。

（6）细胞中应该注意红细胞、白细胞、嗜酸性粒细胞（直接涂片干后用瑞氏染色）、上皮细胞、巨噬细胞等。

（7）脂肪：粪便脂肪由结合脂肪酸、游离脂肪酸和中性脂肪组成。经苏丹Ⅲ染液（将 1～2g 苏丹Ⅲ溶于 100mL 70% 乙醇溶液）直接染色后镜检，脂肪呈较大的橘红色或红色球状颗粒，或呈小的橘红色颗粒。若显微镜下脂肪球个数 >60/HP 表明为脂肪泻。

（8）夏科-雷登（Charcot-Leyden）结晶：为无色或浅黄色两端尖而透明具有折光性的菱形结晶，大小不一。常见于肠道溃疡，尤以阿米巴感染粪便中最易检出。过敏性腹泻及钩虫病患者粪便亦常可见到。

（9）细菌约占粪便净重的 1/3，正常菌群主要是大肠杆菌、厌氧菌和肠球菌，约占 80%；而过路菌（如产气杆菌、变形杆菌、绿脓杆菌等）不超过 10%；芽孢菌（如梭状菌）和酵母样菌为常住菌，但总量不超过 10%。

正常菌群消失或比例失调可因大量应用抗生素所致，除涂片染色找细菌外，应采用不同培养基培养鉴定。

二、直接涂片镜检细胞的临床意义

1. 白细胞　正常粪便中不见或偶见。小肠炎症时，白细胞数量较少（<15 个/HP），均匀混合于粪便中，且细胞已被部分消化难以辨认。结肠炎症如细菌性痢疾时，白细胞大量出现，可见白细胞呈灰白色，细胞质中充满细小颗粒，核不清楚，呈分叶状，细胞肿大，边缘已不完整或已破碎，出现成堆的脓细胞。若滴加冰乙酸，细胞质和核清晰可见。过敏性肠炎、肠道寄生虫病（阿米巴痢疾或钩虫病）时还可见较多的嗜酸性粒细胞，同时常伴有夏科-雷登结晶。

2. 红细胞　正常粪便中无红细胞。上消化道出血时，红细胞多因胃液及肠液而破坏，可通过隐血试验予以证实。下消化道炎症（如细菌性痢疾、阿米巴痢疾、溃疡性结肠炎）、外伤、肿瘤及其他出血性疾病时，可见到多少不等的红细胞。在阿米巴痢疾的粪便中以红细胞为主，成堆存在，并有破碎现象。在细菌性痢疾时红细胞少于白细胞，常分散存在，形态多正常。

3. 巨噬细胞　细胞较中性粒细胞大，核形态多不规则，细胞质常有伪足状突起，内常吞噬有颗粒或细胞碎屑等异物。粪便中出现提示为急性细菌性痢疾，也可见于急性出血性肠炎或偶见于溃疡性结肠炎。

4. 肠黏膜上皮细胞　整个小肠和大肠黏膜的上皮细胞均为柱状上皮细胞。在生理情况下，少量脱落的上皮细胞大多被破坏，故正常粪便中不易发现。当肠道发生炎症，如霍乱、副霍乱、坏死性肠炎等时，上皮细胞增多。假膜性肠炎时，粪便的黏膜块中可见到数量较多的肠黏膜柱状上皮细胞，多与白细胞共同存在。

5. 肿瘤细胞　乙状结肠癌、直肠癌患者的血性粪便涂片染色，可见到成堆的癌细胞，但形态多不典型，不足以为证。

三、虫卵及原虫直接检查法

粪便检查是诊断寄生虫病常用的病原学检测方法。要取得准确的结果，粪便必须新鲜，送检时间一般不宜超过 24h。如检查肠内原虫滋养体，最好立即检查，或暂时保存在 35～37℃条件下待查。盛粪便的容器须洁净、干燥，并防止污染；粪便不可混入尿液及其他体液等，以免影响检查结果。

（一）直接涂片法

适用于检查蠕虫卵、原虫的包囊和滋养体。方法简便，对临床可疑患者可连续数天采样检查，提高检出率，但结果阴性并不排除有寄生虫感染。

1. 试剂

（1）生理盐水：称取氯化钠8.5g，溶于1 000mL蒸馏水中。

（2）碘液：有多种配方，较实用的介绍下列两种。

1）Lugol碘液：碘化钾10g，碘5g，蒸馏水100mL。先用25~50mL水溶解碘化钾，再加入碘，待溶解后，加水稀释至100mL，此时，再加入碘少许即难溶解，有助于溶液长期稳定，棕色瓶贮存，置于暗处可稳定6个月以上。工作液为贮存液按1：5水稀释，贮存于棕色滴瓶，供日常应用，每1~2周更新1次。

2）D'Autoni碘液：碘化钾1.0g，碘1.5g，蒸馏水100mL。配制操作同Lugol碘液。

2. 操作

（1）用蜡笔或其他记号笔，在玻片的左缘写下标本号。

（2）置1滴等渗盐水于玻片左半侧的中央，置1滴碘液于玻片右半侧的中央。

（3）用木棍或火柴挑起粪便约2mg，火柴头大小，加入等渗盐水滴中，并加入相似量粪便到碘液滴中。混合粪便与液滴以形成悬液。

（4）用盖玻片盖住液滴。操作时应首先持好盖玻片，使之与玻片成一角度，然后接触液滴边缘，并轻轻放下盖玻片到玻片上，以避免气泡产生。

（5）用低倍镜检查，如需要鉴定，在高倍镜下，以上下或横向移动方式检查。使全部盖玻片范围都能被检查到。当见到生物体或可疑物时，调至高倍镜以观察其更细微的形态。

3. 附注

（1）用2mg粪便制备的理想涂片应是均一的，既不要过厚以致粪渣遮住虫体，也不要过薄而存在空白区域。

（2）涂片的厚度以透过玻片隐约可辨认本书上的字迹为宜。

（3）应注意虫卵与粪便中的异物鉴别。虫卵都具有一定形状和大小；卵壳表面光滑整齐，具固定的色泽；卵内含卵细胞或幼虫。对可疑虫卵或罕见虫卵应请上级技师复核，或送参考实验室确认。

（4）气温越接近体温，滋养体的活动越明显。秋冬季检查原虫滋养体，为保持原虫的活力，应先将载玻片及生理盐水略加温，必要时可用保温台保持温度。应尽可能在15min内检查完毕。

（5）近年已有不少资料表明，人芽囊原虫（blastocystis hominis，曾称为人体酵母样菌，人体球囊菌）为人类肠道的致病性或机会致病性寄生原虫，如有查见应予报告，且注明镜下数量，以供临床积累资料，进一步评估其致病性。

（二）厚涂片透明法 – 加藤法（WHO推荐法）

适用于各种蠕虫卵的检查。

1. 器材

（1）不锈钢、塑料或纸平板：不同国家生产的平板的规格不同。厚1mm，孔径9mm的平板可通过50mg粪便；厚1.5mm，孔径6mm的平板可通过41.7mg粪便；厚0.5mm，孔径为6.5mm的平板可通过20mg粪便。在实验室内，平板的大小、厚度及孔径大小都应标准化，应坚持使用同一规格的平板以保证操作的可重复性及有关流行与感染强度方面资料的可比性。

（2）亲水性玻璃纸条：厚40~50μm，大小25mm×30mm或25mm×35mm。

2. 试剂

（1）甘油–孔雀绿溶液：3%孔雀绿水溶液1mL，甘油100mL和蒸馏水100mL，彻底混匀。

（2）甘油–亚甲蓝溶液：3%亚甲蓝水溶液1mL，甘油100mL和蒸馏水100mL，彻底混匀。

3. 操作

（1）置少量粪便标本在报纸或小纸片上，用滤网在粪便标本上加压，使部分粪便标本通过滤网积聚于网上。

（2）以刮片横刮滤网以收集筛过的粪便标本。

（3）在载玻片中央部位放置带孔平板，用刮片使孔内填满粪便标本，并用刮片边缘横刮板面以去除孔边过多的粪便（刮片和滤网用后可弃去，如经仔细清洗，也可再使用）。

（4）小心取下平板，使粪便标本成矮小圆柱状留在玻片上。

（5）以在甘油－孔雀绿或甘油－亚甲蓝溶液中浸过的玻璃纸条覆盖粪便。粪便标本较干时，玻璃纸条必须很湿；如为软便，则玻璃纸条水分可略少（如玻璃纸条表面有过多的甘油，可用卫生纸擦去）。在干燥的气候条件下，过多的甘油只能延缓而不能防止粪便标本的干燥。

（6）翻转玻片，在另一张玻片或在表面平滑、坚硬的物体上，朝向玻璃纸条挤压粪便标本，以使标本在玻片与玻璃纸条间均匀散开。澄清后，应能透过涂片读出本书上的字迹。

（7）轻轻从侧面滑动并移下上层玻片，避免与玻璃纸条分离或使之掀起。将玻片置于实验台上，玻璃纸条面朝上。此时，甘油使粪便标本清晰，水分随之蒸发。

（8）除检查钩虫卵外，标本玻片应置室温至数小时，使标本清晰。为加速清晰及检查过程，也可将标本玻片置于40℃温箱置或直射阳光下数分钟。

（9）本法制片中的蛔虫及鞭虫卵可在相当长时间内保存，钩虫卵在制片后30～60min 就不能看到，血吸虫卵可保存数月。

（10）应以上下或横向移动方式检查涂片，并报告所发现的每种虫卵的计数。然后乘以适宜的数值得出每克粪便中虫卵的数目。如使用50mg 平板，乘以20；使用41.7mg 平板，乘以24；使用20mg 平板，乘以50。

4. 附注

（1）玻璃纸条准备：将玻璃纸浸于甘油－孔雀绿溶液或甘油－亚甲蓝溶液中至少24h。

（2）使用此法需掌握粪膜的合适厚度和透明的时间，如粪膜厚透明时间短，虫卵难以发现；如透明时间过长则虫卵变形，也不易辨认。如检查钩虫卵时，透明时间宜在30min 以内。

四、虫卵及包囊浓聚法

（一）沉淀法

原虫包囊和蠕虫卵的比密大，可沉积于水底，有助于提高检出率。但比密小的钩虫卵和某些原虫包囊则效果较差。

1. 重力沉淀法（自然沉淀法）

（1）操作

1）取粪便20～30g，置小搪瓷杯中，加适量水调成混悬液。

2）通过40～60目/英寸铜丝筛或2层纱布滤入500mL 的锥形量杯中，再加清水冲洗筛网上的残渣，尽量使黏附在粪渣上的虫卵能被冲入量杯。

3）再加满水，静置25～30min（如收集原虫包囊则需静置6～8h）。

4）缓慢倾去上清液，重新加满水，以后每隔15～20min 换水1次（查原虫包囊换水间隔为6h 换1次），如此反复数次，至上清液清澈为止。

5）最后倾去上清液，取沉渣用显微镜检查。

（2）附注

1）本法主要用于蠕虫卵检查，蠕虫卵比密大于水，可沉于水底，使虫卵浓集。加之，经水洗后，视野清晰，易于检查。有些虫卵如钩虫卵，比密较轻，应用此法效果不佳。

2）本法缺点为费时，操作烦琐。

2. 离心沉淀法 本法省时，省力，适用于临床检验。

操作如下：

（1）取粪便 0.5 ~ 1.0g，放入小杯内加清水调匀。

（2）用双层纱布或铜丝筛滤去粗渣。

（3）将粪液置离心管中，以 1 500 ~ 2 000r/min，离心 2min，倾去上液，再加水调匀后离心沉淀，如此反复沉淀 2~3 次，直至上液澄清为止。

（4）最后倾去上清液，取沉渣用显微镜检查。

3. 甲醛 - 乙酸乙酯沉淀法（WHO 推荐方法）

（1）试剂

1）10% 甲醛。

2）生理盐水。

3）Lugol 碘液。

4）乙酸乙酯试剂。

（2）操作

1）用小木棍将 1.0 ~ 1.5g 粪便加到含 10mL 甲醛液的离心管内，并搅动形成悬液。

2）将悬液通过铜丝筛或 2 层湿纱布直接过滤到另一离心管或小烧杯中，然后弃掉纱布。

3）补足 10% 甲醛到 10mL。

4）加入 3.0mL 乙酸乙酯，塞上橡皮塞，混匀后，剧烈振荡 10s。

5）除去橡皮塞，将离心管放入离心机，以 1 500r/min 离心 2 ~ 3min。

6）取出离心管，内容物分为 4 层：最顶层是乙酸乙酯，黏附于管壁的脂性碎片层，甲醛层和沉淀物层。

7）以木棍做螺旋运动，轻轻地搅动脂性碎片层后，将上面 3 层液体 1 次吸出，再将试管倒置至少 5s 使管内液体流出。

8）用一次性玻璃吸管混匀沉淀物（有时需加 1 滴生理盐水），取 1 滴悬液制片检查，也可作碘液制片。

9）先以低倍镜检查。如需鉴别，用高倍镜作检查，观察整个盖玻片范围。

（3）附注

1）本法不仅浓集效果好，而且不损伤包囊和虫卵的形态，易于观察和鉴定。

2）对于含脂肪较多的粪便，本法效果优于硫酸锌浮聚法。但对布氏嗜碘阿米巴包囊、蓝氏贾第鞭毛虫包囊及微小膜壳绦虫卵等的检查效果较差。

（二）浮聚法

利用比密较大的液体，使原虫包囊或蠕虫卵上浮，集中于液体表面。

1. 饱和盐水浮聚法 此法用以检查钩虫卵效果最好，也可用于检查其他线虫卵和微小膜壳绦虫卵。但不适于检查吸虫卵和原虫包囊。

（1）试剂：饱和盐水配制：将食盐 400g 徐徐加入盛有 1 000mL 沸水的容器内，不断搅动，直至食盐不再溶解为止，冷却后，取上清液使用。

（2）操作

1）取拇指（蚕豆）大小粪便 1 块，放于大号青霉素瓶或小烧杯内，先加入少量饱和盐水，用玻棒将粪便充分混合。

2）加入饱和盐水至液面略高于瓶口，以不溢出为止。用洁净载玻片覆盖瓶口，静置 15min 后，平执载玻片向上提拿，翻转后镜检。

2. 硫酸锌离心浮聚法 此法适用于检查原虫包囊、球虫卵囊、线虫卵和微小膜壳绦虫卵。

（1）试剂：33% 硫酸锌溶液：称硫酸锌 330g，加水 670mL，混匀，溶解。

（2）操作

1）取粪便约 1g，加 10 ~ 15 倍的水，充分搅碎，按离心沉淀法过滤，反复离心 3 ~ 4 次（500g 离心 10min），至上液澄清为止。

2）最后倒去上清液，在沉渣中加入硫酸锌溶液，调匀后再加硫酸锌溶液至距管口约 1cm 处，以 1 500r/min 离心 2min。

3）用金属环取表面的粪液置于载玻片上，加碘液 1 滴（查包囊），镜检。取标本时，用金属环轻轻接触液面即可，切勿搅动。离心后应立即取标本镜检，如放置时间超过 1h 以上，会因包囊或虫卵变形而影响观察效果。

常见蠕虫卵和原虫包囊的比密见表 4 - 1。

表 4 - 1　蠕虫卵和原虫包囊的比密

未受精蛔虫卵	1.210 ~ 1.230
肝片形吸虫卵	1.200
日本血吸虫卵	1.200
姜片吸虫卵	1.190
迈氏唇鞭毛虫包囊	1.180
华支睾吸虫卵	1.170 ~ 1.190
鞭虫卵	1.150
带绦虫卵	1.140
毛圆线虫卵	1.115 ~ 1.130
受精蛔虫卵	1.110 ~ 1.130
蛲虫卵	1.105 ~ 1.115
结肠内阿米巴包囊	1.070
微小内蜒阿米巴包囊	1.065 ~ 1.070
溶组织内阿米巴包囊	1.060 ~ 1.070
钩虫卵	1.055 ~ 1.080
微小膜壳绦虫卵	1.050
蓝氏贾第鞭毛虫包囊	1.040 ~ 1.060

五、寄生虫幼虫孵育法

本法适用于血吸虫病的病原检查。

（一）常规孵化法

1. 操作

（1）取新鲜标本约 30g，放入广口容器内，加入少量清水，用长柄搅拌器将粪调匀成糊状。

（2）通过铜丝筛或 2 层纱布滤去粪渣，将滤液放入 500mL 锥形量杯或三角烧瓶内。

（3）加清水至容器口，静置 20 ~ 30min，倾去上清液，将沉渣移入三角烧瓶内，加清水至接近瓶口，静置 15min。

（4）如此操作共 3 次，待上层液体澄清即可，勿超过 2h。

（5）也可用自动换水装置小心地洗至上液澄清，不冲去沉淀。

（6）放入 25 ~ 30℃ 温箱或温室中，孵化 2 ~ 6h，观察有无作一定方向运动的毛蚴。

（7）次晨复查，出具报告。

（8）孵化阴性应吸取沉渣涂片，注意有无寄生虫卵。

报告方式："毛蚴沉孵阳性"或"毛蚴沉孵阴性"。

2. 附注

（1）自来水中如含氯或氨浓度较高者应将水预先煮沸，或用大缸预先将水储存以去氯。也可在水中加硫代硫酸钠（120kg 水中加 50g/L 硫代硫酸钠 6mL）以除去水中的氯或氨。

（2）农村如使用河水者，应防止水中杂虫混入，对所换的水应先煮沸，冷却后使用。

（3）如水质混浊，可先用明矾澄清（100kg 水约用明矾 3g）。

（4）毛蚴孵出时间与温度有密切关系，＞30℃仅需 1～3h，25～30℃需 4～6h，而＜25℃应过夜观察。如室温过高，为防止毛蚴逸出过早，可用 10g/L 盐水换洗，但最后换水孵化时，必须用淡水，不可含盐。

（二）尼龙袋集卵孵化法

1. 操作

（1）先将 120 目/英寸（孔径略大于血吸虫卵）的尼龙袋套于 260 目/英寸（孔径略小于血吸虫卵）的尼龙袋内（两袋的底部均不黏合，分别用金属夹夹住）。

（2）取粪便 30g，放入搪瓷杯内加水捣碎调匀，经 60 目/英寸铜丝筛滤入内层尼龙袋。

（3）然后将两个尼龙袋一起在清水桶内缓慢上下提动洗滤袋内粪液，或在自来水下缓慢冲洗，至袋内流出清水为止。

（4）将 120 目/英寸尼龙袋提出，弃去袋内粪渣，取下 260 目/英寸尼龙袋下端金属夹，将袋内粪渣全部洗入三角量杯内，静置 15min。

（5）倒去上清液，吸沉渣镜检。

（6）将沉渣倒入三角烧瓶内作血吸虫毛蚴孵化。

2. 附注 本法有费时短、虫卵丢失少，并可避免在自然沉淀过程中孵出的毛蚴被倒掉等优点，但需专用尼龙袋。

六、隐孢子虫卵囊染色检查法

目前，隐孢子虫卵囊染色检查最佳的方法为金胺 – 酚改良抗酸染色法，其次为金胺 – 酚染色法和改良抗酸染色法。对于新鲜粪便或经 10% 福尔马林固定保存（4℃ 1 个月内）的含卵囊粪便都可用下列方法染色，不经染色难以识别。

（一）金胺 – 酚染色法

1. 试剂　金胺 – 酚染色液：①第一液 1g/L 金胺 – 酚染色液，金胺 0.1g，酚 5.0g，蒸馏水 100mL；②第二液 3% 盐酸乙醇，盐酸 3mL，95% 乙醇 100mL；③第三液 5g/L 高锰酸钾溶液，高锰酸钾 0.5g，蒸馏水 100mL。

2. 操作

（1）制备粪便标本薄涂片，空气中干燥后，在甲醇中固定 2～3min。

（2）滴加第一液于晾干的粪膜上，10～15min 后水洗。

（3）滴加第二液，1min 后水洗。

（4）滴加第三液，1min 后水洗，待干。

（5）置荧光显微镜检查。

（6）低倍荧光镜下，可见卵囊为一圆形小亮点，发出乳白色荧光。高倍镜下卵囊呈乳白色或略带绿色，卵囊壁为一薄层，多数卵囊周围深染，中央淡染，呈环状，核深染结构偏位，有些卵囊全部为深染。但有些标本可出现非特异的荧光颗粒，应注意鉴别。

（二）改良抗酸染色法

1. 试剂　改良抗酸染色液：第一液酚复红染色液：碱性复红 4g，95% 乙醇 20mL，酚 8mL，蒸馏水 100mL；第二液 10% 硫酸溶液：纯硫酸 10mL，蒸馏水 90mL（边搅拌边将硫酸徐徐倾入水中）。第二液可用 5% 硫酸或 3% 盐酸乙醇；第三液 2g/L 孔雀绿溶液：取 20g/L 孔雀绿原液 1mL，与蒸馏水 9mL

混匀。

2. 操作

（1）制备粪便标本薄涂片，空气中干燥后，在甲醇中固定 2~3min。

（2）滴加第一液于晾干的粪膜上，1.5~10.0min 后水洗。

（3）滴加第二液，1~10min 后水洗。

（4）滴加第三液，1min 后水洗，待干。

（5）置显微镜下观察。

（6）经染色后，卵囊呈玫瑰红色，圆形或椭圆形，背景为绿色。

3. 附注

（1）如染色（1.5min）和脱色（2min）时间短，卵囊内子孢子边界不明显；如染色时间长（5~10min）脱色时间需相应延长，子孢子边界明显。卵囊内子孢子均染为玫瑰红色，子孢子呈月牙形，共 4 个。其他非特异颗粒则染成蓝黑色，容易与卵囊区分。

（2）不具备荧光镜的实验室，亦可用本方法先染色，然后在光镜低、高倍下过筛检查。如发现小红点再用油镜观察，可提高检出速度和准确性。

（石龙姣）

第三节　粪便隐血试验

上消化道有少量出血时，红细胞被消化而分解破坏，由于显微镜下不能发现，故称为隐血。

一、免疫学检测法

（一）原理

粪便隐血的免疫检测法是一个高灵敏度的免疫测定法，已有胶乳凝集试验、EIA 法、胶体金法、免疫层析法、免疫 - 化学并用法等，此外还有半自动、全自动的仪器。该法采用抗人血红蛋白的单克隆抗体和多克隆抗体，特异地针对粪便样品中的人血红蛋白。因此，本试验不受动物血红蛋白的干扰，试验前不需禁食肉类。

（二）操作

根据不同试剂盒的说明书操作。

（三）附注

1. 敏感性和特异性

（1）敏感性：样品中血红蛋白浓度超过 0.2μg/mL，就可得到阳性结果。

（2）特异性：粪便隐血免疫一步检验法对人血红蛋白特异性很强，样品中鸡、牛、马、猪、羊等动物血液血红蛋白含量在 500μg/mL 以下时，不出现假阳性结果。

2. 试验局限性

（1）本法可以帮助医生早期发现胃肠道因病变的出血，然而，由于家族性息肉或直肠癌可能不出血，或出血在粪便中分布不均匀，或粪便处理不当（高温、潮湿、放置过久等）都可造成阴性结果。

（2）本法对正常人检验有时也会得到阳性结果，这是由于某种刺激胃肠道的药物造成粪便隐血所致。

（3）本检验法只能作为筛查或辅助诊断用，不能替代胃镜、直肠镜、内窥镜和 X 线检查。

（4）上消化道出血者本法阳性率低于化学法。

（四）临床意义

（1）消化道出血时，如溃疡病、恶性肿瘤、肠结核、伤寒、钩虫病等，本试验可为阳性。一般而言，上消化道出血时化学法比免疫法阳性率高；下消化道出血时免疫法比化学法灵敏度高。

（2）消化道恶性肿瘤时，一般粪便隐血可持续阳性，溃疡病时呈间断性阳性。本法对消化道恶性肿瘤的早期检出率30%～40%，进行期为60%～70%，如果连续检查2天，阳性率可提高10%～15%。

（3）作为大批量肠癌筛查仍以匹拉米东为主。愈创木脂化学法更符合价廉、方便。

二、试带法

国内外生产以匹拉米东、四甲基联苯胺为显色基质的隐血试验试带，使用方便，患者也可自留标本检测。

三、邻联甲苯胺法

（一）原理

血红蛋白中的亚铁血红素有类似过氧化物酶的活性，能催化H_2O_2作为电子受体使邻联甲苯胺氧化成邻甲偶氮苯而显蓝色。

（二）试剂

（1）10g/L邻联甲苯胺（o‑tolidine）溶液：取邻联甲苯胺1g，溶于冰乙酸及无水乙醇各50mL的混合液中，置棕色瓶中，保存于4℃冰箱中，可用8～12周，若变为深褐色，应重新配制。

（2）3%过氧化氢液。

（三）操作

（1）用竹签挑取少量粪便，涂在消毒棉签上或白瓷板上。

（2）滴加10g/L邻联甲苯胺冰乙酸溶液2～3滴于粪便上。

（3）滴加3%过氧化氢2～3滴。

（4）立即观察结果，在2min内显蓝色为阳性。

（四）结果判断

阴性：加入试剂2min后仍不显色。

阳性（＋）：加入试剂10s后，由浅蓝色渐变蓝色。

　　（2＋）：加入试剂后初显浅蓝褐色，逐渐呈明显蓝褐色。

　　（3＋）：加入试剂后立即呈现蓝褐色。

　　（4＋）：加入试剂后立即呈现蓝黑褐色。

（五）附注

（1）o‑tolidine [3, 3'‑Dimethyl‑（1, 1'‑biphenyl）4, 4'‑Diamine，$C_{14}H_{16}N_2$，MW212.3]，中文名称邻联甲苯胺，亦称邻甲联苯胺。另有，o‑toluidine（2‑Aminotoluene，C_7H_9N，MW107.2），中文名称邻甲苯胺，可用于血糖测定，两者应予区别。

（2）粪便标本必须及时检查，以免灵敏度降低。

（3）3%过氧化氢易变质失效，应进行阳性对照试验，将过氧化氢滴在血片上可产生大量泡沫。

（4）强调实验前三天内禁食动物血、肉、肝脏及富含叶绿素食物、铁剂、中药，以免假阳性反应。齿龈出血、鼻出血、月经血等均可导致阳性反应。

（5）用具应加热处理，如试管、玻片、滴管等，以破坏污染的过氧化物酶。

（6）也可选用中等敏感的愈创木脂（gum guaiacum）法，但必须选购质量优良的愈创木脂，配制成20g/L愈创木脂乙醇溶液，或用匹拉米酮溶液代替10g/L邻联甲苯胺乙醇溶液，操作同上。

（石龙姣）

第五章

体液及排泄物检查

第一节　脑脊液检查

一、标本处理

（1）标本收集后应立即送检，一般不能超过 1h。将 CSF 分别收集于三个无菌试管（或小瓶）中，每管 1～2mL：第一管做细菌培养，必须留于无菌小试管中；第二管做化学或免疫学检查；第三管做一般性状检查和显微镜检查。

（2）收到标本后应立即检验。久置可致细胞破坏，影响细胞计数及分类检查；葡萄糖含量降低；病原菌破坏或溶解。

（3）细胞计数管应避免标本凝固，遇高蛋白标本时，可用 EDTA 盐抗凝。

二、一般性状检查

主要观察颜色与透明度，可记录为水样透明（白细胞 200/μl 或红细胞 400/μl 可致轻微混浊）、白雾状混浊、微黄混浊、绿黄混浊、灰白混浊等。脓性标本应立即直接涂片进行革兰染色检查细菌，并应及时接种相应培养基。

1. 红色　如标本为血性，为区别蛛网膜下隙出血或穿刺性损伤，应注意以下情况。

（1）将血性脑脊液试管离心沉淀（1 500r/min），如上层液体呈黄色，隐血试验阳性，多为蛛网膜下隙出血，且出血的时间已超过 4h，约 90% 患者为 12h 内发生出血。如上层液体澄清无色，红细胞均沉管底，多为穿刺损伤或因病变所致的新鲜出血。

（2）红细胞皱缩，不仅见于陈旧性出血，在穿刺外伤引起出血时也可见到。因脑脊液渗透压较血浆高所致。

2. 黄色　除陈旧性出血外，在脑脊髓肿瘤所致脑脊液滞留时，也可呈黄色。黄疸患者（血清胆红素 171～257μmol/L）的脑脊液也可呈黄色。但前者呈黄色透明的胶冻状。脑脊液蛋白≥1.50g/L，红细胞 >100×10⁹ 个/L 也可呈黄色。橘黄色见于血液降解及进食大量胡萝卜素。

3. 米汤样　由于白（脓）细胞增多，可见于各种化脓性细菌引起的脑膜炎。

4. 绿色　可见于绿脓假单胞菌、肺炎链球菌、甲型链球菌引起的脑膜炎、高胆红素血症和脓性脑脊液。

5. 褐或黑色　见于侵犯脑膜的中枢神经系统黑色素瘤。

三、蛋白定性试验

1. 原理　脑脊液中球蛋白与苯酚结合，可形成不溶性蛋白盐而下沉，产生白色浑浊或沉淀，即潘氏（Pandy）试验。

2. 试剂　5% 酚溶液：取纯酚 25mL，加蒸馏水至 500mL，用力振摇，置 37℃ 温箱内 1～2 天，待完全溶解后，置棕色瓶内室温保存。

3. 操作　取试剂 2～3mL，置于小试管内，用毛细滴管滴入脑脊液 1～2 滴，衬以黑背景，立即观察结果。

4. 结果判断

阴性：清晰透明，不显雾状。

极弱阳性（±）：微呈白雾状，在黑色背景下，才能看到。

阳性(＋)：灰白色云雾状。

（2＋）：白色浑浊。

（3＋）：白色浓絮状沉淀。

（4＋）：白色凝块。

5. 临床意义　正常时多为阴性或极弱阳性。有脑组织和脑脊髓膜疾患时常呈阳性反应，如化脓性脑脊髓膜炎、结核性脑脊髓膜炎、梅毒性中枢神经系统疾病、脊髓灰质炎、流行性脑炎等。脑出血时多呈强阳性反应，如外伤性血液混入脑脊液中，亦可呈阳性反应。

四、有形成分检查

（一）细胞总数

1. 器材及试剂

（1）细胞计数板。

（2）红细胞稀释液（与血液红细胞计数稀释液相同）。

2. 操作

（1）对澄清的脑脊液可混匀后用滴管直接滴入计数池，计数 10 个大方格内红、白细胞数，其总和即为每微升的细胞数。再换算成每升脑脊液中的细胞数。如细胞较多，可计数一大格内的细胞×10，即得每微升脑脊液中细胞总数。如用"升"表示，则再乘以 10^6。

（2）混浊或带血的脑脊液可用血红蛋白吸管吸取混匀的脑脊液 20μl，加入含红细胞稀释液 0.38mL 的小试管内，混匀后滴入计数池内，用低倍镜计数 4 个大方格中的细胞总数，乘以 50，即为每微升脑脊液的细胞总数。

（二）白细胞计数

1. 非血性标本　小试管内放入冰乙酸 1～2 滴，转动试管，使内壁沾有冰乙酸后倾去之，然后滴加混匀的脑脊液 3～4 滴，数分钟后，混匀充入计数池，按细胞总数操作中的红、白细胞计数法计数。

2. 血性标本　将混匀的脑脊液用 1% 乙酸溶液稀释后进行计数。为剔除因出血而来的白细胞数，用下式进行校正。

脑脊液白细胞校正数 = 脑脊液白细胞测定值 − 出血增加的白细胞数

出血增加的白细胞数 = 外周血白细胞数×脑脊液红细胞数/外周血红细胞数

3. 参考区间　正常人脑脊液中无红细胞，仅有少量白细胞。白细胞计数：成人（0～8）×10^6/L；儿童（0～15）×10^6/L；新生儿：（0～30）×10^6/L。以淋巴细胞及大单核细胞为主，两者之比约为 7：3，偶见内皮细胞。

4. 附注

（1）计数应及时进行，以免脑脊液凝固，使结果不准确。

（2）细胞计数时，应注意新型隐球菌与白细胞的区别。前者不溶于乙酸，加优质墨汁后可见不着色的荚膜。

（3）计数池用后，应用 75% 乙醇消毒 60min。忌用酚消毒，因会损伤计数池的刻度。

（三）细胞分类

1. 直接分类法　白细胞计数后，将低倍镜换为高倍镜，直接在高倍镜下根据细胞核的形态分别计数单个核细胞（包括淋巴细胞及单核细胞）和多核细胞，应数 100 个白细胞，并以百分率表示。若白细胞少于 100 个应直接写出单核、多核细胞的具体数字。

2. 染色分类法　如直接分类不易区分细胞时，可将脑脊液离心沉淀，取沉淀物 2 滴，加正常血清 1 滴，推片制成均匀薄膜，置室温或 37℃ 温箱内待干，进行瑞氏染色后用油镜分类。如见有不能分类的细胞，应请示上级主管，并另行描述报告，如脑膜白血病或肿瘤细胞等。

3. 参考区间　脑脊液白细胞分类计数中，淋巴细胞：成人 40% ~ 80%，新生儿 5% ~ 35%；单核细胞：成人 15% ~ 45%，新生儿 50% ~ 90%；中性粒细胞：成人 0% ~ 6%，新生儿 0% ~ 8%。

4. 临床意义

（1）中枢神经系统病变的脑脊液，细胞数可增多，其增多的程度及细胞的种类与病变的性质有关。

（2）中枢神经系统病毒感染、结核性或霉菌性脑脊髓膜炎时，细胞数可中度增加，常以淋巴细胞为主。

（3）细菌感染时（化脓性脑脊髓膜炎），细胞数显著增加，以中性粒细胞为主。

（4）脑寄生虫病时，可见较多的嗜酸性粒细胞。

（5）脑室或蛛网膜下隙出血时，脑脊液内可见多数红细胞。

五、细菌直接涂片检查

（一）革兰染色

临床怀疑流行性脑脊髓膜炎或化脓性脑脊髓膜炎时，应作细菌学涂片检查，未治疗细菌性脑脊髓膜炎患者革兰染色阳性率可达 60% ~ 80%。操作如下。

（1）将脑脊液立即以 2 000r/min 离心 15min，取沉淀物涂片 2 张。

（2）涂片应在室温中，或置 37℃ 温箱中干燥，切勿以火焰烤干。

（3）已干燥涂片经火焰固定后，一张涂片用 0.5% ~ 1% 亚甲蓝染色 30s，另一张作革兰染色。

（4）注意细胞内外的细菌形态，报告时应予以描述。

（二）抗酸染色

临床怀疑为结核性脑脊髓膜炎时，应作抗酸染色。单张涂片抗酸染色阳性率较低，但如将检查涂片增至 4 张，阳性率可达 80% 以上。

（三）湿片浓缩检查

可查见原虫，蠕虫感染等。

六、真菌检查——新型隐球菌检查

（1）取脑脊液，以 2 000r/min 离心 15min，以沉淀物作涂片，加优质经过滤的细墨汁 1 滴，混合，加盖玻片检查。

（2）先用低倍镜检查，如发现在黑色背景中有圆形透光小点，中间有一细胞大小的圆形物质，即转用高倍镜仔细观察结构，新型隐球菌直径 5 ~ 20μm，可见明显的厚荚膜，并有出芽的球形孢子。

（3）每次镜检应用空白墨水滴作为对照，以防墨汁污染。

（4）新型隐球菌患者约有 50% 阳性率。

报告方式：墨汁涂片找到"隐球菌属"。

七、脑脊液分光分析法检查

1. 原理　当红细胞混入脑脊液后，经过一定时间，红细胞破坏，可释放出血红蛋白，以氧合血红蛋白、高铁血红蛋白（MetHb）或胆红素等色素形式存在。它们的最大吸收峰值有差异，可用分光光度法鉴别。

2. 器材　可用波长能自动扫描的各类型分光光度计或国产 721 型分光光度计等。

3. 操作

（1）取得脑脊液后，立即以 3 000r/min 离心 5min。

（2）上清液在分光光度计上自动描记，波长选择 220～700nm。用蒸馏水调空白，然后按吸收曲线形态和吸光度数值加以分析，如病理标本致脑脊液色泽过深者，可用生理盐水稀释 3～5 倍后再扫描。

（3）如没有连续自动描记的分光光度计时，则可分别在 415nm、460nm、540nm、575nm、630nm 波长读取吸光度。

4. 结果判断

（1）正常脑脊液，仅可见 280nm 处的蛋白吸收峰，而无其他吸收峰出现。

（2）如在 415nm、460nm、540nm、575nm、630nm 有色素吸收峰为阳性。

（3）HbO_2 为主时，最大吸收峰在 415nm；出现少量 MetHb 后，最大吸收峰向 406nm 移动，同时 630nm 处出现 MetHb 另一特异吸收峰；若脑脊液中以 MetHb 为主时，最大吸收峰移至 406nm。

5. 附注

（1）临床上采取脑脊液标本时，应按先后两管收集法立即送检。这样将先后两管脑脊液的分光分析结果进行比较，将有助于损伤血性与病理血性脑脊液的鉴别。

（2）穿刺损伤的血性脑脊液标本如未及时检验，则可因红细胞在试管内破坏后释出血红蛋白，造成假阳性。

6. 临床意义

（1）新鲜出血时，氧合血红蛋白出现最早，经 2～3 天达最高值，以后逐渐减低。而胆红素则在 2～3 天后开始出现，并逐渐增高。如在蛛网膜下隙出血的脑脊液中，发病 2h 内即可发现氧合血红蛋白，3～4 天后出现胆红素吸收峰，其量逐渐增加，而氧合血红蛋白则有减少的倾向，至第 3 周，逐渐吸收消失。

（2）脑脊液中氧合血红蛋白的出现，可作为新鲜出血或再出血的指标；高铁血红蛋白的出现，为出血量增多或出血时间延长的标志；胆红素的出现可说明为陈旧性出血。

（刘德印）

第二节　精液检查

一、标本收集

（1）在 3 个月内检查 2 次至数次，二次之间间隔应大于 7 天，但不超过 3 周。

（2）采样前至少禁欲 3 天，但不超过 7 天。

（3）采样后 1h 内送到检验科。

（4）用清洁干燥广口塑料或玻璃小瓶收集精液，不宜采用避孕套内的精液。某些塑料容器具有杀精子作用，但是否合适应事先做试验。

（5）应将射精精液全部送验。

（6）传送时温度应在 20～40℃。

（7）容器必须注明患者姓名和（或）识别号（标本号或条码），标本采集日期和时间。

（8）和所有体液一样，精液也必须按照潜在生物危害物质处理，因为精液内可能含有肝炎病毒、人类免疫缺陷（病毒）和疱疹病毒等。

二、一般性状检查

一般性状检查包括记录精液量、颜色、透明度、黏稠度和是否液化。

1. 外观　正常精液呈灰白色或乳白色，不透明。棕色或红色提示出血。黄色可能服用某种药物。精子浓度低时精液略显透明。

正常精液是一种均匀黏稠的液体，射精后立即凝固，30min 后开始液化。若液化时间超过 60min 考虑为异常，应记录这种情况。正常精液可含有不液化的胶冻状颗粒。

2. 量　用刻度量筒或移液管测定。正常一次全部射精精液量 2~5mL。精液量过多或过少是不育的原因之一。

3. 黏稠度　在精液全部液化后，用 Pasteur 滴管吸入精液，然后让精液依靠重力滴落，并观察拉丝长度。正常精液呈水样，形成不连续小滴。黏稠度异常时，形成丝状或线状液滴（长度大于 2cm）。也可使用玻璃棒或注射器测定黏稠度。

4. 酸碱度　用精密试带检查。正常人 pH 为 7.2~8.0，平均 7.8。

三、精子存活率

精子存活率（motility）用活精子比例来反映。

Ⅰ. 伊红染色法

1. 试剂　5g/L 伊红 Y 染色液：伊红 Y 0.5g，加生理盐水至 100mL。

2. 操作

（1）在载玻片上加新鲜精液和伊红溶液各 1 滴，混匀后，加上盖玻片，30s 后在高倍镜下观察，活精子不着色，死精子染成红色。

（2）计数 200 个精子，计算未着色（活精子）的百分率。

Ⅱ. 伊红 - 苯胺黑染色法

1. 试剂

（1）10g/L 伊红 Y 染色液：伊红 1g，加蒸馏水至 100mL。

（2）100g/L 苯胺黑染色液：苯胺黑 10g，加蒸馏水至 100mL。

2. 操作

（1）取小试管，加新鲜精液和伊红溶液各 1 滴，混匀。

（2）30s 后，加苯胺黑溶液 3 滴，混匀。

（3）30s 后，在载玻片上，加精液 - 伊红 - 苯胺黑混合液 1 滴，制成涂片，待干。

（4）油镜下观察，活精子为白色，死精子染成红色，背景呈黑色，计数 200 个精子，计算未着色活精子的百分率。

Ⅲ. 精子低渗膨胀试验（HOS）

1. 试剂　膨胀液：柠檬酸钠 0.735g，果糖 1.351g，加蒸馏水至 100mL。分装，-20℃ 冷冻保存，使用前解冻，并充分混匀。

2. 操作

（1）取小试管，加 1mL 膨胀液，37℃ 预温 5min。

（2）加 0.1mL 液化精液，轻轻搅匀，在 37℃ 孵育至少 30min。

（3）在相差显微镜下观察精子，膨胀精子为尾部形状发生变化的精子，即活精子（图 5-1）。计数 200 个精子，计算膨胀精子的百分率。

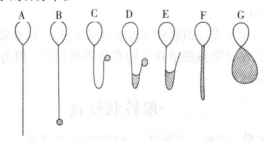

图 5-1　低渗情况人类精子典型变化图

A. 无变化；B~G. 尾部变化的不同类型，画线部分代表尾部膨胀区

3. 参考区间　在排精 30 ～ 60min 内，约有 70% 以上精子应为活动精子。精子低渗膨胀试验应有 60% 以上精子出现尾部膨胀。

4. 附注

（1）如室温低于 10℃ 时，应将标本先放入 37℃ 温育 5 ～ 10min 后镜检。

（2）某些标本试验前就有尾部卷曲的精子，在 HOS 试验前，计算未处理标本中尾部卷曲精子的百分数，实际 HOS 试验结果百分率就等于测定值减去未处理标本中尾部卷曲精子百分率。

（3）HOS 也是精子尾部膜功能试验。

四、精子活力

WHO 推荐一种无须复杂设备而能进行简单精子活力（activity）分级的方法。

1. 操作　取 10μl 标本涂片，连续观察至少 5 个视野，对 200 个精子进行分级，首先计数 a 级和 b 级精子，随后在同一视野内计数 c 级和 d 级精子。

2. 结果判断　根据下述标准把精子活力分为 a、b、c、d 四级。

a 级：快速前向运动：37℃ 时速度 $\geq 25\mu m/s$，或 20℃ 速度 $\geq 20\mu m/s$（25μm 大约相当于精子 5 个头部的长度，或半个尾部的长度）。

b 级：慢速或呆滞的前向运动。

c 级：非前向运动（$<5\mu m/s$）。

d 级：不动。

3. 参考区间　正常精液采集后 60min 内，a 级 + b 级精子达 50% 以上。

五、精子计数

1. 试剂　精子稀释液：碳酸氢钠 5g，40% 甲醛溶液 1mL，蒸馏水 100mL，待完全溶解过滤后使用。

2. 操作

（1）于小试管内加精子稀释液 0.38mL，吸液化精液 20μl，加入稀释液内摇匀。

（2）充分摇匀后，滴入改良 Neubauer 血细胞计数池内，静置 1 ～ 2min，待精子下沉后，以精子头部作为基准进行计数。

（3）如每个中央中方格内精子少于 10 个，应计数所有 25 个中方格内的精子数。

（4）如每个中央中方格内精子在 10 ～ 40 个，应计数 10 个中方格内的精子数。

（5）如每个中央中方格内精子多于 40 个，应计数 5 个中方格内的精子数。

3. 结果判断

$$精子数 = \frac{计数结果}{计数中方格数} \times 25 \times \frac{1}{计数池高度} \times 20 \times 10^3/mL$$

$$= \frac{计数结果}{计数中方格数} \times \frac{1}{计数池高度} \times 5 \times 10^5/mL$$

4. 参考区间　正常男性 $\geq 20 \times 10^6/mL$。

5. 附注

（1）收集精液前避免性生活 3 ～ 7 天。收集精液标本后应在 1h 内检验，冬季应注意保温。

（2）出现一次异常结果，应隔 1 周后复查，反复查 2 ～ 3 次方能得出比较正确的结果。

（3）如低倍镜、高倍镜检查均无精子，应将精液离心沉淀后再涂片检查，如两次均无精子，报告"无精子"。

六、精子形态观察

1. 试剂　改良巴氏染色液、Shorr 染色液、Diff‑Quik 快速染色液，商品化染色液一般质量均佳，但实验室也可自行配制。

2. 操作

（1）在载玻片上滴 1 滴精液，5~20μl，采用压拉涂片法或推片法制片。

（2）待干后，巴氏染色法用等量 95% 乙醇和乙醚混合液固定 5~15min；Shorr 染色法用 75% 乙醇固定 1min；Diff-Quik 快速染色法用甲醇固定 15s。

（3）作改良巴氏、Shorr 或 Diff-Quik 染色，然后在油镜下观察。

（4）精子头部顶体染成淡蓝色，顶体后区域染成深蓝色，中段染成淡红色，尾部染成蓝色或淡红色，细胞质小滴位于头部后面或中段周围，巴氏染色染成绿色。

3. 结果判断　评估精子正常形态时应采用严格标准，只有头、颈、中段和尾部都正常的精子才正常。精子头的形状必须是椭圆形，巴氏染色精子头部长 4.0~5.0μm，宽 2.5~3.5μm，长宽之比应在 1.50~1.75，顶体的界限清晰，约占头部的 40%~70%。中段细，宽度 <1μm，约为头部长度的 1.5 倍，且在轴线上紧贴头部，细胞质小滴应小于正常头部大小的一半。尾部应是直的、均一的，比中段细，非卷曲，其长约为 45μm。

所有形态学处于临界状态的精子均列为异常。异常精子可有：①头部缺陷：大头、小头、锥形头、梨形头、圆头、无定形头、有空泡头、顶体过小头、双头等；②颈段和中段缺陷：颈部弯曲、中段非对称地接在头部、粗的或不规则中段、异常细的中段等；③尾部缺陷：短尾、多尾、发卡形尾、尾部断裂、尾部弯曲、尾部宽度不规则、尾部卷曲等。

4. 参考区间　正常人精液中正常形态者 ≥30%（异常精子应少于 20%，如超过 20% 为不正常）。WHO 参考范围见表 5-1。

七、精子凝集

精子凝集是活动精子以各种方式，如头对头，尾对尾或头对尾等彼此粘在一起。以分级方式报告，从"-"（没有凝集）~"3+"（所有可动的精子凝集到一起）。凝集的存在，提示可能为免疫因素引起不育。

八、非精子细胞

精液含有的非精子细胞成分，称为"圆细胞"，这些细胞包括泌尿生殖道上皮细胞、前列腺细胞、生精细胞和白细胞。正常人精液中：圆细胞 $<5 \times 10^6$/mL。

正常精液中白细胞，主要是中性粒细胞，数量不应超过 1×10^6/mL。过多提示感染，为白细胞精子症。

九、其他成分

精液中可以有结晶体、卵磷脂小体、淀粉样体、脂滴、脱落上皮细胞等。

十、参考区间

见表 5-1。

表 5-1　WHO 精液检查参考区间

检查项目	1987 年	1992 年	1999 年
射精量（mL）	≥2	≥2	≥2
pH	7.2~8.0	7.2~8.0	≥7.2
精子计数（10^6/mL）	≥20	≥20	≥20
总精子数/射精（10^6/次）	≥40	≥40	≥40
精子形态（% 正常）	≥50	≥30	≥15*（严格正常标准）
精子存活率（%）	≥75	≥75	≥50

检查项目		1987 年	1992 年	1999 年
精子活力	（a、b、c、d 级）a 级（%）	≥25	≥25	≥25
	a 级＋b 级（%）	≥50	≥50	≥50

注：＊：表中列举了 WHO 1987—1999 年的精液检查参考区间，其中主要差别为精子正常形态百分率，严格正常标准精子是 Kruger 等研究的成果，形态正常百分率仅为 WHO 1992 年版标准的 1/2，但是，应用此参考区间涉及专业培训和实践，目前，与我国情况不一定相适应，各实验室应根据实际情况建立自身的参考区间。如果正常形态的精子数低于 15% 时，体外受精率降低。

十一、临床意义

（1）正常精液呈灰白色，久未排精者可呈淡黄色；离体 30min 后，完全液化。根据精液检查结果，临床上常用于诊断男子不育症及观察输精管结扎术后的效果。

（2）正常精子活力一般在 a 级 ≥25%。如活力 a 级 ＜25%；a 级 ＋b 级 ＜50% 可成为男性不育的原因。

（3）精索静脉曲张症患者精液中常出现形态不正常的精子。

（4）血液中有毒性代谢产物、接触铅等污染物、应用大剂量放射线及细胞毒药物等可使精子形态异常。

（刘德印）

第三节　前列腺液检查

一、标本收集

临床医师作前列腺按摩术后，采集标本于清洁玻片上，立即送检。

二、检查内容

记录液体颜色、是否混有血液、有无脓块等。湿片镜检，高倍镜下观察白细胞、红细胞、卵磷脂小体，其次为上皮细胞、精子、淀粉样体等。革兰染色后检查细菌。

三、报告方式

1. 卵磷脂小体　报告在高倍视野中分布数量。
2. 白细胞、红细胞　报告方式与尿液相同。
3. 精子、上皮细胞　如找到应报告。

四、参考区间

正常人卵磷脂小体为多量或满视野；白细胞 ＜10 个/HP；红细胞 ＜5 个/HP。

五、临床意义

前列腺炎时，白细胞增多，可找到细菌，卵磷脂小体常减少。前列腺癌时，可有血性液体，镜检见多量红细胞，细胞学检查可见癌细胞。前列腺患滴虫感染者亦可找到滴虫。

（刘德印）

第四节　阴道分泌物检查

阴道分泌物是女性生殖系统分泌的液体，其中主要是由阴道分泌的液体。

一、清洁度

取阴道分泌物，用生理盐水涂片，高倍镜检查，根据所含白细胞（或脓细胞）、上皮细胞、杆菌、球菌的多少，分成 Ⅰ ~ Ⅳ度，判定结果见表 5 - 2。

表 5 - 2　阴道涂片清洁度判定表

清洁度	杆菌	球菌	上皮细胞	脓细胞或白细胞个数
Ⅰ	多	–	满视野	0 ~ 5 个/高倍视野
Ⅱ	中	少	1/2 视野	5 ~ 15 个/高倍视野
Ⅲ	少	多	少	15 ~ 30 个/高倍视野
Ⅳ	–	大量	–	>30 个/高倍视野

清洁度在 Ⅰ ~ Ⅱ度内视为正常，Ⅲ、Ⅳ度为异常，多数为阴道炎，可发现阴道真菌、阴道滴虫等病原体。

单纯不清洁度增高而不见滴虫、真菌者，可见于细菌性阴道炎。

二、滴虫检查

阴道滴虫呈梨形，比白细胞大 2 倍，顶端有鞭毛 4 根，在 25 ~ 42℃ 温度下可活动。因此，在寒冷天，标本要采取保温措施。滴虫活动的最适 pH 为 5.5 ~ 6.0。

三、真菌检查

在湿片高倍镜下见卵圆形孢子，革兰染色油镜下可见革兰阳性孢子或假菌丝与出芽细胞相连接，成链状及分枝状。找到阴道真菌是真菌性阴道炎的诊断项目。

四、线索细胞及胺试验

是加德纳菌、动弯杆菌属（mobiluncus）等阴道病的实验室诊断依据。

1. 线索细胞（clue cell）　为阴道鳞状上皮细胞黏附大量加德纳菌及其他短小杆菌后形成。生理盐水涂片高倍镜下可见该细胞边缘呈锯齿状，细胞已有溶解，核模糊不清，其上覆盖有大量加德纳菌及厌氧菌，使其表面毛糙，出现斑点和大量的细小颗粒。涂片革兰染色后，显示黏附于脱落上皮细胞内的细菌为革兰阴性或染色不定的球杆菌，其中，柯氏动弯杆菌（M. curtisii）是一短小的（平均约 1.5μm）革兰染色不定菌，羞怯动弯杆菌（M. mulieris）是一长的（平均约 3.0μm）革兰染色阴性菌，阴道加德纳菌（Gardnerella vaginalis）是一种微需氧的、多形性的革兰染色不定杆菌。线索细胞是诊断细菌性阴道病的重要指标。

2. pH　pH 试纸法检查。细菌性阴道病 pH >4.5。

3. 胺试验　阴道分泌物加 2.5mol/L KOH 溶液时出现鱼腥样气味。细菌性阴道病呈阳性。

（刘德印）

第五节 痰液检查

痰液是肺泡、支气管和气管的分泌物。痰液检查对某些呼吸系统疾病如肺结核、肺吸虫、肺肿瘤、支气管哮喘、支气管扩张及慢性支气管炎等的诊断、疗效观察和预后判断有一定价值。

一、标本收集

痰液标本收集法因检验目的不同而异，但所用容器须加盖，痰液勿污染容器外（用不吸水容器盛留）。

（1）痰液的一般检查应收集新鲜痰，患者起床后刷牙，漱口（用 3% H_2O_2 及清水漱 3 次），用力咳出气管深处真正呼吸道分泌物，而勿混入唾液及鼻咽分泌物。

（2）细胞学检查用上午 9：00～10：00 点深咳的痰液及时送检（清晨第一口痰在呼吸道停留时久，细胞变性结构不清），应尽量送含血的病理性痰液。

（3）浓缩法找抗酸杆菌应留 24h 痰（量不少于 5mL），细菌检验应避免口腔、鼻咽分泌物污染。

（4）幼儿痰液收集困难时，可用消毒棉拭子刺激喉部引起咳嗽反射，用棉拭子采取标本。

（5）观察每日痰排出量和分层时，须将痰放入广口瓶内。

（6）检验完毕后的标本及容器应煮沸 30～40min 消毒，痰纸盒可烧毁，不能煮沸的容器可用 5% 苯酚或 2% 来苏儿溶液消毒后才能用水冲洗。

二、检查方法

（一）一般性状检查

1. 痰量　正常人无痰或仅有少量泡沫痰。在呼吸系统疾病时，痰量可增多，超过 50～100mL。大量增加见于支气管扩张、肺结核、肺内有慢性炎症、肺空洞性病变。肺脓肿或脓胸的支气管溃破时，痰液呈脓性改变。

2. 颜色　有白色、黄色、铁锈色、绿色、黑色等。

3. 性状　黏液性、黏液脓性、脓性、浆液性、血性痰、泡沫痰等。

4. 血液　记录血丝、血块、血痰混合（注意颜色鲜红或暗红）。

5. 有无异常物质　将痰置于培养皿内，衬以黑色背景，用两只竹签挑动，使其展开成薄层后，观察有无支气管管型、库什曼（Curschmann）螺旋体、栓子、肺结石、肺组织坏死的碎片或干酪块等。

6. 临床意义　通常呈无色或灰白色。化脓感染时，可呈黄绿色；明显绿色见于绿脓杆菌感染；大叶性肺炎时可呈铁锈色；阿米巴肺脓肿时呈咖啡色；呼吸系统有病变时痰可呈黏液性、浆液性、脓性、黏液脓性、浆液脓性、血性等。

（二）显微镜检查

选择脓样、干酪样或带脓样血液部分，取 1 小块置玻片上，直接与生理盐水混合，涂成薄片，加盖片后轻压之，用低倍镜及高倍镜检查。注意有无红细胞、白细胞、上皮细胞、弹力纤维、库什曼螺旋体、夏科-雷登结晶、胆红素结晶、硫黄样颗粒（放线菌块）、真菌孢子、心力衰竭细胞、载炭细胞、癌细胞等。

（三）寄生虫检查

痰中可能查见肺吸虫卵、溶组织内阿米巴滋养体、棘球蚴的原头蚴、粪类圆线虫幼虫、蛔虫、钩蚴、尘螨等；卡氏肺孢子虫的包囊也可出现于痰中，但检出率很低。

1. 肺吸虫卵检查　可先用直接涂片法检查，如为阴性，改为浓集法集卵，以提高检出率。

直接涂片法：在洁净载玻片上先加 1～2 滴生理盐水，挑取痰液少许。最好选带铁锈色的痰，涂成痰膜，加盖片镜检。如未发现肺吸虫卵，但见有夏科-雷登结晶，提示可能是肺吸虫患者，多次涂片检查为阴性者，可改用浓集法。

浓集法：收集 24h 痰液，置于玻璃杯中，加入等量 10% NaOH 溶液，用玻棒搅匀后，放入 37℃ 温箱内，数小时后痰液消化成稀液状。分装于数个离心管内，以 1 500r/min 离心 5 ~ 10min，弃去上清液，取沉渣数滴涂片检查。

2. 溶组织内阿米巴大滋养体检查　取新鲜痰液作涂片。天冷时应注意镜台上载玻片保温。高倍镜观察，如为阿米巴滋养体，可见其伸出伪足并作定向运动。

3. 其他　蠕虫幼虫及螨类等宜用浓集法检查。

（四）嗜酸性粒细胞检查

取痰液做直接涂片，干燥后用瑞氏或伊红 - 亚甲蓝染色液染色，油镜下计数 100 个白细胞，报告嗜酸性粒细胞百分数。

（五）细菌检查

取痰液涂成薄片，干燥后行革兰染色，查找肺炎链球菌、螺旋体、梭形杆菌、霉菌等；用抗酸染色找抗酸杆菌。

（六）其他检查

分泌型 IgA、乳酸脱氢酶、唾液酸等。正常人痰中分泌型 IgA 为（2.03 ± 0.21）g/L，在慢性支气管炎急性发作时可降低，治疗后可回升。

慢性支气管炎患者痰中乳酸脱氢酶、唾液酸比正常人高 1.5 倍或更多，治疗后明显减少，因此可反映临床疗效。

（刘德印）

第六章

临床常用输血技术与检验技术

第一节 成分输血

成分输血即根据病情的实际需要，有选择性地输注红细胞、血小板、粒细胞或血浆及血浆衍生物。其中，最基本的是红细胞输血。国际上根据红细胞输血比率（$\frac{红细胞制剂单位数}{全血制剂+红细胞制剂单位数}\times100\%$）来衡量一个国家（医院、血站）输血水平的高低。目前，国际上输成分血的比例已经达到90%以上，输全血不到10%，发达国家输成分血的比例已经超过95%。

成分输血是本着患者缺什么血液成分补充什么成分的原则，让患者避免无用的负担（量的过剩及同种免疫反应），使输血更安全，充分节约血源。

（一）浓缩红细胞

1. 制备 将所采全血离心，吸出上层血浆，保留少量血浆（90mL 红细胞留下40mL 血浆－枸橼酸混合液），使血细胞比容约为70%，即为浓缩红细胞，其中混有白细胞及血小板。可立即输注，也可加入蔗糖保存液在4℃中保存25日。

2. 浓缩红细胞的优点 浓缩红细胞与全血的成分比较（表6－1）。浓缩红细胞有以下优点。

（1）虽然红细胞量和血红蛋白量相同，但输血量仅约半量，从而可减轻受者循环系统的负荷。

（2）由于除去了大部分血浆，因而该制剂中的钠、钾、氨等电解质减少，分别对心、肾、肝病患者有益。钾减少对尿毒症患者和需要交换输血的新生儿有益；钠减少对已有钠潴留的患者特别有益。

表6－1 全血和浓缩红细胞成分比较

内容	全血*	浓缩红细胞
全量（mL）	230	130
红细胞（mL）	90	90
血红蛋白量（g）	28	28
血浆量（mL）	110	30
抗凝剂 ACD 量（mL）	30	10
血细胞比容（%）	39	69
血浆总蛋白（g）	8.2	2.3
K^+（mmol）	0.4	0.1
Na^+（mmol）	16.5	4.5
NH_3（mmol）	3.2	0.9
血浆中的抗原抗体	多	少
白细胞	多	少
血小板	多	少
凝血因子	多	少

注：＊从全血比重为1.055献血者采集的鲜血。

（3）由于 ACD 溶液减少，从而减少了枸橼酸盐中毒及酸中毒的危险性；对新生儿、严重肝病者可减少低血钙的危险。

（4）血浆中含的各种蛋白质抗原及抗体少，可减少受者同种免疫反应。

3. 适应证

（1）本制品主要用于不需要补充血容量的各种贫血，提供红细胞以恢复和维持携氧能力，特别适用于不能耐受血容量迅速改变的心力衰竭者，老人、年幼、虚弱者，酸中毒或高钾血症，肾病及尿毒症，肝病贫血等。

（2）当失血等于循环血容量的20%~40%时，在补充电解质或胶体溶液的同时，应输注浓缩红细胞，使血细胞比容维持在35%。

（3）手术前及手术中需要输血的患者，多数应该输注浓缩红细胞和晶体液（但当患者同时要求扩张有效血容量和增加携氧能力时，则输注全血）。

（二）洗涤红细胞

1. 制备　全血经离心后在无菌条件下首先分出血浆并去除白细胞，向红细胞内加入无菌生理盐水混匀，再离心去除残余的白细胞，如此反复洗涤3次最终去除98%以上的血浆和90%以上的白细胞、血小板，同时也去除了保存过程中产生的钾、氨、乳酸等代谢产物，保留了70%以上红细胞，最后加入生理盐水悬浮即可，须在24小时内输用。

2. 洗涤红细胞的优点　本制品优点是除去了绝大部分血浆、白细胞、血小板、微聚物及HbsAg，可防止由白细胞及抗体等引起的免疫反应，减少肝炎传播的机会。

3. 适应证　主要适用于自身免疫性溶血贫血，阵发性睡眠性血红蛋白尿，再生障碍性贫血，妊娠妇女的贫血，肾病与尿毒症，器官移植后，血液透析术，新生儿溶血病换血，多次输血而产生白细胞抗体，反复输血屡有发热反应、血浆超敏的患者。

（三）少白细胞的红细胞

1. 制备　白细胞过滤器过滤。

2. 适应证　少白细胞的红细胞主要用于：①由于反复输血已产生白细胞或血小板抗体引起非溶血性发热反应的患者；②准备行器官移植的患者；③需要反复输血的患者，如再生障碍性贫血、白血病、重型地中海贫血等患者，可从第一次输血起就选用本制品。剂量及用法与浓缩红细胞制剂相同。

3. 注意事项　本制品应尽快输注。只能在4℃条件下保存24小时；如输本制品仍有发热反应，可改用洗涤红细胞。

4. 可减少病毒性疾病的传播　如HIV、巨细胞病毒感染。

（四）辐照红细胞

对于有免疫缺陷或有免疫抑制患者输血，无论输用上述任何一种红细胞均需用25~30Gyγ射线照射以杀灭有免疫活性的淋巴细胞，从而防止输血相关性移植物抗宿主病（transfusion associated graft - versus host disease，TA - GVHD）的发生。

（五）浓缩血小板制剂

1. 制备及输注　挑选5天内未服用阿司匹林的供血者，用ACD或柠檬酸 - 磷酸 - 葡萄糖（CPD）抗凝，采集后4小时或6小时内，于20~24℃低速度离心沉淀红细胞（如1 220×g 5分钟），吸出血浆即为富血小板血浆，再将其高速离心（4 650×g 6分钟），吸出上层血浆，留下下层15mL（从200mL全血中分离），即为浓缩血小板。宜保存在（22±2）℃，不断轻轻摇动使均匀悬浮（剧烈振荡可引起血小板不可逆的聚集）。pH应为7.4（<20℃生存性受损伤，当pH降至6.0丧失生存性）。其ABO血型应与受血者相合。在采集24小时内用带有标准滤网的输血器输注。每450mL全血制得血小板数约3×10^{10}，若使用数份，应在即将输注之前混合，以免血小板凝集。

目前，利用血细胞分离机，以单采血小板方法从单一献血员可采集大量浓缩血小板〔（2.5~4）×10^{11}〕。若盛袋为能透进氧的优质合成袋，加上适宜抗凝保养液可在5天内输用，注意细菌污染。

2. 适应证　由于输注血小板可产生抗体，另外，受者如有发热、脾大、感染等原因，则输注血小板效果很差，因此必须慎重选择适应证，若没有上述原因，每输注 1×10^{11} 个血小板可使受者血小板计数上升 10×10^9/L。

（1）血小板输注：主要适用于血小板数量显著减少或功能低下时危及生命的严重出血，如再生障碍性贫血以及白血病和恶性肿瘤化疗时血小板减少引起的严重出血；心脏手术体外循环时有出血倾向且有血小板数减少和皮肤出血时间延长者；大量输注保存血所致的稀释性血小板减少症；血小板功能障碍所致的出血等。

（2）造血干细胞移植：预处理及移植后骨髓功能低下期，血小板缺乏或严重低下时（ $< 20 \times 10^9$/L）。这种浓缩血小板制剂输注前须经 $1.5Gy^{60}CO$ γ 射线照射，使引起 CVHD 的淋巴细胞失活。

（3）至于免疫性血小板减少性紫癜（ITP），输入的血小板会迅速破坏，因而价值不大，仅用于有严重出血（如颅内出血）需要抢救生命时。

（4）对弥散性血管内凝血，因血液中血小板不断被消耗，必要时可在并用肝素基础上补充血小板。

（5）预防性血小板输注可使受者淋巴细胞毒性抗体的产生加速，有些人在以后发生出血时，输入的血小板无效，变成难治性。有建议选用血小板计数 $\leqslant 5 \times 10^9$/L（无论有无明显的出血）作为预防性输注血小板的适应证，而不增加严重出血，也降低了同种免疫作用的发生率。如果应用影响血小板功能的药物后有全身严重感染、止血异常，则血小板计数 $< 20 \times 10^9$/L 可给予预防性输注。准备外科手术或创伤性操作；眼或脑及某些泌尿外科手术血小板计数需要 $\geqslant 100 \times 10^9$/L。

（6）对已发生同种免疫作用者，除非有 HLA 配合的血小板，一般不予输注。

（7）肝素引起的血小板计数减少，血栓性血小板减少性紫癜（TTP），溶血 – 尿毒症综合征禁忌输注血小板制剂。

3. 血小板输注无效的原因

（1）血小板质量不合格。

（2）非免疫因素：受者有脾大、感染、发热、DIC 等。

（3）免疫因素：HLA 的同种免疫作用。

（4）血小板表面的特异性抗原可产生特异性抗体；ABO 血型不相合输注。

（六）粒细胞制剂

1. 制备　在有条件的地方利用连续或间断流动血细胞分离机单采粒细胞。若预先给供血者服用泼尼松或地塞米松使其外周血中粒细胞升高，并以羟乙基淀粉作细胞沉淀剂，可获得（2~3）× 10^{10} 粒细胞。手工操作是将新鲜血离心移出血浆，然后吸出红细胞层表面的淡黄层（白膜收集法），利用分离血小板、白细胞保存液抗凝采血，可加速红细胞下沉，200mL 血液可分离 1.3×10^9 白细胞。

2. 适应证　只有严重中性粒细胞减少（绝对值 $< 0.5 \times 10^9$/L），伴随细菌或真菌感染，且对最适宜的抗生素治疗无效者采用粒细胞输注，并至少连续输数天，才可能有效。主要对象是放疗或化疗后引起白细胞减少的白血病或肿瘤患者，或其他原因（如放射线、药物）引起骨髓抑制时，治疗效果取决于骨髓功能的恢复情况。

预防性粒细胞输注仍是有争论的问题，如果预防性输注的粒细胞取自无关的组织相容性抗原（hLA）不配合的献血者，易发生同种免疫作用。输白细胞可能降低并发严重感染的危险，但引起不良反应的弊病可能更大，故除非在严密观察下，不宜采取这种预防措施。

新生儿败血病，特别是早产儿，由于粒细胞的趋化性、杀伤力均较弱，故易发生感染，而严重感染又导致粒细胞的减少，这种病例给予粒细胞输注，可明显降低其死亡率。

粒细胞输注应坚持 ABO 和 Rh 血型相合，对已同种免疫的患者，应选择 HLA 相合的提供者。

3. 疗程与疗效的评价　如果期望输注粒细胞有效，则每次至少输入 1×10^{10} 粒细胞，并应当在采集后尽快输注，连续输注 4 日。局部感染或新生儿败血症输注 1×10^9 白细胞也有效。

因为粒细胞在输入后很快离开血循环而在体内重新分布，且常移至炎症部位，若仅以输注后外周血粒细胞计数升高判断疗效是不可靠的，必须根据发热消退、血培养转阴、临床改善或感染局限化来判断疗效。

4. 并发症

（1）可能因粒细胞抗体而致寒战、发热，严重的可有血压下降。

（2）激肽-激肽原系统释放的激肽或补体系统分裂产物致胸背痛或有极度忧虑等症状。

（3）粒细胞输注可产生严重的肺反应，特别是患者已存在肺部感染时。这可能是由于血清学凝集作用，或内毒素相互作用，使输入的粒细胞在肺内被扣押，并发生去粒作用及补体激活，患者可表现咳嗽、气短、呼吸增快、发绀，甚至严重呼吸窘迫。

（4）严重免疫抑制患者（继发于原来疾病或治疗）容易发生移植物抗宿主病（GVHD）。

（5）输注后感染肝炎、巨细胞病毒和弓形体病。

为减少并发症，输注速度不宜过快，输注前用糖皮质激素和抗组胺药，在接受骨髓移植患者、严重免疫抑制患者和新生儿输注前应该用15Gy照射浓缩粒细胞。

（七）血浆制剂

目前，在输血先进的国家，对全血浆的使用概念发生了根本变化，血浆不是主要作为抗休克的血容量扩张剂使用，而主要作为分离血浆蛋白制品的原料。临床使用的是新鲜液体血浆或新鲜冰冻血浆（fresh frozen plesma，FFP），储存液体血浆和冻干血浆已淘汰。

1. 制备　新鲜液体血浆可按照双程单采血浆操作规程采集（非自动化单采血浆法），也可通过血细胞分离机采集（自动化单采血浆法），这样同一献血者一次可采集300～500mL血浆。该制剂需ABO配合，于24小时内输注。

FFP是新鲜液体血浆分离后立即贮存在-18℃或以下（最好-30℃）冻结保存的血浆，有效期1年。使用前置30～37℃水浴中缓慢摇动，以加快解冻过程，防止纤维蛋白析出，融化后的血浆应立即经输血滤网输注。

基于病毒灭活技术的病毒灭活血浆制剂更为安全，但价格偏高。

2. 适应证　由于新鲜液体血浆或FFP保持正常含量的凝血因子，故适用于大出血造成多种凝血因子减少时；出血性疾病，尤其是尚未判明缺乏何种凝血因子，或缺乏其他更好的血液制品时；抗凝药物过量时，如华法林等；肝脏疾病并发出血者以及DIC。此外，某些疾病（如血栓性血小板减少性紫癜）血浆交换治疗时用作血浆替代液。对于大面积烧伤，输用含有免疫球蛋白和凝血因子以及补体的新鲜血浆比输用清蛋白、右旋糖酐等胶体溶液更有利。

3. 并发症

（1）液体负荷过重：1U FFP钠含量达170～190mmol/L。

（2）变应性和过敏性样反应：是由肥大细胞和嗜碱细胞释放的作用于血管的递质所引起，主要物质是组胺和血管舒缓素-激肽系统产生。临床表现严重面部充血、低血压、发热、血管性水肿和支气管痉挛，反复输注血浆和血浆制品增加反应发生率。此外，IgA完全缺乏的患者，经多次输血浆或全血及妊娠之后，20%～60%的人可产生抗-IgA，若再次接受含IgA血制品，可引起严重的变态反应，表现皮肤潮红、寒战、发热、肌痛、呼吸困难、循环衰竭，预先给糖皮质激素和抗组胺药物可减少血浆变态反应。

（3）传播肝炎疾病的危险，输病毒灭活血浆可预防。

（周正菊）

第二节　血浆置换术

治疗性血浆去除（plasma pheresis）或血浆交换（plasma exchange，PE）疗法（下称换浆）已成为某些疾病的一种主要治疗手段，利用血细胞分离机，也可用手工方法换浆取得较好疗效者。

一、换浆的基本原理

换浆即从患者静脉抽取血液，经离心分离出血浆与血细胞，弃去血浆，而将血细胞（红细胞、白细胞、血小板）及适当的替代液（胶体和晶体液）输回患者体内。

其目的是去除血循环中致病的抗原、抗体、免疫复合物或其他有害因子，以达到缓解症状或控制致病过程。此外，换浆对恢复单核－巨噬细胞系统的功能可能起有益的作用。

在多数情况下，换浆是一个使患者度过生命危险期的暂时治疗措施，不是一种治本的方法。因此，同时应重视针对病因的治疗措施，如多发性骨髓瘤并发急性肾衰竭或高黏滞血症时，换浆的同时应给予化学治疗。

在自身免疫性疾病，自身抗体被置换移除后，抗体将继续产生，甚至显著超过交换前的水平（"反跳"现象）。因此，常常在换浆治疗时或紧接换浆之后给予适当的免疫抑制剂，如糖皮质激素和（或）环磷酰胺，以避免疾病复发或恶化。

二、换浆的最佳方案

每次应换出多少血浆，间隔多长时间交换一次，共换多少次，均应根据患者情况决定。对严重疾病的急性期，如急进性肾小球肾炎、重症肌无力危象，一般采用强化方案，即每次置换血浆 2~4L，每日或隔日 1 次，效果较好。而对于慢性疾病的维持治疗，每次换浆 1~1.5L 也有较好疗效。理论上，交换 1 倍容量的血浆，可清除约 63.2% 的异常血浆成分，交换 2 倍血浆容量，可清除约 86.5% 的异常血浆成分。因此，交换 1 倍血浆容量，清除率最高，而并发症可能较少。我国人 1 倍血浆容量约为 2L。计算交换的血浆量方法是：①称量患者的体重，我国人一般按每千克体重含全血 65~70mL，估计患者全身血容量；②测量患者血细胞比容，计算全身血浆量。例如，体重 50kg 患者，血细胞比容为 0.40，全身血容量则为 3 500mL，血浆量为 2 100mL，交换 2 100mL 血浆即为 1 倍容积。

三、换浆所用的替代液

换浆时补充液体，最重要的是恢复血容量和维持胶体渗透压的平衡，以避免低血压、肺水肿等心血管反应，其次才是考虑蛋白质、凝血因子和免疫球蛋白的补充。

适合于做补充的液体包括清蛋白、新鲜冰冻血浆（FFP）和等渗盐水。FFP 不但能恢复血容量和渗透压，还可补充凝血因子等成分，但是输用大量 FFP，可致枸橼酸反应、输血后肝炎及巨细胞病毒感染，而最危险的是致命的过敏性样反应。

替代液常联合应用，其比例由患者的全身情况、疾病性质、血液黏度及分离的次数和间隔时间以及所需费用而定。一般地，为保持血浆胶体渗透压稳定，每次换浆时补充的胶体不应少于 40%。对每次换浆 1~2L 且换浆次数不多者，多数只需补充适量的清蛋白和晶体液即可，如果是频繁大量换浆，或患者已有凝血因子缺乏，若有低免疫球蛋白血症时，应补充一定量的 FFP，补充纤维蛋白原制剂使血浆纤维蛋白原含量 >1.5g/L。对高黏滞血症者，或有高凝倾向的患者，可适当用低分子右旋糖酐替代，而不用 FFP。对 SLE 或肾病综合征患者，则应增加清蛋白的补充。

四、换浆的适应证

（1）换浆首先用于治疗恶性单克隆免疫球蛋白疾病，并且具有确切和显著的效果。巨球蛋白血症、多发性骨髓瘤、冷球蛋白血症等常并发危及生命的高黏滞血症，全血黏度急剧升高，这时应立即进行血浆交换。

此外，单克隆免疫球蛋白干扰止血机制引起的出血及多发性骨髓瘤并发的肾衰竭，也适于换浆。

（2）由于免疫性疾病的发病与某些抗体免疫复合物有关，在传统治疗方法［糖皮质激素和（或）细胞毒药物］无效时，可结合血浆交换疗法治疗。血浆交换疗法能去除各种自身抗体和免疫复合物。尤其是患病早期，患者体内存在大量抗体，但尚未引起组织、器官损伤时，应尽早进行血浆交换，以减少组织、器官的损伤，改善症状。对那些用激素和免疫抑制剂效果不好且危及生命的重症患者，血浆交换与免疫抑制剂（如环磷酰胺）合用，可控制病情发展，改善症状。

1）特殊抗体所致的疾病

a. 肺出血 - 肾炎综合征（Goodpasture 综合征）：换浆对维持肾功能和预防威胁生命的肺出血是有益的。

b. 重症肌无力：换浆适用于经激素和抗胆碱酯酶药，以及胸腺切除治疗无效的严重全身型者，或肌无力危象者，或因并发消化性溃疡、糖尿病、感染等而不能使用大剂量糖皮质激素者。

c. 抗因子Ⅷ综合征：某些血友病者经大量因子Ⅷ治疗后，血浆中产生高浓度抗因子Ⅷ抗体，若并发严重出血，输注大量因子Ⅷ浓缩物也无效，这时，大量换浆可能起到止血作用。

d. 某些温抗体型自身免疫性溶血性贫血，特别是溶血危象而对大剂量糖皮质激素无效者，血浆交换结合红细胞交换有可能挽救患者生命。

2）同种抗体所致疾病：有输血后紫癜、新生儿 Rh 溶血病、ABO 血型不配合的骨髓移植术前受者的准备。

3）免疫复合物疾病

a. 急性肾炎，Ⅰ型和Ⅱ型疗效较好，对Ⅲ型疗效尚需验证。

b. 系统性红斑狼疮，出现威胁生命的紧急情况，或受损器官功能恶化时，如肾功能急性恶化、脑狼疮、急性暴发性狼疮肺炎等，换浆可能对再次控制疾病活动有价值，但对有心脏传导障碍或继发严重感染者慎用。

4）免疫机制未完全清楚的疾病：换浆对血栓性血小板减少性紫癜、吉兰 - 巴雷综合征疗效较好。类风湿关节炎时换浆疗效可疑，现已有试用血浆交换同时清除淋巴细胞而取得疗效的报道，在该病并发有威胁生命的血管炎或高黏滞血症时，适于换浆。

五、换浆的并发症

换浆并发症的发生率约为 2.6%，有些与血容量改变有关，有些与血浆正常成分的改变有关，有些则与替代液的性质有关。

1. 心血管反应　抽吸速度过快或体外循环血量过大可发生低血压、晕厥或休克；相反，回输速度过快，补充液体过多，尤其是含钠的胶体液过多，可致急性肺水肿和左心力衰竭，因此换浆中必须随时注意液体平衡（现有部分血细胞分离机可有自动平衡液体出入的自动化程序）。

2. 血浆变态反应　通常出现在 FFP 输注过程中，原因之一是释放的组胺和血管活性物质所致，另一可能原因是某些人体产生抗 - IgA。主要表现为寒战、皮疹、发热和低血压，喉头水肿与心肺功能衰竭少见。在血浆置换之前，应用抗过敏药物如皮质类固醇、异丙嗪、肾上腺素等，可降低严重程度和发生率。在膜式血浆分离中，也有对膜分离器消毒剂过敏的报道。对输血或血浆已有变态反应者应尽量避免再次输用。

3. 枸橼酸钠反应　由于含抗凝剂的血液成分回输过快，或应用大量血浆作替代液，致使血浆游离钙降低，而表现口周麻木、畏寒、颤抖、心动过速、手足抽搐、甚至胃肠痉挛致呕吐等，可用葡萄糖酸钙预防和治疗。另一类不良反应发生在肾功能不全的患者，枸橼酸代谢物碳酸氢盐不能从肾脏排出，引起代谢性碱中毒。

4. 出凝血异常　换浆常见凝血常规改变，换浆后 24h 内常有纤维蛋白原、抗凝血酶含量及血小板计数减少，但是临床上异常出血少见，发生率为 2.2%。值得注意的是高凝状态以及血栓形成的危险，必要时加用适当肝素治疗。置换 1 倍容积血浆量后，凝血时间延长 30%，而活化的部分凝血活酶时间延长 1 倍，这些改变通常在置换后 4 小时恢复正常。但是短期内多次置换，往往加重凝血机制的减退，因此对于有高危出血倾向的患者（如肺出血、即刻肾穿刺后），补充一定量的 FFP 是必需的，使纤维蛋白原 > 1.4g/L。

5. 感染　用新鲜液体血浆或冰冻血浆作替代液，有传播病毒性肝炎的危险，注射乙肝病毒疫苗可能对于预防乙型肝炎病毒感染有益。此外，许多经历血浆交换的患者，由于某些自身免疫性疾病本身或应用免疫抑制剂而免疫功能低下，加之频繁大量换血浆，降低了免疫球蛋白水平及调理素活性，增加了对感染的易感性。换浆中如何防治感染，以及如何适当应用激素和细胞毒药物是关系到疗效的关键问题之一。换浆前尽可能治疗感染病灶，如龋齿、肺部感染等，换浆后注意患者的清洁护理、保暖、病房空气消毒，注射适量静脉免疫球蛋白等有助于感染的防治，提高换浆的疗效。

6. 低钾血症　清蛋白溶液中不含钾离子，对有低钾的患者更应引起注意，每 1 个血浆量置换后血钾浓度大约可降低 25%，低钾血症偶尔会并发心律失常，因此每升清蛋白溶液中加入 4mmol 钾有助于减少此类并发症。

7. 药物同时被清除　常规血液透析技术对蛋白质结合率高的药物影响甚少。但血浆置换理论上能够降低血药浓度，如环磷酰胺、泼尼松、地高辛及万古霉素等，所以对使用这些药物的患者，需监测血药浓度，并做相应的剂量调整。

（周正菊）

第三节　脐带血输注

脐血作为丰富的血源，早在 20 世纪初就已提出，国外 20 世纪 30 年代已开始应用于临床，我国 20 世纪 50 年代也陆续开展了脐血输注，由于脐血有形成分（红细胞、白细胞、血小板）较高，变态反应少，含有丰富的免疫球蛋白，最初对脐血的应用仅停留在补充血容量，纠正贫血等简单的治疗上，自 1988 年首例脐血移植成功以来，对脐血的研究更加深入，脐血不仅含有丰富的造血干细胞，而且某些细胞因子如红细胞生成素（erythropoietin，EPO）、粒细胞集落刺激因子（Ganulocyte colony stimulating factor，GCSF）等含量较成人血高数倍，更适合于血液病的应用。

一、适应证

脐血输注的适应证与一般输血基本相同，特别适合下列情况：
（1）再生障碍性贫血：纠正贫血，刺激骨髓造血功能。
（2）用于白血病或肿瘤化疗或放疗后骨髓抑制者。
（3）肾源性贫血：脐血中 EPO 含量较高，可用于肾源性贫血，但肾功能不全时要控制血容量。
（4）促进止血：新鲜脐血中血小板含量高，凝血活性强。
（5）输成人血过敏者。

二、禁忌证

（1）心肾功能不全或肺水肿患者。
（2）DIC 高凝期。
（3）其他：如红细胞增多症、高黏滞综合征等。

三、术前准备

准备齐全采集脐血的器材。

四、操作要点

1. 供者的选择　选择新生儿与其母均健康的脐血。
2. 采血时间　新生儿娩出后立即开始采血，采血完毕时间不超过分娩后 5 分钟。
3. 采血方法　在距新生儿肚脐 5～7cm 处用 2 把血管钳夹住脐带，再在两钳间将脐带切断。待新生儿断脐后采集。抗凝剂有肝素，ACD（枸橼酸，枸橼酸盐和葡萄糖）和 CPD（citrate/phosphate/dextrose/adenine，枸橼酸盐，磷酸盐葡萄糖和腺苷）。其中，CPD A 为等渗，中性 pH，而且不受所采集脐血体积的影响，现多被采用。采集用带 16 号针头内有 CPD A 约 23mL 的采血袋，适合采集 170mL 以内的脐血。采集前用 2% 碘酊和 75% 乙醇溶液依次消毒脐带欲穿刺处，通过脐静脉穿刺收集脐血。一般每个胎盘可采集 42~240mL。

4. 血样检测　取 1 份脐血样做细菌、真菌培养及致热源检查。目前还应检查肝炎病毒、CMV、EBV 及 HIV。

5. 血型鉴别　及交叉配型试验以 ABO 鉴定为常规，必要时可做 Rh 血型检查，脐血的血型抗原虽然较弱，但抗原抗体的特异性反应是明显的，其方法与成年人血的相同，如抗原性较弱，应选用高效价标准血清（抗 A、抗 B 效价 >1：128），有疑问时应重复鉴定。

6. 输注方法　同输注成年人血。

五、并发症及处理

同输注成年人血。

六、注意事项

（1）要求：①产妇无肝炎病史，分娩时无发热或贫血；②妊娠足月；③新生儿无黄疸、水肿、窒息；④羊水内无胎粪；⑤胎盘剥离距离分娩时间 <12 小时。

（2）脐血输注前一定要与患者血进行交叉配型试验。

（何　义）

第四节　胎肝细胞输注

在人类胚胎发育过程中，肝脏是主要的造血器官，含有丰富的造血干细胞，以 4~5 个月的胎肝最多，主要为红系造血祖细胞（colony forming unit – erythroid 和 burst forming unit – erythroid，CFU – E 和 BFU – E），也有粒系祖细胞和巨核细胞，以及 1%~2% 的 T 淋巴细胞，其功能还未成熟。所以胎肝细胞输注的主要作用是提供造血干细胞，促进造血，特别是红细胞系造血，如应用于再生障碍性贫血等；此外，还可提供造血生长因子刺激骨髓造血功能。

一、适应证

（1）再生障碍性贫血。
（2）白血病或肿瘤放疗后骨髓抑制的患者。
（3）重症 β 海洋性贫血。

二、术前准备

准备齐全制备胎肝细胞悬液的器材。

三、操作要点

（1）供者选择 4~5 个月胎龄的健康孕妇。
（2）引产：一般常用水囊引产。
（3）胎肝细胞悬液的制备 12 小时内，在严格的无菌条件下，先从胎儿腹腔取出肝脏，放入平皿内，去除结缔组织及肝包膜，用生理盐水冲洗 3 次，去除红细胞，然后将肝脏剪碎成小块，加入少量生理盐水，用玻璃研磨器轻轻研磨成匀浆（有条件者可用 220 目网筛或细胞悬液制备器），去除白色结缔组织，最后用 4 号针头的注射器吸出肝组织匀浆，注入 500mL 无菌输血袋，加生理盐水 250mL 配成胎肝细胞悬液，整个过程均应在无菌室的超净工作台内严格无菌操作。
（4）输注方法：与输血一样，输注前静脉给地塞米松 5mg，输注时给予庆大霉素 8 万 U 或青霉素（640~800）万 U 预防感染。

四、并发症及处理

过敏、发热等同一般血液制品的处理。

五、注意事项

（1）细胞计数：通常一个 22 ~ 24 周龄的胎肝可收集的有核细胞数为（5 ~ 8.2）×10^9 个。
（2）台盼蓝染色计数：活细胞数 >70%。
（3）要求 1 小时内输注。
（4）胎儿与受者血型可不必相符，因为胎儿造血组织的抗原性弱。

（何　义）

第五节　治疗性血细胞单采术

治疗性血细胞单采术是指利用血细胞分离机单采患者的某一血液成分，然后废弃或经处理后回输于人体的一种治疗手段。按单采细胞种类的不同分为治疗性红细胞单采术、治疗性白细胞（粒细胞、淋巴细胞）单采术、治疗性血小板单采术以及外周血造血干细胞（单个核细胞）单采术。

一、治疗性白细胞（粒细胞、淋巴细胞）单采术

（一）适应证

文献认为，无论急、慢性白血病患者，当外周血 WBC >$50×10^9$/L 并伴有白细胞淤滞症状或即使无症状但外周血 WBC >$100×10^9$/L，均应行紧急的白细胞清除术。

1. 急性白血病　外周血白细胞计数 >$100×10^9$/L 的急性白血病在临床上属于高危白血病。由于外周血白细胞异常增高可导致血液黏滞度增加，加上白血病细胞比正常细胞大而僵硬，变形性差，所以容易在小血管形成血栓或凝块，造成微循环障碍，脑出血、脑血栓、ARDS、DIC 等危及生命的脑、肺重要器官损害的并发症。另外化疗药物的应用可使大量白血病细胞在短期内破坏，导致高尿酸血症、高钾血症等肿瘤融解综合征，加速患者死亡。对于这类高白血病细胞急性白血病患者采用治疗性白细胞单采术可迅速清除患者外周血白细胞，从而缓解患者白细胞淤滞症状，避免因单纯化疗引起的肿瘤融解综合征，显著提高治疗缓解率，降低其早期死亡率。治疗性白细胞单采术最适处理血量约为患者血容量的 1.5 倍。每日或隔日一次，1 ~ 3 次为一个疗程。待白细胞计数下降至正常或接近正常或减少至原来的 1/3 时，即可停止单采，配合应用化疗药物维持疗效。

2. 慢性白血病　慢性粒细胞白血病（chronic myelocytic leukemia，CML）是一种发生在早期多能造血干细胞上的恶性骨髓增生性疾病（获得性造血干细胞恶性克隆性疾病）。外周血以不成熟性白细胞数显著增高为特征。当白细胞计数 >$100×10^9$/L 时，血液呈高黏状态易致血栓形成，其白细胞淤滞症可引起重要脏器梗死、出血，危及患者的生命安全。有报道指出，约 40% 的粒细胞白血病患者有白细胞聚集和白色血栓的形成，而白色血栓被认为是导致 65% CML 患者死亡的直接原因，尤多见于患者处于高白细胞血症时（白细胞计数 >$200×10^9$/L）。化疗前紧急进行白细胞单采术可去除循环池中的大部分增殖期细胞，并动员贮存池细胞进入循环池，诱导静止期细胞进入增生期，迅速降低肿瘤负荷，减少并发症的发生，提高对化疗药物的疗效，并能避免单纯化疗后大量白血病细胞被杀伤分解引起的溶解综合征。CML 患者伴有血小板减少、高尿酸血症以及妊娠等情况时，不宜进行化疗，也可采用治疗性白细胞单采术以减轻症状。慢性淋巴细胞白血病患者化疗前也可进行淋巴细胞单采术，但疗效较差。对于淋巴细胞 >$100×10^9$/L 伴巨脾症的某些慢性淋巴细胞白血病，也可用白细胞单采术进行治疗。

理论上，处理 1 个血容量可使白细胞计数下降 50%。若处理 1.5 个血容量，多数患者的白细胞可下降 50% ~ 70%，但伴有脾脏明显肿大的患者白细胞计数降低不明显，可能是脾脏中的白细胞不断释

放入外周血中所致。这样的患者往往需要多次进行白细胞单采术。对慢性白血病巨脾患者，行白细胞单采术后脾脏可马上明显缩小。

（二）注意事项

（1）治疗前医生应熟悉患者病情（症状，体征），完善必要的检查，如血常规，电解质、酸、碱平衡，肝、肾功能。

（2）准备好急救物品。

（3）治疗过程中对白细胞计数进行动态观察。当白细胞数降至所要求的范围即可停止治疗。伴有脾肿大的患者，在清除白细胞的同时，脾脏向外周血释放白细胞，导致外周血中白细胞计数下降不显著。但体内白细胞总量有显著减少。

（4）对于血小板计数 $< 50 \times 10^9/L$ 的患者行治疗性白细胞单采术前应权衡其利弊。若必须行此治疗，则先备好浓缩血小板，单采术前或术中输注浓缩血小板以防重要器官出血并发症的发生。

二、治疗性血小板单采术

（一）适应证

1. 原发性血小板增多症　原发性血小板增多症是骨髓巨核细胞系的恶性增生性疾病。由于血小板数量增多，功能缺陷，临床大多因出血（鼻出血、牙龈出血、皮肤紫癜、创伤和手术中止血困难）或动静脉栓塞（脾、肝、肠系膜静脉、颅内及肢端动脉）就诊而发现本病。血小板计数 $> 1\ 000 \times 10^9/L$ 伴有出血和血栓形成者是施行治疗性血小板单采术的良好适应证。

2. 慢性粒细胞白血病伴血小板异常增多　CML 患者外周血除白细胞数显著升高外，1/3~1/2 的初诊病例并发血小板增多。对于异常增多的白细胞，采用化学治疗 3~5 日即可使其增多的白细胞显著下降，但对伴有血小板异常增多（血小板计数 $> 1\ 000 \times 10^9/L$）的患者，血小板则未能降至正常。由于血小板异常增多易致静脉出血或血栓形成，危及患者的生命。临床常增加化疗药物的剂量治疗，但是过强的化疗势必会导致白细胞异常减少，容易引起感染、出血等一系列的并发症。治疗性血小板单采术可通过去除 CML 患者体内异常增多的血小板，从而改善血小板异常增多引起的并发症，在联合化学治疗的情况下可维持血小板的动态平衡。我院对 20 例伴血小板异常增高的 CML 患者共行 33 次治疗性血小板单采术，每次处理 1.5 个血容量，每日或隔日 1 次，1~4 次为一个疗程。结果单次治疗后血小板计数下降（43.0 ± 14.9）%，联合化学药物治疗后，临床症状及体征全部改善或减轻，其中并发右踝关节部位皮肤溃烂不愈 8 月余的患者经先后 4 次治疗性血小板单采术联合羟基脲治疗后，血小板、白细胞计数降至正常范围，经植皮手术后溃疡痊愈。

3. 继发性（反应性）血小板增多症　对反应性、一过性血小板增多患者，绝大多数无症状，很少需要施行预防性血小板单采术。但对继发性持续性血小板增多症患者，在药物能有效控制前，也可施行血小板单采术。

（二）注意事项

1. 治疗前　医生应熟悉患者病情，完善必要的实验室检查，包括血常规、血生化指标；准备好急救用品。

2. 治疗中　注意不良反应的发生，尤其是枸橼酸盐中毒，及时补充钙剂。

3. 治疗后　要对血小板计数进行动态观察。当血小板计数下降到所需范围，即可中止单采；单采后及时应用化疗药物，防止"反跳"。

三、治疗性红细胞单采术

（一）适应证

（1）真性红细胞增多症、继发性红细胞增多症：此类患者常伴有高黏滞综合征，施行红细胞单采术可迅速降低红细胞压积和血液黏稠度，改善临床症状，减少血栓形成或出现严重并发症的危险。对于那些白细胞或血小板计数偏低难以化疗的患者，施行红细胞单采术最为合适。红细胞单采的量要根据病情而定。一般单采浓缩红细胞 200mL 可使血红蛋白下降 8~12g/L，平均 10g/L。在实施红细胞单采术的同时要以同样速率输入与采出的浓缩红细胞等量的替代液。一般先用晶体溶液，后用胶体溶液。多数患者单采红细胞一次就能收到良好效果。术后用小剂量化疗药物治疗即可长期维持血红蛋白在正常范围。

（2）镰状细胞性贫血：本病多见于非洲和美洲黑人，在我国各民族中极为罕见。它可发生痛风危象、中风、下肢溃疡和阴茎异常勃起等并发症。这是由于患者血液中含有大量的不能变形的镰状细胞使微循环发生淤滞，导致组织缺氧和坏死所致。上述并发症一旦出现，尤其是发生痛风危象时，应立即进行红细胞单采术或置换术。红细胞置换术就是一边单采患者的病理性红细胞，一边输注等量的献血者浓缩红细胞进行替代治疗。这种方法可以使组织缺氧和坏死很快得到改善，症状随之减轻或消失。定期进行红细胞置换术，可有效地预防各种并发症的发生。

（3）阵发性睡眠性血红蛋白尿、难治性温抗体型自身免疫性溶血性贫血、恶性疟疾及卟啉病等对上述疾病采用治疗性红细胞单采术具有急救的效果。红细胞置换量较大时应选用洗涤红细胞或少白细胞的红细胞，以避免或减轻同种免疫反应。

（4）利用新生红细胞单采，收集到网织红细胞、年轻红细胞，对于输血依赖的海洋性贫血、骨髓增生异常综合征或再生障碍性贫血等可减少输血次数，延缓血色病发生。

（二）注意事项

（1）行治疗性红细胞单采术前，医生应熟悉患者病情，完善必要的实验室检查，了解血常规、电解质情况。准备好急救物品。

（2）替代液的种类及构成应根据患者病情决定。一般情况下，晶体∶胶体 = 2∶1。

（3）治疗过程中密切观察患者生命体征，注意有无不良反应发生，尤其是枸橼酸盐中毒反应和血容量失衡，一旦发现不良反应，及时处理。

（4）红细胞单采术后，应及时用药物治疗原发病，防止"反跳"。

四、外周血干/祖细胞单采

外周血干/祖细胞移植（peripheral blood stem cell transplantation，PBSCT）在造血系统恶性疾病和各种实体瘤的治疗中，已被广泛认为是一种可选择的有效治疗方法。外周血干/祖细胞采集除用于移植外，还适用于大剂量化疗的支持治疗。

外周血干祖细胞单采处理血量为 2~3 个血容量，连续采集 1~3 日，待采集的干/祖细胞数达到移植要求即可停止采集（自体外周血造血干细胞移植单个核细胞数 $>2\times10^8$/kg 体重，$CD34^+$ 细胞数 $>2\times10^6$/kg 体重；异基因外周血造血干细胞移植单个核细胞数 $>4\times10^8$/kg 体重，$CD34^+$ 细胞数 $>4\times10^6$/kg 体重）。

外周血干/祖细胞单采注意事项：单采术前①做好患/供者（尤其是供者）的心理评估，确保供者能胜任干细胞捐献者这一角色；②让患/供者了解干细胞单采术的有关知识，消除其紧张心理，争取患/供者的积极主动的配合；③对患/供者的血管情况进行评估，拟定血管通路的方式。单采术中：①密切观察病情，每 30 分钟测量血压、脉搏、呼吸一次；②注意采集过程中不良反应的发生并及时处理。常见的不良反应有血流不足、枸橼酸盐中毒、穿刺部位血肿、穿刺部位渗血、血管穿刺侧肢体麻木。单采术后：①患/供者至少要留观 4~6 小时，以监测其生命体征，有无枸橼酸盐中毒等。如仍有低钙反应，则补充钙；②穿刺部位于单采术后用消毒方纱稍微加压包扎 30 分钟，待止血后局部消毒，贴上止血贴。嘱患/供者 24 小时内避免淋浴，预防穿刺部位的感染；③单采术后 1 周内避免做剧烈运动。由于采集过程对全血细胞机械的离心，对血小板及其他血细胞有一定的损耗，一般需 1~2 周才完全恢复，故于单采术后 1 周内不宜做剧烈运动。此外，尚需注意休息；④单采术后宜进食高蛋白、高维生素，富含铁、钙的食物。

（何　义）

第六节 基因检测技术

1984 年美国 PE 公司 Mulis 创建了聚合酶链反应（polymerase chain reaction，PCR）技术。1985 年 Saiki 等在《科学》杂志上全面介绍了此项技术。1987 年美国专利局授予 PCR 技术专利。

该项技术是一种在体外模拟自然 DNA 复制过程的核酸扩增技术。它以待扩增的两条 DNA 为模板，由一对人工合成的寡核苷酸引物介导，通过 DNA 聚合酶的酶促反应，快速体外扩增特异 DNA 序列。PCR 技术通过变性、复性和延伸，约 30 个循环可将靶 DNA 扩增数百万倍，具有操作简便、快速、特异性强和灵敏度高的特点。该项技术一经问世，在国际上引起强烈反响，成为分子生物学发展史上的里程碑。

PCR 技术应用广泛，能够快速扩增被检样本中某一段目的基因，不仅用于基因分离、克隆和 DNA 序列分析等，还用于血型方面的鉴定与研究，例如红细胞血型、人类白细胞抗原（HLA）及血小板血型研究等诸多方面。

PCR 技术以样本的 DNA 为检验标本，直接鉴定 ABO 或 Rh 血型基因型，可用于疑难血型鉴定、亲子关系鉴定、新生儿溶血病父母基因型鉴定等。PCR 技术进行疑难血型鉴定，常用于 ABO 亚型、高效价冷凝集素综合征、自身免疫性溶血性贫血等患者。对于这类患者，采用血型血清学的方法常难以确认血型，延误临床输血治疗时机，给患者诊治带来困难。采用基因分型方法，可较快速准确定型，在选择相容血液方面具有重要意义。但应明确，红细胞基因并不能全部代表抗原表达，所以以基因检测不能完全取代血型血清学技术。

本节主要介绍红细胞血型系统基因分型相关技术。

一、PCR 的原理与操作

（一）分型基本原理

PCR 是体外酶促反应合成特异性 DNA 的一种方法。它利用人工合成顺序特异性引物介导的 DNA 聚合酶酶促反应，扩增位于两段已知序列之间的 DNA 基因片段，然后用凝胶电泳检测 PCR 产物。根据是否产生 PCR 扩增产物以及扩增产物的长度来指定相应基因。

（二）PCR 基本操作

由于模板 DNA、引物、被扩增片段长短、TaqDNA 聚合酶活力等诸多因素的差异，没有一套在任何条件下都能保证实验成功的条件。但是，根据众多积累的经验，可以设计多数情况下适用的标准 PCR 反应条件。但必须指出的是，PCR 试验全过程要求无菌操作。

1. 试剂盒保存　有两种方法：①直接置于 −20℃ 以下冻存。②PCR 引物混合液预分装到 PCR 板或 PCR 试管中，每个反应分装 7μl，然后加液状石蜡覆盖后冻存。

2. 采抗凝血液标本　采静脉血 0.5mL，用乙二胺四乙酸（EDTA）或酸性柠檬酸盐葡萄糖（ACD）抗凝剂抗凝。一般不用肝素抗凝，因为肝素能抑制限制性内切酶活性。

3. 分离有核细胞并提取 DNA　有多种方法。可以采用低渗溶解红细胞后获得白细胞，也可以采用淋巴细胞分离液提取淋巴细胞。

DNA 含量可以采用与已知含量的噬菌体人 DNA 标准品同时电泳，溴乙啶（EB）染色，紫外透射仪下比较判定。也可以采用比色鉴定，将 DNA 溶液稀释后，用蒸馏水作为空白，紫外分光光度计上测定 OD_{260nm}、OD_{280nm} 及 OD_{230nm} 的值，DNA 含量按公式计算（DNA 含量 = 50μl/mL × OD_{260nm} 值 × 稀释倍数）。OD_{260nm}/OD_{280nm} < 1.7，比值低说明样品中残存蛋白质较多；OD_{260nm}/OD_{280nm} > 2.0，比值高说明样品中残存核苷酸、氨基酸或酚等有机杂质。

4. 扩增　按照试剂说明书进行操作。反复进行"热变性 − 复性 − 延伸"的循环过程，30 个循环后置 72℃ 再延长 5min，降温至 4℃，完成扩增操作。

5. 凝胶电泳　按照试剂说明书操作。一般情况下取 5μl PCR 产物直接点样到凝胶孔中，使用 1 × TBE 缓冲液，以 100V 电泳 25～30min，然后在紫外灯下拍照记录。

（三）结果分析

以 ABO 血型为例。

红细胞表面 ABO 抗原的特异性和抗原强度，取决于 A 和 B 糖基转移酶的特异性和酶的活性，它们受 ABO 基因控制。基因序列差异，导致产生 A 亚型、B 亚型、B（A）型以及 cis－AB 等变异体，目前已检测出近 200 个等位基因。

每个 PCR 反应都产生 207bp 或 429bp 的内对照产物。根据是否产生特异性产物，以及产物的长度来指定相应的基因型。应注意到同样的表现型，可以对应不同的基因型。

（四）常见问题分析

1. 无 PCR 产物　可能原因有：①DNA 浓度过低、DNA 已降解、DNA 样品中含有抑制 PCR 反应的物质，如肝素等。②Taq 酶活性偏低或用量不足。③PCR 扩增仪温度未校准，显示温度和实际温度有差异。④约有 1% 的 PCR 反应无产物，仔细加样并充分混合反应物，可降低其发生率。

2. 假阳性反应　可能原因有：①DNA 样本浓度过高。在做分型前，必须测定 DNA 浓度，最适浓度为 40～70ng/mL。如果 DNA 浓度过高，需要稀释后才能使用。②DNA 样品或 PCR 引物混合液被 PCR 产物污染。③使用过量或质量差的 Taq 酶。

二、PCR 的技术特点

随着分子生物学知识的不断发展与积累，人们已经清楚地认识到作为生命的物质基础—基因改变会导致各种表型的改变，由于方法学的发展和深入研发，可以采用各种分子生物学技术直接探查机体或病原体基因的存在和变异，从而对人体的状态和疾病做出诊断。在多种多样的基因诊断技术中，以核酸探针杂交技术和 PCR 技术在临床应用最广，其中尤以 PCR 技术以其巧妙的原理和与众不同的特点，成为基因诊断首选的技术之一。现将 PCR 主要特点概括如下。

（一）特异性强

PCR 技术以检测基因为目标，依赖顺序特异性引物，扩增特定核苷酸序列的目的基因。即引物与模板结合是否正确，决定了产物的特异性。

（二）灵敏度高

在 PCR 扩增中，模板 DNA 数量以指数级增加，被检标本中极微量的靶序列在数小时内即可以增加上百万倍，因此检测灵敏度高。

PCR 检测灵敏度可达 fg 级，理论上可以检出一个细菌或一个真核细胞的拷贝基因的存在。用 PCR 技术可以发现临床被检标本中微量的病原体或异常细胞，通常情况下，0.1mL 血液提取的 DNA，便可进行 PCR；特殊情况下单一双倍体细胞、一根头发甚至一个精子也可进行 DNA 分析。

（三）简便快速

初期使用的 PCR 方法操作烦琐。随着耐热的 TaqDNA 聚合酶在试验中的应用，操作步骤大为简化。加之 DNA 循环仪的发展和普及，使手工操作改为仪器自动循环，只需将反应管置入仪器内，反应便会按照预定的程序进行。商品化试剂盒的发展和应用，使样品处理更为简单。一些试剂盒将各种反应成分预先混合，制备成工作液并分装成单人份，操作者不需要自己动手配制各种试剂，便于操作标准化。技术人员只需要将样品做简单处理和加样后即可进行扩增。许多 PCR 检查项目在 2h 左右即可出报告。

对于疑难血型鉴定，PCR 方法更具优越性。对于某些患冷凝集素综合征患者，当病情未控制时，用血清学方法很难做出准确的血型判断，甚至耗时数日也难以做出准确定型。

（四）标本易于采集

取材不受部位限制。由于 DNA 没有组织特异性，全身任何部位的组织，都可作为被检标本。另外，由于 PCR 高度的特异性和敏感性，微量 DNA 即可通过扩增试验，获取大量检材。

用于 PCR 扩增的不同标本处理方法有所不同，但标本预处理都不复杂。近几年文献报道，对于血型基因检测，已成功地从孕妇血清或循环血标本即可对胎儿 Rh 血型进行基因定型。

（五）PCR 技术的局限性

由于 Taq 酶缺乏 3′~5′端的外切酶活性，因而不能纠正反应中发生错误的核苷酸掺入，使 PCR 扩增产物有一定程度的错误掺入。估计这种错误是每 9 000 个核苷酸掺入中仅发生一次错误，而合成 41 000 个核苷酸可能导致一次框码移位。但是错误掺入的碱基有终止链延伸作用的倾向，这使得发生的错误不会进一步扩大。

PCR 在临床应用中的另一个不足是：过高敏感性容易导致交叉扩增，在实验室出现污染的情况下可能出现假阳性结果；而在引物对范围过窄或存在抑制剂等影响因素下也可能出现假阴性结果。因此，需要严格设置各种对照以排除干扰。同时，操作技术人员还需不断积累经验，保证检验报告的准确性。目前有些实验室在开展 PCR 方面还受仪器设备条件的限制，还需进一步降低 PCR 试剂成本。总之，PCR 的优、缺点并存，它是现在各种检验方法的一种补充而不是代替。在血型血清学检验可以获得明确结果的情况下，就没有必要滥用 PCR。

（何　义）

第七节　血型鉴定

一、ABO 血型鉴定

1900 年，Karl Landsteiner 在研究 22 个人的血清与红细胞时，发现有些人的血清会与某些人的红细胞发生凝集。1927 年 Karl Landsteiner 按照凝集素原将其分别命名为 A、B、O、AB 型。为常规血型鉴定方法的发展奠定了基础。ABO 血型系统是第一个被发现的血型系统，对临床输血有很重要的意义。

（一）标本

静脉抗凝或不抗凝血 1.5~2.0mL。

（二）原理

ABO 血型鉴定，是根据 IgM 类特异性血型抗体与红细胞膜上特异性抗原结合能出现凝集反应的原理，用已知 IgM 类特异性标准抗 A 和抗 B 血清来测定红细胞上有无相应的 A 抗原或（和）B 抗原，同时用已知标准 A 型红细胞和 B 型红细胞来测定血清中有无相应的天然 IgM 类抗 A 或（和）抗 B。

（三）器材

载玻片、滴管、小试管、台式离心机、微柱凝胶离心机、玻璃棒、蜡笔或记号笔、显微镜等。

（四）试剂

（1）单克隆或多克隆抗 A、抗 B 血清试剂。

（2）0.8%、5% 和 10% A 型、B 型及 O 型试剂红细胞盐水悬液。

（3）受检者血清。

（4）受检者 0.8%、5% 和 10% 红细胞盐水悬液。

（5）10mm×60mm 透明的玻璃试管或塑料试管。

（6）微柱凝胶检测卡。

（五）操作步骤

1. 试管法

（1）查抗原：取洁净小试管 2 支，分别标明抗 A、抗 B，用滴管加入抗 A 和抗 B 分型试剂各 2 滴于试管底部，再以滴管分别加入受检者 5% 红细胞盐水悬液 1 滴，混匀。

（2）查抗体：取洁净小试管 3 支，分别标明 A 型、B 型和 O 型细胞。用滴管分别加入受检者血清 2 滴于试管底部，再分别以滴管加入 A 型、B 型、O 型 5% 试剂红细胞悬液 1 滴，混匀。

（3）立即以 1 000r/min 离心（离心时间为离心机校准时间）。

（4）轻轻摇动试管，使沉于管底的红细胞浮起，先以肉眼观察有无凝集（或溶血）现象，如肉眼观察不见凝集，应将反应物倒于玻片上，再以低倍镜下观察有无凝集。

（5）凝集强度判断标准

4 + = 红细胞凝集成一大片或几片，仅有少数单个游离红细胞，血清清晰透明。

3 + = 红细胞凝集成数个大颗粒凝块，有少数单个游离红细胞，血清透明。

2 + = 红细胞凝成数个小颗粒凝块，游离红细胞 <1/2。

1 + = 红细胞凝成数个小颗粒凝块，游离红细胞 >1/2。

± = 红细胞凝成数个微小颗粒凝块，周围有很多游离红细胞。

MF = 混合凝集外观（mixed field，MF），镜下可见少数红细胞凝集，而绝大多数红细胞呈分散分布。

－ = 阴性，镜下未见红细胞凝集，红细胞均匀分布。

HP = 部分溶血（part hemolysis，HP），有些残留红细胞。

H = 完全溶血（hemolysis，H），无残留红细胞。

（6）报告受检者红细胞 ABO 血型见表 6 - 2。

表 6 - 2　多检查红细胞 ABO 血型

分型血清 + 受检者红细胞		检者血型	受检者血清 + 试剂红细胞		
抗 - A	抗 - B		A 细胞	B 细胞	O 细胞
+	－	A	－	+	－
－	+	B	+	－	－
－	－	O	+	+	－
+	+	AB	－	－	－

注：+ 为凝集；－ 为不凝集。

2. 玻片法

（1）查抗原：取清洁玻片 1 张，用记号笔分别标明抗 A、抗 B，用滴管加入抗 A 和抗 B 分型试剂各 1 滴于玻片标记相对应处，再以滴管分别加入受检者 10% 红细胞盐水悬液 1 滴，混匀。

（2）查抗体：取清洁玻片 1 张，用记号笔分别标明 A 型、B 型和 O 型细胞。用滴管分别加入受检者血清 1 滴于玻片标记相对应处，再分别以滴管加入 A 型、B 型、O 型 10% 试剂红细胞悬液 1 滴，混匀。

（3）将玻片不断轻轻转动，使血清与细胞充分混匀，连续约 15s，以肉眼观察有无凝集反应。如肉眼观察不见凝集，应再以低倍镜下观察有无凝集或溶血。

（4）报告受检者红细胞 ABO 血型见表 6 - 2。

3. 微柱凝胶法

（1）标本：同试管法。

（2）原理：①人红细胞抗原与相应抗体发生特异性免疫反应（其本质为血凝反应）。②检测系统是在微柱中（载体）将反应递质凝胶（sephdexG - 100 或 50 葡聚糖胶）或小玻璃珠装入微柱中。③凝胶或小玻璃珠的间隙具有分子筛作用。凝集的红细胞（结合的）被留在微柱上面呈带状或凝集颗粒散布凝胶中间。未凝集的红细胞（即未结合、游离的）通过离心后沉入微柱的底部。④微柱凝胶中所含的特异性单克隆抗 - A、抗 - B 试剂检测红细胞上相应的血型抗原，或在含凝胶的微柱上用标准 A 型、B 型红细胞检测血清中相应的血型抗体，从而鉴定红细胞的血型。

（3）查抗原：在微柱凝胶检测卡的 A 和 B 孔中加入受检者 0.8% 的红细胞生理盐水悬液 1 滴（或

50μl）；即刻使用微柱凝胶离心机，以 1 000r/min 离心 10min，取出观察结果。亦可用全自动血型检测系统直接检测。

（4）查抗体：在微柱凝胶检测卡的 RG$_{A1}$、RG$_B$ 和质控 Ctrl 孔中加入相应的标准。

0.8％A 型、B 型和 O 型试剂红细胞盐水悬液和被检血清各 1 滴（或 50μl），即刻使用微柱凝胶离心机，以 1 000r/min 离心 10min，取出观察结果。

（5）结果判断：阳性反应，红细胞抗原与抗体结合使红细胞发生凝集，在离心后浮在凝胶表面或胶中；阴性反应，被检红细胞无相应抗原结合，在离心后红细胞沉于微柱的底部。检测结果：①质控管应为阴性反应。②A 孔阳性 B 孔阴性、RG$_{A1}$孔阴性 RG$_B$ 孔阳性为 A 型。③A 孔阴性 B 孔阳性、RG$_{A1}$孔阳性 RG$_B$ 孔为阴性为 B 型。④A 孔 B 孔阴性、RG$_{A1}$孔 RG$_B$ 阳性为 O 型。⑤A 孔 B 孔阳性、RG$_{A1}$孔 RG$_B$ 孔阴性为 AB 型。

（六）注意事项

（1）严格按操作规程操作，认真核对标本并做好标记。

（2）所用试管、滴管和玻片必须清洁干净，防止溶血。

（3）一般应先加血清，然后再加红细胞悬液，以便容易核实是否漏加血清。

（4）抗血清每次使用完后，应放回冰箱保存，以免细菌污染。

（5）为了防止冷凝集现象的干扰，一般应在室温下进行试验。

（6）严格控制离心速度和时间，防止假阳性或假阴性结果。

（7）观察时应注意红细胞呈特异性凝集、继发性凝固以及缗钱状排列的区别。

（8）未用的微柱凝胶免疫检测卡应入室温保存，用完后放 4℃冰箱保存 1 周。

（9）观察结果时，若出现溶血现象，表明存在抗原抗体反应并有补体激活，应视为凝集。

（10）判断结果后应仔细核对，记录，避免笔误。

（11）分型试剂＋受检者红细胞与受检者血清＋试剂红细胞结果不符时，要看受检者基本情况，如果是婴幼儿、肿瘤患者，理论上应该检测到的抗体没有查到，可以忽略不计，以查到的抗原定型。

（12）分型血清＋受检者红细胞与受检者血清＋试剂红细胞结果不符时，受检者基本情况，又不是婴幼儿、肿瘤患者。理论上应该检测到的抗体没有查到，多见老年人，可以用以下方法加以检测抗体：

1）用试管法重做，在做完 1、2 步后，把试管放 4℃环境 15min，后取出离心，观察结果。

2）用试管法重做，在做完 1、2 步后，把试管放 37℃环境 15min，后取出离心，观察结果。

3）用试管法重做，用聚凝胺方法查抗体：①取洁净小试管 3 支，分别标明 A 型、B 型和 O 型细胞。用滴管分别加入受检者血清 2 滴于试管底部，再分别以滴管加入 A 型、B 型、O 型 5％试剂红细胞悬液 1 滴，混匀。②于三个试管中分别加入低离子强度液（low ionstrength solution，LISS 液）0.7mL、聚凝胺液（polybrene solution）2 滴，混匀。③以 1 000r/min 离心（离心时间应按离心机校准时间）。④倒掉上清液，管底残液体留约 0.1mL。⑤轻轻摇动试管，目测红细胞有无凝集，如无凝集，则必须重做。⑥加入解聚液（resupension solution）2 滴，轻轻转动试管混并发同时观察结果。如果在 30 秒至 1 分钟内凝集散开，代表是由聚凝胺引起的非特异性聚集；如凝集不散开，则为红细胞抗原抗体结合的特异性反应。如反应可疑，可进一步倒在玻片上用显微镜观察。

（13）受检者血清＋试剂红细胞试验中，O 型细胞凝聚要查自身抗体和不规则抗体。

（七）方法评价

（1）玻片法定型简单，不需要离心设备，适用于大规模血型普查。亚型红细胞抗原与抗体的凝集反应慢、凝集强度弱，有时容易被忽略而导致定型有误。该法仅靠抗体的力量凝集红细胞而无离心力加速反应，故反应时间较长，且不适用于交叉配血。

（2）试管法定型反应快、时间短，特别是紧急输血时可在抗原抗体反应 1 分钟后离心观察结果；通过离心增强凝集，可发现亚型和较弱的抗原抗体反应，结果准确可靠。

（3）微柱凝胶法定型使用安全，操作简单，结果稳定可靠，灵敏度高，重复性好，但费用昂贵，需要特殊的仪器设备。

（八）临床意义

（1）血型鉴定是实施输血治疗的首要步骤。进行交叉配血前必须准确检测受血者和供血者的血型。

（2）进行组织器官移植时，供、受器官者的 ABO 系统血型必须相同。

（3）母、子 ABO 系统血型不合可以造成 ABO 系统新生儿溶血病。

（4）查抗体的目的在于复检血型抗原结果的准确性，纠正漏检、误报。

（5）查抗原时，对一些具有弱抗原的亚型，如 A_2B 型，因其 A 型抗原较弱而被忽略，误定为 B 型。通过查抗体可发现此类患者血清中既无抗 A，也无抗 B 凝集素，提示检查的抗原可能有误，应进一步核实鉴定结果。

（6）查抗体可以纠正某些肿瘤患者因红细胞抗原性减弱造成的抗原检测错误，同时还可以克服和排除获得性类 B 抗原和全凝集现象对红细胞定型的干扰。

（7）查抗体还可以发现血清中存在的一些不规则抗体，如抗 M、抗 N、抗 P_1、抗 Lewis 等。

二、ABO 亚型鉴定

人类红细胞 A 抗原主要有两种亚血型，即 A_1 和 A_2（构成全部 A 型血液的 99.99%）亚型。二者的红细胞与抗 A 试剂血清反应结果很强。其血清学区别由 B 型人血清或双花扁豆（dolichos biflous）种子提取液制备的抗 A_1 与红细胞的反应确定。A 型红细胞除 A_1 和 A_2 外，时而可见一些与抗 A 呈弱反应、甚至不反应的"弱 A"变异体，一般也称为 A 亚型，国内报道的有 A_3、A_x、A_m 亚型，受控于一些罕见的等位基因，其频率在几千分之一到几万分之一之间。A_3、A_x 和 A_m 亚型的鉴定，主要根据各自的特点相互比较，尚无特定的抗血清加以区别。本试验主要鉴定 A_1 和 A_2 亚型。

（一）标本

静脉抗凝或不抗凝血 1.5~2.0mL。配成 5% 红细胞盐水悬液备用。

（二）原理

根据 ABO 血型血清学特点，A 型和 AB 型可分为 A_1、A_2、A_1B 和 A_2B 四种亚型。抗 A 血清中含有抗 A 和抗 A_1 两种抗体，抗 A 抗体可以凝集所有 A 型和 AB 型红细胞，而抗 A_1 抗体只能与一部分 A 型和 AB 型红细胞反应。据此凡与抗 A_1 血清反应者被指定为 A_1 或 A_1B 亚型；不与抗 A_1 血清反应者指定为 A_2 或 A_2B 亚型。

（三）器材

吸管、小试管、记号笔、台式离心机、显微镜等。

（四）试剂

（1）单克隆或多克隆抗 A_1 试剂。

（2）生理盐水。

（3）A_1 和 A_2 亚型 5% 红细胞盐水悬液。

（五）操作步骤

（1）取两支小试管，一支测定受检者红细胞用，另一支供对照用并标明 A_1 和 A_2。

（2）将单克隆或多克隆抗 A 试剂分别在受检者小试管中和对照小试管的 A_1 和 A_2 中各加 1 滴。

（3）将受检者 5% 红细胞悬液加 1 滴于受检者小试管中。

（4）将对照用 5% A_1 和 A_2 红细胞悬液相应各加 1 滴于小试管的 A_1 和 A_2 中。

（5）摇匀，立即以 1 000r/min 离心 1 分钟。

（6）轻轻摇动，在低倍镜下观察结果。

（六）结果判断

如 A 对照红细胞凝集，而 A_2 对照红细胞不凝集，说明该试验结果可靠。此时如果受检者红细胞凝集者为 A 型，不凝集者为 A$_2$ 型。

（七）注意事项

（1）对其他亚型的鉴定还须做吸收与放散试验来确定，如出现鉴定困难，可采用分子生物学的方法鉴定。

（2）用 A$_2$ 红细胞吸收过的 B 型人血清和双花扁豆种子提取液测定结果，可推测 A$_1$ 和 A$_2$ 细胞是抗原量的变化，而从 A$_2$ 或 A$_2$B 的人所产生的抗 A$_1$ 观察，A$_1$ 和 A$_2$ 红细胞 A 抗原是质的不同。因此，检查时必须掌握好反应时间。

（3）如 A$_1$ 和 A$_2$ 对照红细胞都凝集或都不凝集，表示抗 A$_1$ 血清不纯或有其他质量问题。

（4）新生儿红细胞 ABO 血型抗原较弱，不宜做 A$_1$ 和 A$_2$ 亚型鉴定。

（八）临床意义

（1）若 A$_1$ 和 A$_2$ 基因共同遗传时，人体的表型为 A$_1$ 亚型，此时 A$_2$ 基因被 A$_1$ 基因所隐蔽。当 A$_2$ 基因与 B 和 O 基因配对时，则人体的表型将为 A$_2$B 或 A$_2$ 亚型。

（2）在常规输血试验中，除非 A$_2$ 或 A$_2$B 亚型人的血清含有抗 A 抗体，患者与供者间的 A$_1$ 或 A$_2$ 亚型不需加以区别。

（3）只有在 37℃有反应的抗 A$_1$ 亚型，才考虑具有临床意义，因其能造成红细胞与血清试验间的 ABO 定型不符，且亦可引起交叉配血试验不相合。

三、Rh 血型鉴定

Rh 血型系统通过输血或妊娠可产生免疫性抗体，当遇到相应抗原，可致溶血反应或新生儿溶血病。若误诊误治，可导致患者残废或死亡。临床输血时，一般需作 Rh 血型鉴定（Rh blood typing）。

（一）检测原理

Rh 抗原主要有 5 种：C、c、D、E、e。Rh 血型形成的天然抗体极少，主要是免疫抗体。抗 – D 抗体是 Rh 血型系统中最常见的抗体。Rh 抗体有完全抗体和不完全抗体两种，完全抗体在机体受抗原刺激初期出现，一般属 IgM 型。机体再次受抗原刺激，则产生不完全抗体，属 IgG 型。Rh 抗体主要是不完全抗体，如用 5 种不完全抗体的血清（抗 – D、抗 – E、抗 – C、抗 – c、抗 – e）做鉴定，可将 Rh 血型系统分为 18 个型别。在临床上，因 D 抗原的抗原性最强，抗体出现频率高，临床意义又较大，故一般只作 D 抗原的血型鉴定。如仅用抗 D 血清进行鉴定，则凡带有 D 抗原者称为 Rh 阳性，不带 D 抗原者称为 Rh 阴性。

（二）试剂

（1）Rh 抗血清：5 种不完全 Rh 抗血清（IgG）；单克隆 Rh 抗血清（IgM/IgG）。

（2）5% 受检者红细胞盐水悬液。

（3）0.067mol/L 磷酸盐缓冲液（pH5.5）由 0.067mol/L Na$_2$HPO$_4$ 5mL 加 0.067mol/L KH$_2$PO$_4$ 95mL 混合而成。

（4）1% 菠萝蛋白酶（或木瓜酶）溶液，称取菠萝蛋白酶 1.0g，溶解于 0.067mol/L 磷酸盐缓冲液（pH5.5）100mL 内。

（5）5% Rh 阳性红细胞和 5% Rh 阴性红细胞悬液各 1 份。

（三）操作

1. 酶法　取小试管（10mm×60mm）5 支，用蜡笔标记，分别加上述 5 种抗血清各 1 滴，再加 5% 受检者红细胞盐水悬液及 1% 菠萝蛋白酶试剂各 1 滴，混匀，置 37℃ 水浴中 30min，以肉眼观察凝集反应。

2. 盐水法　取小试管（10mm×60mm）5 支，蜡笔标记，分别加 5 种单克隆 Rh 抗血清（IgM）各 1 滴，再加入 5% 受检者红细胞各 1 滴，混匀，1 000g，离心 15s 观察结果。

3. 对照管　用蜡笔标记阳性和阴性分别加入抗 D 血清（IgG）1 滴，阳性对照管加 Rh 阳性红细胞 1 滴，阴性对照管加 Rh 阴性红细胞 1 滴，再各加 1% 菠萝蛋白酶溶液 1 滴，置 37℃ 水浴中 30min，肉眼观察反应结果。

4. 结果判定　如阳性对照管凝集，阴性对照管不凝集，受检管凝集，即表示受检者红细胞上有相应抗原；受检管不凝集，即表示受检红细胞上没有相应抗原。用 5 种抗 Rh 血清的检查结果可能有 18 种表型（表 6-3）。

表 6-3　5 种抗 Rh 血清检查结果判定

与各抗血清的反应					受检者 Rh 表型	Rh 阳性或阴性	
抗 C	抗 c	抗 D	抗 E	抗 e		临床上通称	血清学区分
+	+	+	+	+	CcDEe	Rh 阳性	Rh 阳性
+	-	+	-	+	CCDee	Rh 阳性	Rh 阳性
+	+	+	-	+	CcDee	Rh 阳性	Rh 阳性
+	-	+	+	-	CCDEE	Rh 阳性	Rh 阳性
-	+	+	+	-	ccDEE	Rh 阳性	Rh 阳性
-	+	+	-	+	ccDee	Rh 阳性	Rh 阳性
-	+	+	+	+	ccDEe	Rh 阳性	Rh 阳性
+	-	+	+	+	CCDEe	Rh 阳性	Rh 阳性
+	+	+	+	-	CcDEE	Rh 阳性	Rh 阳性
+	-	-	-	+	CCdee	Rh 阴性	Rh 阳性
-	+	-	+	-	ccdEE	Rh 阴性	Rh 阳性
+	+	-	+	+	CcdEe	Rh 阴性	Rh 阳性
-	+	-	-	+	Ccdee	Rh 阴性	Rh 阳性
-	+	-	+	+	ccdEe	Rh 阴性	Rh 阳性
+	-	-	+	-	CCdEE	Rh 阴性	Rh 阳性
+	-	-	+	+	CCdEe	Rh 阴性	Rh 阳性
+	+	-	+	-	CcdEE	Rh 阴性	Rh 阳性
-	+	-	-	+	ccdee	Rh 阴性	Rh 阴性

（四）注意事项

（1）单克隆 IgM：Rh 抗血清有商品试剂供应，可用盐水递质做凝集试验。抗血清（IgM）1 滴，加 5% 受检者红细胞悬液 1 滴，混合，1 000g 离心 15s，观察凝集反应。

（2）如临床上只要求检查是否为 Rh（D）阳性还是阴性，只需用抗-D 血清进行鉴别。如结果为阴性，则应进一步检查排除弱 D。

（3）在我国汉族人群中，Rh 阳性占 99.66%，Rh 阴性占 0.34%。

（4）阳性对照可取 3 人 O 型红细胞混合配成。阴性对照不易得到。

（5）一般设计方法为正带 AB 型血清 1 滴，加 5%D 阳性红细胞悬液 1 滴和菠萝蛋白酶试剂 1 滴混匀，与受检管一同置 37℃ 水浴 30min。

（6）Rh 血型鉴定应严格控制温度与时间，因 Rh 抗原、抗体凝集反应时，凝块比较脆弱，观察反应结果时，应轻轻摇动试管，不可用力振摇。

（7）如鉴定结果只与抗-D 血清起反应，而与抗-C，抗-c，抗-E 和抗 e 都不凝集，则受检者为 Rh 缺失型，以-D 表示。

（五）假阳性反应原因分析

（1）试剂中存在具有其他特异性的抗体（指不完全抗-D 抗体），因此，对疑难抗原定型时，建议用不同来源的抗血清同时做两份试验。因为使用两份特异性相同的抗血清得到不一致的结果时，就会使检测人员意识到有进一步试验的必要。

（2）多凝集红细胞与任何成人血清都会发生凝集。

（3）当用未经洗涤的细胞做试验时，试样中的自身凝集和异常蛋白质可能引起假阳性结果。

（4）试剂瓶可能被细菌、外来物质或其他抗血清所污染。

（六）假阴性反应原因分析

（1）搞错抗血清每次试验时应细心核对抗血清瓶子上的标签。

（2）试管中漏加抗血清在加入细胞悬液之前，必须检查试管中有无抗血清。

（3）某种特定的抗血清不能和其相应抗原的变异型起反应。例如，抗 D 血清与弱 D 抗原，红细胞不起凝集；抗 - E 血清可能与 E″红细胞反应微弱，甚至完全无反应。

（4）如某种抗血清含有主要对抗 Rh 复合抗原的抗体，则可能与独立的基因产物的个别抗原不发生反应。这在抗 C 血清最为常见，因为很多抗 - C 血清含有反应性更强的抗 - Ce 成分。如受检者为 CDE/cde，其反应可能明显减弱，或完全不反应。

（5）未遵照抗血清使用说明书做试验，如抗血清和细胞间的比例以及温育的温度和时间不正确。

（6）抗血清保存不妥，试剂中的免疫球蛋白变质。

（何 义）

第八节 交叉配血实验

交叉配血主要是检查受血者血清中有无破坏供血者红细胞的抗体，故受血者血清加供血者红细胞相配的一管称为"主侧"；供血者血清加受血者红细胞相配的一管称为"次侧"，两者合称交叉配血。

交叉配血试验又称不配合性试验，是确保患者安全输血必不可少的试验，完整的操作规程应包括：①查阅受血者以前的血型检查记录，如与这次检查结果有所不同，应及时分析原因。②对收到的受血者血样应做 ABO 正反定型，必要时做 Rh 血型和其他血型检查以及血型抗体检测和鉴定。③选择预先进行血型检查的合格供血者做交叉配血试验。

一、交叉配血方法

（一）盐水递质交叉配血试验

盐水递质（saline medium）交叉配血试验是用生理盐水作为红细胞抗原和血清抗体之间的反应递质，通过离心来观察抗原抗体反应情况。盐水介质配血试验是最古老的一种配血试验，临床上多与其他能检出不规则抗体的配血试验（如抗球蛋白试验等）联合使用。

本法是目前最常用的配血方法，可以发现临床上最重要的 ABO 不配合性。当受血者和供血者细胞经混并发离心后，如有 ABO 不配合问题，就会很快显示出来，所以常称为"立即离心"（immediate spin）配血试验。本方法简单、快速，不需要特殊条件。ABO 血型交叉配血最常用方法，适用于无输血史或妊娠史患者。但仅用于检查 IgM 血型抗体是否相配，不能检出不相配的 IgG 血型抗体。

1. 标本 受血者不抗凝静脉血 2.0mL，供血者交叉管血 2.0mL。

2. 原理 人类 ABO 血型抗体是以天然 IgM 类血型抗体为主（包括 MN、P 等血型抗体），这种血型抗体在室温盐水递质中与对应的红细胞抗原相遇，出现红细胞凝集反应，或激活补体，导致红细胞膜损伤，出现溶血。进行交叉配血试验时，观察受血者血清与供血者红细胞以及受血者红细胞与供血者血清之间有无凝集和溶血现象，判断供、受者之间有无 ABO 血型不相合的情况。

3. 器材 试管架、小试管、塑料吸管、离心机、显微镜、载玻片、记号笔等。

4. 试剂

（1）0.9% 生理盐水。

（2）5%红细胞生理盐水悬液取洗涤后压积红细胞 1 滴，加入生理盐水 8 滴，此时是约为 10% 的红细胞悬液。取此悬液 1 滴，加入生理盐水 5 滴，即为 5% 红细胞生理盐水悬液。

5. 操作步骤

（1）取受血者和供血者的血液标本，以 3 000r/min 离心 3min，分离上层受、供者血清，并将压积红细胞制成 5% 受、供者红细胞生理盐水悬液。

（2）受血者血清标记为 Ps（patient serum），供血者血清标记为 Ds（donor serum）。

（3）受血者 5% 红细胞生理盐水悬液标记为 Pc（patient cell），供血者 5% 红细胞生理盐水悬液标记为 Dc（doner cell）。

（4）取 2 支小试管，分别标明主、次，即主侧配血管和次侧配血管。主侧配血——受者血清 + 供者红细胞（ps 2 滴 + Dc 1 滴），次侧配血——受者红细胞 + 供者血清（Pc1 滴 + Ds 2 滴）。

（5）混匀，以 1 000r/min 离心 1min。

（6）小心取出试管后，肉眼观察上清液有无溶血现象，再轻轻摇动试管，直至红细胞成为均匀的混悬液。

（7）取载玻片一张，用两根吸管分别从主侧管和次侧管内吸取红细胞悬液 1 滴于载玻片两侧，用显微镜观察结果。

6. 结果判断　ABO 同型配血，主侧和次侧均无溶血及凝集反应表示配血相合，可以输用。任何一侧凝集、溶血或两侧均凝集、溶血为配血不合，禁忌输血。

7. 注意事项

（1）配血前严格查对患者姓名、性别、年龄、科别、床号及血型，确保标本准确无误，同时，要复检受血者和供血者的 ABO 血型是否相符。

（2）配血试管中发生溶血现象是配血不合，表明有抗原抗体反应，同时还有补体参与，必须高度重视。

（3）试验中，每次滴加不同人血清或红细胞时，都应当更换吸管，或将吸管放置在生理盐水中反复洗涤 3 次，防止血清中抗体拖带，影响试验结果。

（4）红细胞加入血清以后，立即离心并观察结果，不宜在室温下放置，以免影响试验结果。

（5）观察结果时，如果存在纤维蛋白时，可以去除纤维蛋白块，主要观察混合液中有无凝集。

（6）室温控制在（22±2）℃，防止冷抗体引起凝集反应，影响配血结果的判断。

（7）患者一次接受大量输血（10 个以上献血者），则献血者之间亦应进行交叉配血试验。

（8）盐水介质配血试验操作简单，是最常用的配血方法，可以发现最重要的 ABO 血型不合。但只能检出不相合的 IgM 类完全抗体，而不能检出 IgG 类免疫性的不完全抗体。对有输血史（特别是有过输血反应的患者）、妊娠、免疫性疾病史和器官移植史等患者，必须增加另外一种可以检测 IgG 类抗体的方法，保证输血安全。

（二）酶递质交叉配血试验

酶介质（enzymes medium）交叉配血试验既能检出不相合的完全抗体，又能检出不相合的不完全抗体。从而使 ABO 系统抗体以外其他血型系统的绝大多数 IgG 类抗体得以检出，提高了输血的安全性。本法敏感性高，对 Rh 血型抗体的检出尤为显著，操作简便，试剂也容易购到，故一般实验室均应建立。

1. 标本　受血者不抗凝静脉血 2.0mL，供血者交叉管血 2.0mL。

2. 原理　蛋白水解酶（木瓜酶或菠萝蛋白酶等）可以破坏红细胞表面带负电荷的唾液酸，使红细胞失去产生相互排斥的负电荷，导致红细胞表面的 Zeta 电势减小、排斥力减弱、距离缩短。同时酶还可以改变红细胞表面的部分结构，使某些隐蔽的抗原暴露出来。这样，IgG 类抗体可与经过酶处理的红细胞在盐水递质中发生凝集。

3. 器材　试管架、小试管、吸管、离心机、显微镜、载玻片、37℃ 水浴箱、记号笔等。

4. 试剂

（1）生理盐水。

（2）1%木瓜酶或0.5%菠萝蛋白酶。

（3）5%不完全抗D致敏的Rh阳性红细胞悬液。

（4）5%O型红细胞生理盐水悬液。

（5）抗球蛋白血清试剂。

5. 操作步骤

（1）取受血者和供血者的血液标本，以3 000r/min离心3min，分离上层受、供者血清，并将压积红细胞制成5%受、供者红细胞生理盐水悬液。

（2）取6支小试管，分别标明主侧管、次侧管、阳性对照管、阴性对照管、盐水对照1管和2管。

（3）主侧管加受血者血清和供血者5%红细胞盐水悬液各1滴；次侧管加供血者血清和受血者5%红细胞盐水悬液各1滴，主、次侧管各加1%木瓜酶或0.5%菠萝蛋白酶1滴。

（4）阳性对照管加5%不完全抗D致敏的Rh阳性红细胞悬液1滴和抗球蛋白血清1滴；阴性对照管加5%O型红细胞盐水悬液1滴和抗球蛋白血清1滴；盐水对照1管加供血者5%红细胞盐水悬液1滴和等渗盐水1滴；盐水对照2管加受血者5%红细胞盐水悬液1滴和等渗盐水1滴。

（5）混匀，置37℃水浴中孵育15min。

（6）以1 000r/min离心1min，先用肉眼观察，再用显微镜证实，并记录结果。

6. 结果判断 轻轻转动试管观察结果，如阳性对照管凝集，阴性对照管和盐水对照管不凝集，主、次侧管均不凝集，表明配血相合，可以输用。

7. 注意事项

（1）1%木瓜酶或0.5%菠萝蛋白酶应用液4℃可保存一周，用完后立即放回冰箱。

（2）红细胞经蛋白酶修饰后可以改变红细胞悬液的物理性质，在交叉配血试验中可以出现非特异性自身凝集，因此必须做阳性对照、阴性对照和自身盐水对照。

（3）样本和试剂加完后，也可置37℃水浴中孵育30min，不必离心，直接观察结果。

（4）酶介质交叉配血试验敏感性高，对Rh血型抗体的检出尤为显著。但由于木瓜酶或菠萝蛋白酶不能检出MNS和Duffy血型系统中的某些抗体，存在输血安全隐患，而且酶会产生非特异性凝集，可得到假阳性或假阴性结果，因此目前临床上很少使用此试验。

（三）抗球蛋白递质交叉配血试验

抗球蛋白介质（antiglobulin medium）交叉配血试验主要检测IgG类性质的不完全抗体，避免因ABO以外的血型抗体引起的输血反应。本法是检查不完全抗体最可靠的方法，操作步骤较烦琐，时间长。适用于特殊需要的情况。

1. 标本 受血者不抗凝静脉血2.0mL，供血者交叉管血2.0mL。

2. 原理 IgG类抗体相邻两个结合抗原的Fab片段最大距离是14nm，而在盐水递质中的红细胞间的距离约为25nm，所以IgG抗体不能在盐水递质里与相应的红细胞发生凝集，仅使红细胞处于致敏状态。由于抗人球蛋白试剂是马或兔抗人球蛋白抗体，可与致敏在红细胞膜上的IgG型血型抗体结合反应，经抗球蛋白抗体的"搭桥"作用，使二者结合，出现红细胞凝集现象。因此，为了检出IgG类性质的不完全抗体，需要使用抗球蛋白交叉配血试验。

3. 器材 试管架、小试管、记号笔、塑料吸管、载玻片、离心机、37℃水浴箱、显微镜等。

4. 试剂

（1）生理盐水。

（2）多特异性抗球蛋白血清（IgG，C3d）。

（3）人源性IgG型抗D血清。

（4）AB型血清。

（5）O型RhD阳性红细胞。

5. 操作步骤

（1）取受血者和供血者的血液标本，以 3 000r/min 离心 3min，分离上层受、供者血清，并将压积红细胞制成 5% 受、供者红细胞生理盐水悬液。

（2）取 2 支小试管，分别标明主侧和次侧，主侧管加受血者血清 2 滴和供血者 5% 红细胞盐水悬液 1 滴，次侧管加供血者血清 2 滴和受血者 5% 红细胞盐水悬液 1 滴。

（3）阳性对照管加 5% 人源性 IgG 型抗 D 致敏的 RhD 阳性红细胞悬液 1 滴。

（4）阴性对照管加正常人 AB 型血清作为稀释剂的 5% RhD 阳性红细胞悬液 1 滴。

（5）盐水对照 1 管加供血者 5% 红细胞盐水悬液 1 滴和生理盐水 1 滴；盐水对照 2 管加受血者 5% 红细胞盐水悬液 1 滴和生理盐水 1 滴。

（6）各试管轻轻混匀，置 37℃ 水浴箱中致敏 1 小时后，取出用生理盐水离心洗涤 3 次，倾去上清液（阳性对照管不必洗涤）。

（7）加多特异性抗球蛋白血清 1 滴，混匀，1 000r/min 离心 1min，取出后轻轻转动试管，先用肉眼观察结果，再用显微镜确证。

6. 结果判断　阳性对照管红细胞凝集，阴性对照管红细胞不凝集；受血者、供血者盐水对照管不凝集；主、次侧管红细胞均不凝集，表明配血相合，可以输用。阳性对照管红细胞凝集，阴性对照管红细胞不凝集；受血者、供血者盐水对照管不凝集；主、次侧管红细胞一管或两管凝集，表明配血不相合，禁忌输血。

7. 注意事项

（1）抗球蛋白递质交叉配血试验是检查不完全抗体最可靠的方法，该方法还可以克服因血浆蛋白或纤维蛋白原增高对正常配血的干扰。但操作烦琐，耗时较多，仅用于特殊需要的检查。

（2）如果阳性对照管红细胞凝集，阴性对照管红细胞不凝集，但盐水对照管凝集，表明反应系统有问题，试验结果不可信，应当分析原因，重新试验。

（3）为了除去红细胞悬液中混杂的血清蛋白，以防止假阴性结果，受、供者的红细胞一定要用生理盐水洗涤 3 次。

（4）如果试验结果阴性，要对该试验进行核实。可以在试验结束后，在主侧和次侧管中各加入 1 滴 IgG 型抗 D 致敏的 O 型红细胞，离心后应当出现红细胞凝集现象，表示试管内的抗球蛋白试剂未被消耗，阴性结果可靠；如果没有出现红细胞凝集则表示交叉配血结果无效，必须重新试验。

（5）抗球蛋白试剂应按说明书最适稀释度使用，否则，可产生前带或后带现象而误认为阴性结果。

（6）红细胞上吸附抗体太少或 Coombs 试验阴性的自身免疫性溶血性贫血患者，直接抗球蛋白试验可呈假阴性反应。

（7）全凝集或冷凝集血液标本及脐血标本中含有 Wharton 胶且洗涤不充分、血液标本中有很多网织红细胞且抗球蛋白试剂中含有抗转铁蛋白时，均可使红细胞发生凝集。

（8）如需了解体内致敏红细胞的免疫球蛋白类型，则可分别以抗 IgG、抗 IgM 或抗 C3 单价抗球蛋白试剂进行试验。

（四）聚凝胺递质交叉配血试验

本法快速、高度灵敏，结果可靠，能检测 IgM、IgG 等引起溶血性输血反应的几乎所用的规则和不规则抗体，适合各类患者的交叉配血，也可应用于血型检查、抗体测定、抗体鉴定，应用广泛。但该法操作要求较高，漏检 Kell 系统的抗体。

1. 标本　受血者静脉血 2.0mL，供血者交叉管血 2.0mL。

2. 原理　聚凝胺是带有高价阳离子的多聚季铵盐（$C_{13}H_{30}Br_2N_2$）x，溶解后能产生很多正电荷，可以大量中和红细胞表面的负电荷，减弱红细胞之间的排斥力，使红细胞彼此间的距离缩小，出现正常红细胞可逆性的非特异性凝集；低离子强度溶液降低了红细胞的 Zeta，电位，进一步增加抗原抗体间的引力，增强了血型抗体凝集红细胞的能力。当血清中存在 IgM 或 IgG 类血型抗体时，在上述条件下，与红细胞紧密结合，出现特异性的凝集，此时加入枸橼酸盐解聚液以消除聚凝胺的正电荷，由 IgM 或 IgG 类血型抗体与红细胞产生的凝集不会散开，如血清中不存在 IgM 或 IgG 类血型抗体，加入解聚液可使非特异凝集解散。

3. 器材　试管架、小试管、塑料吸管、载玻片、记号笔、离心机、显微镜等。

4. 试剂

（1）低离子强度液（low ion strength solution，LISS 液）。

（2）聚凝胺液（polybrene solution）。

（3）解聚液（resupension solution）。

5. 操作步骤

（1）取受血者和供血者的血液标本，以 3 000r/min 离心 3min，分离上层受、供者血清或血浆，并将压积红细胞制成 5% 受、供者红细胞生理盐水悬液。

（2）取 2 支小试管，标明主、次侧，主侧管加患者血清（血浆）2 滴，加供血者 5% 红细胞悬液（洗涤或不洗涤均可）1 滴，次侧管反之。

（3）每管各加 LISS 液 0.7mL，混合均匀，室温孵育 1min。

（4）每管各加聚凝胺液 2 滴，混合均匀后静置 15s。

（5）以 3 400r/min 离心 15s，然后把上清液倒掉，不要沥干，让管底残留约 0.1mL 液体。

（6）轻轻摇动试管，目测红细胞有无凝集，如无凝集，必须重做；如有凝集，则进行下一步。

（7）加入解聚液 2 滴，轻轻转动试管混并发同时观察结果。如果在 30 秒内凝集解开，表示聚凝胺引起的非特异性聚集，配血结果相合；如凝集不散开，则为红细胞抗原抗体结合的特异性反应，配血结果不合。

（8）当上述结果反应可疑时，可取载玻片一张，用吸管取红细胞悬液 1 滴于载玻片上，用显微镜观察结果。

6. 结果判断　如主侧管和次侧管内红细胞凝集散开，则为聚凝胺引起的非特异性反应，表示配血相合，可以输用。如主侧管和次侧管或单独一侧管内红细胞凝集不散开，则为抗原抗体结合的特异性反应，表示配血不相合，禁忌输血。

7. 注意事项

（1）若受血者用血量大，需要 10 个献血员以上时，献血员间也要进行交叉配血。

（2）溶血标本不能用于交叉配血，因为配血试管中发生溶血现象，表明有抗原抗体反应，同时还有补体参与，是配血不合的严重情况。

（3）血清中存在冷凝集素时，可影响配血结果的判断。此时可在最后滴加解聚液时，将试管立即放入 37℃ 水浴中，轻轻转动试管，并在 30s 内观察结果。

（4）聚凝胺递质交叉配血试验中，可以用 EDTA 的血浆标本代替血清使用。

（5）当解聚液加入以后，应尽快观察结果，以免反应减弱或消失。

（6）聚凝胺是一种抗肝素试剂，若患者血液标本中含有肝素，如血液透析患者，须多加几滴聚凝胺液以中和肝素。

（五）微柱凝胶递质交叉配血试验

微柱凝胶递质（micro column agglutination medium）交叉配血是基于游离的红细胞和凝集红细胞是否能通过特殊结构的凝胶递质，从而使不同状态的细胞得以分离这一原理进行的。该技术实质上是一种在微柱管中利用凝胶介质经过改良的血凝反应。

1. 标本　受血者静脉血 2.0mL，供血者交叉管血 2.0mL。

2. 原理　将适量献血者红细胞和受血者血清、受血者红细胞和献血者血清加入微柱凝胶孔内，放 37℃ 孵育器中孵育后，如果血清中存在针对红细胞抗原的血型抗体（无论是 IgM 型或 IgG 型红细胞血型抗体）时，离心后，发生红细胞凝集，形成红细胞凝集团块，凝胶柱中的凝胶具有分子筛作用，阻止凝集的红细胞下沉，留在凝胶的表面或胶中。如果血清中不存在针对红细胞抗原的血型抗体，经过孵育、离心后，红细胞仍然以单个分散形式存在，沉于微柱凝胶的底部。

3. 器材 试管架、小试管、吸管、台式离心机、加样器（0～50μl）、微柱凝胶离心机、37℃微柱凝胶孵育器等。

4. 试剂

（1）微柱凝胶检测卡（每管除含凝胶外，已加抗球蛋白抗体）。

（2）生理盐水。

5. 操作步骤

（1）取受血者和供血者的血液标本，以3 000r/min离心3min，分离上层受、供者血清或血浆，并制成0.8%受、供者红细胞生理盐水悬液。

（2）取出微柱凝胶卡，除去铝箔，分别标明主孔和次孔。

（3）主孔中（主侧）加入50μl 10.8%供血者红细胞，25μl受血者血浆或血清。

（4）次孔中（次侧）加入50μl 10.8%受血者红细胞，25μl供血者血浆或血清。

（5）加样后的微柱凝胶卡，置37℃微柱凝胶孵育器中15min。

（6）将卡放入微柱凝胶离心机中，以1 000r/min，离心10min，取出卡肉眼观察结果。

6. 结果判断 配血不符：主侧和次侧孔内红细胞与相应血浆或血清发生凝集，在离心后抗原抗体复合物悬浮在凝胶表面或胶中。

配血相符：主侧和次侧孔红细胞与相应血浆或血清没有凝集，在离心后红细胞沉于微柱的底部。

7. 注意事项

（1）微柱凝胶卡必须保存在室温下，实验前，要将微柱凝胶卡空卡放入微柱凝胶离心机中，以1 000r/min，离心1min，避免卡中的凝胶在运输途中产生胶质不均匀、胶面不整齐或气泡等。

（2）微柱凝胶递质交叉配血试验，可一次性检出IgM型和IgG型红细胞血型抗体，因此在临床输血实际使用时，可以省去盐水递质交叉配血试验。

（3）不要将微柱凝胶试剂卡长期保存4℃，在此温度下，试剂卡中液体蒸发凝集于封口铝箔下，胶易干涸，应将试剂卡保存在18～22℃。

（4）封口已损坏，管中液体干涸或有气泡的微柱凝胶试剂卡不能使用。

（5）配血标本要新鲜（3d以内），不能被细菌污染，否则会出现假阳性反应。

（6）血清标本必须充分去纤维蛋白，否则标本中纤维蛋白在微柱凝胶中析出，阻碍阴性红细胞沉淀，呈假阳性反应。

（7）如果使用的标本是血浆，一定要用标准的含抗凝剂的标本管采集，否则血浆中纤维蛋白在微柱离心时析出，阻挡分散的红细胞下降，出现假阳性。

（8）微柱凝胶卡中出现溶血现象，强烈提示为红细胞抗原抗体阳性反应，也不排除其他因素所致溶血，故对标本一定要认真分析。

（9）微柱凝胶介质交叉配血试验操作简单、结果稳定、灵敏度高、重复性好、可标准化、可自动化、使用安全。

8. 微柱凝胶全自动配血系统操作步骤

（1）接通电源，打开全自动配血系统WADiana的开关。

（2）双击操作系统图标（即小黑人图标），进入自动系统。

（3）初始化1min后，单击黑色箭头，出现对话框（提示请清空废卡盒），单击确定。

（4）出现test菜单栏，在当前界面test的右边点击下拉键，选择实验名称：crossmatch（交叉配血）。

（5）对话框提示：请将前一个患者的献血员试管与下一个患者试管之间空一个试管位，单击确定。

（6）样品栏（samples）出现样品及试剂反应盘。

（7）样品盘图示的相应位置（从1号到48号）双击，出现对话框。

（8）按照提示输入患者ID号，选择试管直径，单击绿色箭头（即OK键）。再次输入，确定。

（9）按照步骤6～8输入所有的样本号（输入样本时前一个患者的献血员试管与下一个患者试管之间空一个试管位）。

（10）所有样本输入完毕，单击当前界面的黑色小人（自动配置实验）。

（11）单击凝胶卡（cards）栏按照提示放卡（diana gel coombs 卡），单击 reagents（试剂）栏按照提示放好试剂（D_{112}），试剂量要达到要求（放置实验用品前单击开门图标）。

（12）试剂放好后，关门，再次检查所有用品是否放好，单击当前界面的绿色箭头（运行实验）。

（13）当凝胶卡被拿去离心时，再次出现操作图标，可以按照 3~12 步骤操作，进行新的实验。

（14）所有实验结束后，双击判读图标，单击眼睛图标，选择批次，进行结果判读。

（15）双击打印图标，选择打印模式，打印报告存档。

二、临床意义

交叉配血试验是输血前必做的红细胞系统的配合性试验，是保证输血安全的关键措施和根本性保证。

1. 验证血型　进一步验证受血者与供血者血型鉴定是否正确，以避免血型鉴定错误而导致的输血后严重溶血反应。

2. 发现 ABO 血型系统抗体　含有抗 A_1 和抗 A_2 型的血清，与 A_1 型红细胞配血时，可出现凝集。

3. 发现 ABO 血型以外的不规则抗体　虽然 ABO 血型相同，但 Rh 或其他血型不同，同样可引起严重溶血性输血反应。特别是不进行 Rh 和其他稀有血型的鉴定，可通过交叉配血发现血型不同和免疫性抗体存在。

三、质量控制

1. 配血前质量控制

（1）严格查对制度：仔细核对标本上的标签和申请单的有关内容，防止配血错误。

（2）试剂：试剂质量性能应符合商品合格试剂的要求，有效期内使用，严防细菌污染。试验结束后应放冰箱保存，注意保存温度。

（3）器材的要求：①各种器材要清洁、干燥，防止溶血。为防止交叉污染，试管、滴管均应一次性使用。②微柱凝胶血型卡法产品质量符合要求，注意保存温度，有效期内使用，使用微柱凝胶血型卡专用水平离心机。

（4）标本：①标本新鲜，符合要求，防止污染，不能溶血。②红细胞浓度按要求配对，血浆成分可能影响鉴定结果，要用盐水洗涤 3 次红细胞，防止血浆中血型物质中和抗体。③新近或反复多次输血或妊娠可以引起意外抗体出现，若对患者输血史或妊娠史不明，标本应在 48h 内抽取。

（5）检验人员：检验人员应认真、负责、仔细工作。

2. 配血过程质量控制　按要求建立 SOP 文件，严格按操作程序操作。

（1）标记：标记准确清楚。

（2）加标本、试剂：标本和试剂比例要适当，加量准确，注意加入顺序；血型试剂从冰箱取出应待其平衡至室温后再使用。用后应尽快放回冰箱保存。

（3）时间和温度：严格控制反应时间和温度。

（4）离心：离心时间、速度按要求，严格控制。微柱凝胶配血卡法，最好使用微柱凝胶配血卡专用水平离心机。

（5）观察结果：观察结果认真仔细，应注意红细胞呈特异性凝集、继发性凝固的区别，弱凝集要用显微镜证实。

3. 配血后质量控制

（1）配血试管中发生溶血现象是配血不合，必须高度重视，如主侧试管凝集，应禁止输血，必须查找原因。

（2）登记结果和填发报告要仔细正规，查对无误后，才能发报告。

（3）配血后，应将患者和献血者的全部标本置冰箱内保存，保存至血液输完后至少 7d，以备复查。

（4）盐水配血阴性，应加用酶法、抗球蛋白配血等方法进行交叉配血。

（5）为确保输血安全应输同型血，交叉配血时血型相合可以输血。在患者输血过程中要主动与医师、护士取得联系，了解有无输血反应。如发生输血反应，应立即停止输血，查找原因。

（何　义）

第七章

骨髓细胞学检验

第一节　适应证

1. 造血系统疾病
（1）贫血病因学诊断如增生性贫血、增生不良性贫血、铁粒幼细胞性贫血等及骨髓贮存铁评价。
（2）白血病特别是非白血性类型、全髓细胞白血病、混合细胞白血病诊断和治疗监测。
（3）白细胞减少症、粒细胞缺乏症或类白血病反应诊断和鉴别诊断。
（4）骨髓增生异常综合征、骨髓增生性疾病（骨髓纤维化、真性红细胞增多症）诊断。
（5）淋巴增生性疾病，恶性淋巴瘤如 Hodgkin 病等诊断。
（6）浆细胞增生性疾病如多发性骨髓瘤、原发性巨球蛋白血症、浆细胞白血病诊断。
（7）白血病性网状内皮（单核巨噬）增生症如恶性组织细胞病、毛细胞白血病诊断。
（8）与巨核细胞 - 血小板相关的出血 - 血栓性疾病病因学诊断和评价。
2. 脂代谢障碍性疾病　Gaucher 病、Niemann - Pick 病诊断。
3. 骨髓转移癌　原发于肺、胃、骨、前列腺癌等骨转移诊断。
4. 某些感染性疾病
（1）骨髓涂片用于黑热病、疟疾等原虫感染性疾病诊断。
（2）骨髓培养用于发热、系统性感染如伤寒、亚急性细菌性心内膜炎病原学诊断，组织原浆菌病、分枝杆菌感染病因学探讨。
5. 其他情况　如不明发热，肝、脾、淋巴结肿大，脾功能亢进症，明显贫血，血常规异常而不能明确诊断者。

（李小彦）

第二节　检查步骤

1. 穿刺部位选择
（1）髂前上棘、髂后上棘较安全，但有时不易操作，儿童也可在腓骨小头穿刺。
（2）胸骨造血终生活跃，穿刺方便易于成功，胸骨柄、胸骨体均可穿刺：成人胸骨厚度，胸骨体只有 7 ~ 10mm，胸骨柄不过 11 ~ 12mm，而前后骨板厚度胸骨柄各 1.1 ~ 1.2mm，胸骨体各 0.9 ~ 1.1mm。穿刺部位在胸骨柄正中或胸骨体中线第 3、第 4 肋间水平。胸骨后有大血管，操作不当有一定危险性。穿刺针长度为软组织压缩厚度加 4 ~ 5mm，安全挡必须固定牢靠，旋转进针，谨慎操作，不用猛力，可确保安全。
2. 吸取骨髓量
（1）细胞学检查 0.2mL，不可多吸，因易致骨髓稀释。
（2）细菌学检查 5mL。

抽吸满意指标：一瞬间疼痛，有骨髓颗粒，镜下有骨髓特有的细胞成分。

3. 制片与送检

（1）骨髓极易凝固，应迅速制片，要薄而均匀（推片角度小、速度慢、用力均匀），分出头、体、尾，至少要 5 张，写好姓名、日期。

（2）填好申请单，详细书写患者症状、体征、血液学结果、临床诊断，附血片 2 ~ 3 张送检。

骨髓组织分布不均匀，特别是骨髓局限性疾病如骨髓瘤、骨转移癌、岛屿性造血的再生障碍性贫血，不能仅根据一次检验结果肯定或排除诊断，应在不同部位多次穿刺抽吸或骨髓活组织检验。

4. 染色　Wright 染色法、Giemsa 染色法、Wright - Giemsa 复合染色法，以后者染色效果最好。

5. 低倍镜检查

（1）取材、制片、染色是否满意，不佳的材料影响结果的准确性。

（2）计数全片巨核细胞数。

（3）观察异常细胞如体积巨大、形态和染色性异常的细胞。

（4）根据有核细胞与成熟红细胞的大致比率，判断骨髓增生程度。

6. 油浸镜检查

（1）观察骨髓细胞构成、红细胞增生、粒细胞增生、粒细胞/红细胞比值。

（2）观察有核细胞大小、形态、染色性有无异常，核浆发育是否平行；异常细胞形态和结构特征。

（3）对有核细胞进行分类计数，计数各阶段细胞的比例（%），白细胞、有核红细胞各占的比率（%）。

（4）观察成熟红细胞大小、形态、染色性改变。

（5）观察巨核细胞形态、发育阶段、胞质颗粒、有无血小板形成；血小板数量和形态。

（6）观察寻找肿瘤细胞和寄生虫。不能分类细胞或异常细胞的形态学特征，应予详细描述。

（李小彦）

第三节　临床意义

根据骨髓增生程度，以何种细胞增生为主，增生细胞的形态学特征；粒细胞与有核红细胞比值，各系统各阶段细胞比率，异常细胞的质和量，结合临床资料、CBC、血细胞形态学、必要的细胞组织化学染色和其他检验检查资料提出诊断意见。

1. 分析结果及临床意义

（1）粒细胞与有核红细胞比值（G/E 比值）：正常为 3 ：1 ~ 5 ：1。比值大于 6 见于各类白血病、类白血病反应；比值小于 2 见于增生性贫血、红血病或粒细胞缺乏症。

（2）粒细胞系统：正常占骨髓细胞的多数为 30% ~ 60%，以晚幼粒细胞、杆状核细胞和分叶核细胞为主；分叶核细胞不超过 21%，增多提示骨髓有稀释；原始粒细胞少于 1%，早幼粒细胞少于 3%，二者之和不超过 5%。

1）粒细胞增生为主，G/E 比值增大，形态异常：①以原始粒细胞或早幼粒细胞为主（超过 20% ~ 90%），伴形态异常，见于急性粒细胞白血病或慢性粒细胞白血病急性变，后者有核浆发育不平行，嗜碱性粒细胞增多。②以中幼粒细胞为主，伴有核浆发育不平行，见于亚急性粒细胞白细胞。③以中幼粒细胞、晚幼粒细胞、杆状核细胞为主，见于慢性粒细胞白血病（伴有嗜酸性、嗜碱性粒细胞增多）、感染、中毒、晚期肿瘤（可伴有中毒颗粒、核固缩、胞质空泡形成、Dohle 包涵体等退行性变）。④嗜酸性粒细胞正常少于 5%，增多见于慢性粒细胞白血病、过敏性疾病或寄生虫疾病。⑤嗜碱性粒细胞正常少于 1%，增多见于慢性粒细胞白血病、嗜碱性粒细胞白血病。

2）粒细胞增生减低，G/E 比值减小，有成熟停滞，形态异常，见于理化因素所致的粒细胞缺乏症。

（3）红细胞系统：正常占有核细胞的 20% ~ 30%，仅次于粒细胞系统。

1）红细胞系统增多，G/E 比值减小：①以原始红细胞及早幼红细胞增多，红细胞系巨幼变，见于红血病；红、粒、巨核三系巨幼变，见于部分巨幼细胞性贫血。②以中幼粒细胞、晚幼粒细胞、早幼红细胞为主，核成熟迟缓，红系细胞巨幼变，同时也有粒细胞、巨核细胞巨幼变，分叶核细胞分叶过多现象，见于巨幼细胞性贫血。③以中幼粒细胞、晚幼红细胞为主，见于溶血性贫血、大失血后、慢性红血病。④以晚幼红细胞为主，见于缺铁性贫血（胞体小、胞质发育延迟）、慢性肾炎。

2）红细胞系统减少：①粒细胞系正常，G/E 比值增大，见于单纯红细胞再障。②粒细胞系减少，骨髓增生减低，G/E 比值正常，见于再生障碍性贫血。

（4）淋巴细胞系：正常比率一般不超过30%。

原始及幼淋巴细胞增多，血片见有原始淋巴细胞，见于急性淋巴细胞白血病。

以幼淋巴细胞和成熟淋巴细胞为主，见于慢性淋巴细胞白血病、病毒感染（传染性单核细胞增多症、风疹、病毒性肝炎等）。

（5）单核细胞系统：正常不超过5%。

原始及幼单核细胞增多，见于急性单核细胞白血病。成熟单核及幼单核细胞增多，见于慢性单核细胞白血病，慢性细菌感染或寄生虫感染。

（6）浆细胞系统：正常不超过1%，超过5%为异常。

幼浆细胞增多伴有形态异常，见于浆细胞增生性疾病，如浆细胞白血病、多发性骨髓瘤等。

成熟浆细胞反应性增多，见于再生障碍性贫血、转移性癌、病毒性感染等。

（7）巨核细胞系统：正常幼巨核细胞0~5%、成熟无血小板巨核细胞10%~27%、有血小板巨核细胞45%~60%，裸核及变性型细胞4%~6%。

增多（每片平均超过20个）见于慢性粒细胞白血病、骨髓纤维化、急性失血、特发性血小板减少性紫癜（无血小板形成巨核细胞增多）。

减少见于各类白血病、急或慢性再生障碍性贫血。

2. 诊断意见

（1）血液学可肯定诊断：具有典型、特征性细胞学改变，如各类白血病包括低增生型白血病、再生障碍性贫血、巨幼细胞性贫血、铁粒幼红细胞性贫血、特发性血小板减少性紫癜、多发性骨髓瘤、恶性组织细胞病、Gaucher 病或 Niemann – Pick 病、Hodgkin 淋巴瘤、转移性癌、寄生虫病等。

（2）血液学可支持诊断：具有支持某些疾病的细胞学特征，但不具备鉴别诊断意义的改变，如增生性贫血、反应性浆细胞增多症、类白血病反应、骨髓增生异常综合征等。

（3）血液学可排除诊断：骨髓细胞学特征不支持某些方面的临床诊断，有助于缩小临床鉴别诊断的范围。

（4）血液学不确定诊断：骨髓细胞学不具有特征性改变，不能肯定或否定诊断时，应详细描述骨髓细胞学的形态学、细胞化学和免疫组化学特征，供临床参考。

对原始细胞、白血病细胞、不明细胞的辨认或鉴别有困难时，应借助细胞化学染色、染色体检查、免疫组织化学、电镜检查或必要时外送会诊。提倡建立病理组织学细胞形态学会诊制度，作为学术活动内容之一，有利于提高医疗质量和细胞学诊断水平。

（李小彦）

第四节　常用细胞化学染色

1. 过氧化酶染色（peroxidase stain，POX）　用于急性白血病类型鉴别：粒细胞质含量丰富，晚期原始粒细胞以后各阶段均呈阳性反应；单核细胞质含量较少，幼单核细胞及其以后阶段单核细胞呈弱阳性反应；淋巴细胞、浆细胞、红细胞系及巨核细胞系不含有，呈阴性反应。

2. 特异性酯酶染色（specific esterase stain，SES）　用于急性白血病类型鉴别：为中性粒细胞所特有，分化型原粒细胞呈弱阳性，早幼粒细胞强阳性，随细胞成熟而反应减弱；嗜酸性细胞、淋巴细胞、单核细胞一般呈阴性反应。

3. 非特异性酯酶染色（nonspecific esterase stain，NSE） 用于急性白血病类型鉴别：单核细胞呈强阳性反应，并为 NaF 所抑制；粒细胞为阴性或弱阳性反应，不为 NaF 抑制；淋巴细胞呈阴性反应。

4. 过碘酸希夫染色，糖原染色（periodic acid schiff stain，PAS） 用于白血病类型和淋巴系增生良恶性鉴别：粒细胞系原始粒细胞多为阴性，早幼粒细胞以后各阶段细胞均呈阳性，并随成熟而增强；单核细胞系幼稚单核细胞为阳性；成熟巨核细胞和血小板呈阳性反应；淋巴细胞系约20%呈阳性，恶性增生时如恶性淋巴瘤、霍奇金病、急或慢性淋巴细胞白血病，淋巴细胞的积分值升高；病毒性感染淋巴细胞积分值在正常范围；缺铁性贫血、贫血型地中海贫血，幼红细胞呈强阳性反应；无贫血地中海贫血（地中海特性或性状）、溶血性贫血，幼红细胞呈弱阳性反应。

5. 中性粒细胞碱性磷酸酶染色（neutrophil alkaphatase stain，NAP） 每一中性粒细胞按反应强弱确定为 0、1 +、2 +、3 +、4 +，计数阳性细胞的百分数为阳性率，"+"号总数为积分。健康成人阳性率有很大差异，一般阳性率在40%以下，积分在80%以下。正常人除成熟中性粒细胞外，其他细胞均为阴性反应。用于：病毒感染与细菌感染，特别是化脓性感染的鉴别；前者反应减低或无变化，后者反应增强；慢性粒细胞白血病与类白血病反应的鉴别，前者反应减低，后者反应增强；阵发性睡眠性血红蛋白尿与再生障碍性贫血的鉴别，前者反应减低，后者反应增强；各种应激状态、肾上腺皮质激素或雌激素使用，反应均可明显增强。

6. 骨髓铁染色（bone marrow iron stain，BMIS） 利用普鲁士蓝反应对骨髓涂片染色，分细胞外铁和细胞内铁（铁粒细胞），用以评估骨髓铁贮存量，缺铁性与非缺铁性贫血的鉴别和铁利用障碍性贫血的诊断。缺铁性贫血细胞外铁消失，细胞内铁减少；非缺铁性贫血时增多；铁利用障碍时明显增多，而且可见环核铁粒幼红细胞。

（江　华）

第八章

贫血的实验室诊断

第一节　贫血实验室诊断概论

红细胞疾病相当复杂，它包含着许多种疾病，其原因即不同，其表现也多种多样，不过，其中最多的表现是贫血。

一、贫血的概念

贫血是症状，不是一种病，它可以发生于许多种疾病，例如：恶性肿瘤可引起贫血；心脏手术置换瓣膜可引起溶血性贫血；消化道溃疡慢性失血可引起缺铁性贫血；肝肾的慢性疾病可引起肝性或肾性贫血；妇女妊娠期、哺乳期可引起营养性贫血；妇女生殖器疾病慢性失血可引起缺铁性贫血；内分泌疾病如甲状腺、肾上腺疾病可引起贫血；代谢中毒、放射损伤、外科急性创伤、儿童生长发育期间都可引起贫血。贫血就是全身循环血液中红细胞的总容量减少至正常范围以下，但红细胞总容量测定比较复杂、费时，故这一定义虽然正确，但不大切合实际。从临床实际工作出发，通常都以测定血液的浓度来决定贫血之有无和程度。凡是循环血液单位体积中红细胞总数、血红蛋白和（或）红细胞比容低于正常值时即称为贫血（anemia）。

在某些病理情况下，血红蛋白和红细胞的浓度不一定能正确反映全身红细胞总容量的多少。当血液总容量或血浆容量发生改变时，检查血浓度以估计贫血，要防止得出错误的结论。大量失血时，在有足够液体补充入循环血液前，最主要的变化是血容量的缩小，但此时血浓度变化很少，以致从血红蛋白浓度等数值来看，很难反映出贫血的存在。当体内发生水潴留时，血浆容量增大，此时即使红细胞容量是正常的，但血液浓度低，因此从表面看来，似乎有贫血存在。相反，失水时，血浆容量缩小，血液浓度偏高，红细胞容量即使是减少的，但根据血红蛋白浓度等数值，贫血可以不明显；本来是正常的，可以产生假性红细胞增多症的现象。

二、贫血的分类

正常情况下红细胞的生成与破坏维持平衡，单位体积血中的红细胞才能恒定，一旦平衡打破，或由于红细胞生成减少或由于破坏过多，或两者兼有，就会引起贫血。由于引起贫血的病因十分广泛，因此诊断有时比较困难。学者们从多个角度进行分类，现在进行分类的角度有 5 种：①按产生贫血的原因分类。②按骨髓的病理形态分类。③按红细胞系统生成的过程分类。④按红细胞系统的病理变化分类。⑤按血循环中成熟红细胞的大小分类。当然，由于分类角度不同，同一种贫血可有多种不同的名称。

（一）按产生贫血的原因分类

1. 红细胞生成不足

（1）造血原料的缺乏：①铁或维生素 B_6 缺乏。②缺乏叶酸、维生素 B_{12} 等。

（2）骨髓造血功能衰竭：①原发性再生障碍性贫血。②继发性再生障碍性贫血，由于物理、化学、生物等因素所致。

（3）继发性贫血：①慢性肝脏疾病。②慢性肾脏疾病，如肾性贫血、缺乏红细胞生成素（EPO）的贫血。③恶性肿瘤，如各种白血病、恶性肿瘤有（或）无骨髓转移。④内分泌疾病，如垂体、肾上腺、甲状腺等疾病。⑤慢性感染、炎症等。

2. 红细胞消耗过多

（1）丢失过多：①急性失血，血容量减少。②慢性失血，多为缺铁性贫血。

（2）破坏过多：又称溶血性贫血（hemolytic anemia），包括：①红细胞内在缺陷，如遗传性球形红细胞增多症，红细胞酶缺乏的贫血、珠蛋白生成障碍性贫血、异常血红蛋白病、阵发性睡眠性血红蛋白尿症等。②红细胞外来因素，如免疫性溶血性贫血、机械性溶血性贫血。其他因素引起的溶血性贫血等。

（二）按骨髓的病理形态分类

1. 增生性贫血　如缺铁性贫血、急慢性失血性贫血、溶血性贫血、继发性贫血。

2. 巨幼细胞贫血　如缺乏叶酸、维生素 B_{12}；某些无效性红细胞生成伴有巨幼样红细胞贫血。

3. 增生不良性贫血　如原发及继发再生障碍性贫血。

（三）按红细胞系统的病理变化分类

（1）红细胞膜异常，多为溶血性贫血，多有形态的异常，如遗传性球形红细胞增多症、遗传性椭圆形红细胞增多症。

（2）红细胞胞质异常

1）铁代谢异常，如缺铁性贫血。

2）血红蛋白的异常，如高铁血红蛋白血症、硫化血红蛋白血症。

3）珠蛋白合成异常，如珠蛋白生成障碍性贫血、异常血红蛋白病。

4）酶的异常，如丙酮酸激酶缺乏症、葡萄糖 6-磷酸脱氢酶缺乏症，多为溶血性贫血。

（3）红细胞核的异常

1）叶酸、维生素 B_{12} 缺乏，导致巨幼细胞贫血。

2）病态红细胞生成，多核红细胞，且为奇数核，一个红细胞内的多个核大小不均，成熟程度不同，巨大红细胞等，表明 DNA 复制紊乱，多见于恶性疾病，如骨髓增生异常综合征（MDS）、各种白血病。

（四）按血循环中成熟红细胞的大小与形态分类

现代血细胞分析仪可以同时给出红细胞平均体积（MCV）、红细胞平均血红蛋白（MCH）、红细胞平均血红蛋白浓度（MCHC）及红细胞分布宽度（RDW），按这几个指标及红细胞的形态可以将贫血分为不同的类型。

（1）根据红细胞大小分类，如表 8-1。

表 8-1　根据成熟红细胞的大小的贫血分类

贫血的类型	MCV（fl）	MCH（pg）	MCHC（%）	病因
正细胞贫血	80~94	26~32		失血、急性溶血、再生障碍性贫血、白血病
小细胞低色素贫血	<80	<26	<31	缺铁性贫血、慢性失血
单纯小细胞贫血	<80	<26	31~35	感染、中毒、尿毒症
大细胞贫血	>94	>32	32~36	维生素 B_{12}、叶酸缺乏

（2）根据 MCV 和 RDW 的密切关系，用 MCV 和 RDW 来确定贫血的类型，见表 8-2。

表 8-2　根据 MCV 和 RDW 的贫血分类

RDW（参考值 11.5%~14.5%）	MCV (fl)		
	[增高、大细胞（>94）]	正常（80~94）	[降低、小细胞（<80）]
增加	巨幼细胞贫血	早期缺铁	缺铁性贫血
	铁粒幼细胞贫血	免疫性溶血	红细胞碎片
	骨髓增生异常综合征	骨髓病性贫血	
	化疗后	混合型贫血	
正常	骨髓增生异常综合征	急性失血	骨髓增生低下
	再生障碍性贫血	酶缺陷	珠蛋白生成障碍性贫血
	肝脏病	急性溶血	

（3）根据红细胞的形态确定贫血的类型：制备完整的染色良好的血涂片，镜下认真观察红细胞的形态，并做相应的计数，可判断出贫血的类型，见表 8-3。

表 8-3　根据红细胞的形态确定贫血的类型

形态异常	主病	其他疾病
小细胞低色素红细胞	缺铁、珠蛋白生成障碍性贫血	慢性病贫血、铁粒幼细胞贫血
大红细胞	叶酸及维生素 B_{12} 缺乏	骨髓纤维化、自身免疫性溶血
粒细胞分叶过多症	叶酸及维生素 B_{12} 缺乏	肾功能衰竭、缺铁、慢粒、先天性粒细胞分叶过多症
泪滴状红细胞（有核）	骨髓纤维化	肿瘤骨髓转移、巨幼细胞贫血、重型珠蛋白生成障碍性贫血
小球形红细胞	自身免疫性溶血、遗传性球形红细胞增多症	微血管性溶血性贫血、低磷酸盐血症
靶形红细胞	珠蛋白生成障碍性贫血、HbC 危病、肝脏病	缺铁、脾切除术后
椭圆形红细胞	遗传性椭圆形红细胞增多症	缺铁、骨髓纤维化、巨幼细胞性贫血
棘形红细胞	肾功能衰竭	丙酮酸激酶缺陷

三、贫血的病理生理

红细胞是携氧的工具，其功能是将肺毛细血管内的氧输送至全身组织的毛细血管，并将组织中代谢产生的二氧化碳输送至肺。故贫血可视为血液输送氧能力的减低。贫血造成的直接后果是组织缺氧，但有不少症状、体征是身体对缺氧的代偿功能的表现。身体对缺氧状态有如下多种代偿作用。

1. 组织增加氧的摄取　在组织缺氧时，组织增加氧的摄取，并非简单地直接多吸收一些氧。在大多数贫血时，血红蛋白的氧解离曲线右移，表示血红蛋白与氧的亲和力减低，这样使得组织在氧分压降低的情况下能摄取更多的氧。贫血时在促使氧合血红蛋白解离方面起重要调节作用的是红细胞内的 2, 3-二磷酸甘油酸（2, 3-DPG），它是红细胞能量代谢的中间产物。血氧张力的降低是使红细胞内 2, 3-DPG 增加的主要原因，它与脱氧血红蛋白的珠蛋白链结合时能减低血红蛋白对氧的亲和力，使血红蛋白在不增加氧分压的条件下能释放出更多的氧供组织摄取利用。慢性贫血患者之所以能耐受较重程度的贫血，主要就是依靠红细胞中该物质的浓度增高而增强这一代偿功能。

2. 器官、组织中血液的重新分布　除了急性大失血后的短时间内，一般贫血时血液总量并无多大改变。慢性贫血时，为了保证氧需要量高的重要器官的血液供应，身体能自动减少氧需要量较低的器官或组织的血液供应。

3. 心血管的代偿功能　贫血时心跳加速、心排血量增加使血液循环加速，因而组织能有更多的机会得到氧。不过这种代偿功能本身要消耗能量，因而消耗更多的氧。正常的心肌能耐受较长时间持续的过高活动，但如贫血太严重，持续时间过久或本来就有冠状动脉病的，以致冠状动脉供氧不足，则可以出现高排血量的心力衰竭及心绞痛。心力衰竭时，血浆量增加，这又加重心脏的负担而使心力衰竭更加严重。此时，心血管已经失去了上述的代偿功能。

4. 肺的代偿功能　贫血患者在体力活动时常有呼吸加快加深的现象。但增加呼吸并不能使患者得到更多的氧。呼吸增强一方面是对组织缺氧不适应的反应，在某些情况下，可能与潜在的充血性心力衰竭有关。

5. 红细胞生成功能的增强　EPO 有促进骨髓生成红细胞的作用，主要由肾脏分泌。除肾脏有病者外，一般贫血患者的红细胞生成素的产生和释放都是增多的，其释放量常与红细胞总量和血红蛋白浓度成反比。红细胞生成素分泌和释放的增多大概与肾组织缺氧有关。如果骨髓功能本来是正常的，则在这种激素的作用之下，骨髓能加速红细胞的生成。这是身体对贫血最直接而适宜的代偿作用。

四、贫血的临床表现

贫血症状的有无及其轻重决定于：①产生贫血的原因及原发病。②贫血发生的快慢。③血容量有无减少。④血红蛋白减少的程度。⑤心血管代偿的能力（老年人心血管功能不好，症状比年轻人重）等。

1. 一般表现　如皮肤、黏膜、指甲苍白。有的患者毛发干燥、脱落，自觉全身无力。严重贫血时患者有低热，体温一般不超过 38℃，输血后可使体温降至正常。

2. 呼吸循环系统　呼吸加速加深，心率加快，患者感觉心悸、气短、活动时尤甚。

3. 神经系统　头痛、眩晕、晕厥、耳鸣及眼前闪金花，尤以体位变换时为甚；思想不易集中且易激怒。

4. 消化系统　食欲缺乏、恶心、呕吐、腹胀、消化不良、腹泻或便秘。营养不良性贫血时患者舌乳头萎缩。发炎且觉舌痛；缺铁性贫血吞咽时可沿食管疼痛。

5. 泌尿生殖系统　患者尿中偶有蛋白，女性月经出血过多或过少，不规则，或停经。

6. 其他　缺铁性贫血时有反甲，指甲干燥、脆裂；营养不良性贫血时皮肤有水肿；溶血性贫血时常有黄疸、脾肿大，急性溶血性贫血时可有高热、循环衰竭、急性肾功能不全、黄疸、血红蛋白血症、血红蛋白尿等。

五、贫血的诊断原则

贫血诊断的过程中，必须遵循：①确定有无贫血；②贫血的严重程度；③确定贫血的类型和原因。因为贫血是许多疾病的一种症状，原因较为复杂。因此，对任何贫血患者的诊断，病因学诊断尤为重要，只有纠正或治疗引起贫血的基本疾病，才能解决根本问题。贫血的严重性主要决定于引起贫血的基本疾病，其重要意义远超过贫血的程度。早期的结肠癌或白血病患者的贫血可能是轻度的；钩虫病或痔出血引起的贫血可能是重度的，但对患者来说，前者的严重性远远超过后者。

1. 确定有无贫血　通常根据 RBC、Hb 和 Hct 以确定有无贫血，其中又以 Hb 和 Hct 最常用，并应参照公认的贫血诊断标准。

成人诊断标准：男性成人 Hb < 120g/L 或 125g/L；女性成人 Hb < 100g/L 或 110g/L < Hb，孕妇 Hb < 100g/L 或 105g/L。同时，成年男性 Hct < 41%，成年女性 Hct < 35%，可作为诊断贫血的标准。

小儿诊断标准：因为出生 10d 内新生儿 Hb < 145g/L，10d 至 3 个月婴儿因生理贫血等因素影响，贫血难以确定，建议暂以 3 个月至 6 岁小儿 Hb < 110g/L，6 ~ 14 岁 < 120g/L，作为诊断贫血的标准。

2. 确定贫血的严重程度

（1）成人贫血严重程度标准：极重度：< 30g/L；重度：30 ~ 60g/L；中度：60 ~ 90g/L；轻度：90 ~ 120g/L。

（2）小儿贫血严重程度的标准：极重度：Hb < 30g/L，红细胞 < 1 × 10^{12}；重度：Hb 30 ~ 60g/L，红细胞（2 ~ 1）× 10^{12}/L；中度：Hb 60 ~ 90g/L，红细胞（2 ~ 3）× 10^{12}/L；轻度：Hb 90 ~ 120g/L（6 岁以上）。

3. 确定贫血的类型　根据 RBC 计数、Hct、Hb 计算出红细胞指数 MCV，MCH 及 MCHC，结合

RDW 及红细胞形态确定贫血的类型。

4. 寻找贫血的病因

（1）深入了解病史和仔细体格检查，包括饮食习惯史、药物史、血红蛋白尿史、输血史、家庭成员贫血史、地区流行性疾病（甲状腺功能低下、蚕豆病、疟疾史）等，体征中注意肝、脾、淋巴结肿大、紫癜、黄疸等。

（2）根据 MCV，MCH，MCHC 和 RDW 等指数，结合血涂片中血细胞的形态学改变，可得出诊断的线索。结合病史，多数贫血诊断并不困难。

（3）骨髓检验：对了解贫血发生的原因和机制很有必要，如骨髓造血功能状况是增生或下降，各系统有核细胞百分率、粒红比例是否正常，有核细胞是否减少，淋巴细胞、组织细胞、浆细胞、嗜酸或嗜碱性粒细胞百分率正常与否，有无异常细胞出现等。除骨小粒涂片外，最好从骨髓不同部位同时取病理活检，并根据需要做特殊组织化学染色。

（4）特殊检测：根据需要选择某些确诊试验，如了解铁的储存，血清铁蛋白检测和骨髓涂片做铁粒染色较为重要。诊断珠蛋白生成障碍性贫血可选用 Hb 电泳检测，但要分析病理基因，则应选择分子生物学方法；怀疑自身免疫性溶血性贫血应选择抗人球蛋白试验等。

（5）其他检查：贫血常可有非血液系统疾病，如消化系统或泌尿系统肿瘤，虽然贫血不重，但病情可能很严重，需要慎重采用其他检查。

（江　华）

第二节　贫血诊断的一般实验技术

一、血细胞分析仪检测红细胞系统

红细胞系检测是血液分析仪重要的组成部分。血液分析仪主要采用两种计数方法：即电阻抗法和光散射法。不同测试原理、不同档次的仪器检测的参数也不尽相同。总的说来，可为临床提供红细胞计数（red blood cell count，RBC）、人血红蛋白测定（Hemoglobin，Hb）、血细胞比容（Hematocrit，Hct）、平均红细胞容积（mean corpuscular volume，MCV）、平均红细胞血红蛋白含量（mean corpuscular hemoglobin，MCH）、平均红细胞血红蛋白浓度（mean corpuscular hemoglobin concentration，MCHC）、红细胞体积分布宽度（red blood cell volume distribution width，RDW）、红细胞体积分布直方图（red blood cell volume histogram）、红细胞血红蛋白分布宽度（Hemoglobin distribution width，HDW）、红细胞血红蛋白分布直方图（red blood cell hemoglobin histogram）、红细胞体积与血红蛋白综合分析细胞图（cytogram）等多项指标。后三项参数只有 Technicon H 系列仪器才检测。这些参数对于贫血的诊断、鉴别诊断及疗效观察均有重要的临床价值。

（一）电阻抗法检测红细胞各项参数原理

1. 红细胞数和红细胞比容　20 世纪 50 年代初，美国的库尔特先生（W. H. Coulter）发明并申请了粒子计数技术的设计专利，其原理是根据血细胞非传导性的性质，以对电解质溶液中悬浮颗粒在通过计数小孔时引起的电阻变化进行检测为基础。这一原理的应用实现了血细胞计数的自动化，至今世界上使用的绝大多数血液分析仪仍采用电阻抗法（Electrical Impedance）来进行血细胞计数和体积测定，这种方法也被称为库尔特原理（Coulter Principle），如图 8-1 所示。

把用等渗电解质溶液（被称为稀释液，Diluent）稀释的细胞悬液倒入一个不导电的容器中，将小孔管（板），也称为传感器（transducer）插到细胞悬液中。小孔是电阻抗法细胞计数的一个重要成分，其内侧充满了稀释液，并有一个内电极，其外侧细胞悬液中有一个外电极。检测期间，当电流接通后，位于小孔两侧的电极产生稳定的电流，稀释液通过有固定直径和厚度的小孔向小孔内部流动，计数孔直径一般 $<100\mu m$，厚度为 $75\mu m$ 左右。因为小孔周围充满了具有传导性的液体，其电子脉冲是稳定的。如果供给的电流 I 和阻抗 Z 是稳定的，根据欧姆定律通过小孔的电压 E 也是不变的（这时 E = IZ）。当

一个细胞通过小孔时，由于血细胞有极小的传导性，细胞的导电性质比等渗的稀释液要低，在电路中小孔感应区内电阻增加，于瞬间引起了电压变化而出现一个脉冲信号，这被称为通过脉冲。电压增加的程度取决于非传导性的细胞占据小孔感应区的体积，即其大小取决于细胞体积，细胞体积越大引起的电压变化越大，产生的脉冲振幅越高。通过对脉冲大小的测量可以测定出细胞体积，记录脉冲的数目可以得到细胞计数的结果；经过对各种细胞所产生脉冲大小的电子选择，可以区分出不同种类的细胞，并进行分析。下图显示血细胞计数仪应用电阻抗原理进行细胞计数及体积分析的方法及过程（图 8 － 2）。

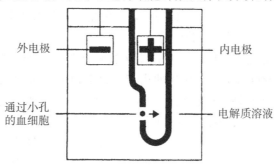

图 8 － 1　细胞计数电阻抗原理

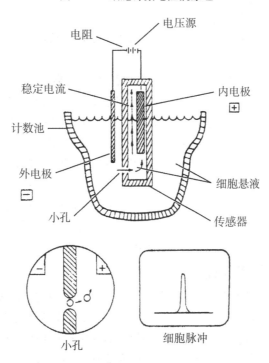

图 8 － 2　电阻抗测定方法

迄今，除 Technicon 系列仪器外，绝大多数血液分析仪使用电阻抗法进行红细胞计数和血细胞比容测定，红细胞通过小孔时，由于电阻抗作用，使检测电路产生电压降，形成相应大小的脉冲，脉冲的多少即红细胞的数目，脉冲的高度决定于单个细胞的体积。脉冲高度叠加经换算即可得血细胞的比容（有的仪器，先以单个脉冲高度计算 MCV，再乘以红细胞数得血细胞比容）。稀释的血液进入红细胞检测通道时，其中含有白细胞，红细胞检测的各项参数均含白细胞因素，但正常血液有形成分中，白细胞比例很少（红细胞：白细胞为 500 ：1），这种干扰因素可忽略不计。在某些病理情况下，如白血病，白细胞数明显增高而又伴严重贫血时，均可使所得各项参数产生明显误差，对于这样患者的标本，应该从红细胞计数中减去白细胞计数结果，方可得到正确的报告。根据所测单个细胞体积及相同体积细胞占总体的比例，仪器内存的脉冲高度分析器将所有信号分选在不同通道内，如 Coulter STKS、STKR 和 S － plus 系列将 36 ～ 360fl 的红细胞分储在 256 个通道，并打印出红细胞体积分布直方图。

2. 血红蛋白含量测定　任何类型、档次的血液分析仪，血红蛋白测定原理是相同的。被稀释的血液加入溶血剂后，红细胞溶解，释放血红蛋白，后者与溶血剂结合形成血红蛋白衍生物，进入血红蛋白测试系统，在特定波长（一般在 530～550nm）下比色，吸光度的变化与液体中 Hb 含量成比例，仪器便可显示 Hb 浓度。不同系列血液分析仪配套溶血剂配方不同，形成的血红蛋白衍生物亦不同，吸收光谱各异，但最大吸收均接近540nm。这是因为 ICSH 推荐的氰化高铁法，HICN 最大吸收在540nm。校正仪器必须以 HICN 值为标准。大多数系列血液分析仪溶血剂内均含有氰化钾，与血红蛋白作用后形成氰化血红蛋白（注意不是氰化高铁血红蛋白），其特点是显色稳定，最大吸收接近540nm，但吸收光谱与HICN 有明显不同，此点在仪器校正时应十分注意。

为了减少溶血剂的毒性，避免含氰的血红蛋白衍生物检测后的特殊污物处理，近年来，Sysmex 系列 K－1000，K－4500，SE－9000 等血液分析仪使用非氰化溶血剂，实验证明，形成的衍生物（SLS－Hb）与 HICN 吸收光谱相似，实验结果的精确性、准确性达到含有氰化物溶血剂同样水平。既保证了实验质量，又避免了试剂对分析人员的毒性和环境污染。

3. 各项红细胞指数检测原理　同手工法一样，平均红细胞体积（MCV）、平均红细胞血红蛋白含量（MCH）、平均红细胞血红蛋白浓度（MCHC）、红细胞体积分布宽度（RDW），均是根据仪器检测的红细胞数、血细胞比容和血红蛋白含量实验数据，经仪器内存程序换算出来的。计算公式分别为：

MCV（fl）＝每升血液中血细胞比容/每升血液中红细胞个数＝$Hct \times 10^3 \times 10^{12}$／（RBC/L）

MCH（pg）＝每升血液中血红蛋白含量/每升血液中红细胞个数

$\quad$＝Hb（g/L）$\times 10^{12}$／（RBC/L）

MCHC（g/L）＝每升血液中血红蛋白含量/每升血液中血细胞比容

RDW 由血细胞分析仪测量获得，是反映周围血红细胞体积异质性的参数。简言之，是反映红细胞大小不等的客观指标。当红细胞通过小孔的一瞬间，计数电路得到一个相应大小的脉冲，不同大小的脉冲信号分别储存在仪器内装计算机的不同通道，计算出相应的体积及细胞数，统计处理而得 RDW。由于 RDW 来自十几秒内近万个红细胞的检测数据，不但可以克服测量红细胞直径时人为制片条件和主观因素的影响，还比 P－J 曲线更能直接、客观、及时地反映红细胞大小不等的程度，对贫血的诊断有重要意义。多数仪器用所测红细胞体积大小的变异系数表示即 RDW－CV，也有的仪器采用 RDW－SD 报告方式。有研究报告指出，在计算 RDW－CV 时，受红细胞体积大小的影响（CV－SD/X），在某些病例中不能真实反映红细胞大小、离散的情况，而 RDW－SD 可以弥补这一不足。

（二）光散射法检测红细胞原理

屡有文献报道电阻法测量的 MCH、MCHC 不能反映疾病的实际情况。Clark 探讨电阻法测量 MCHC 准确性时发现，由于 MCHC 数据来源于 MCV 的测量结果，而后者测量受细胞体积以外诸因素影响，最终造成 MCHC 的误差。进一步研究表明可能与红细胞形态和细胞内血红蛋白浓度有关。众所周知，正常或病理单个红细胞内血红蛋白浓度是不同的，前者为 270～400g/L，后者可达 250～500g。电阻法不能探测单个红细胞内的结构，所得 MCH 仅是群体红细胞溶解后释放的血红蛋白含量与群体红细胞数计算所得。另外电阻法测量红细胞体积，放大的脉冲不仅决定于体积大小，也决定其形状。通过小孔时都经受一定的形态变化，因为血红蛋白含量决定细胞质黏度，后者可影响红细胞形态，因此红细胞内血红蛋白浓度本身可影响红细胞形态，因此红细胞内血红蛋白浓度本身也影响 MCV 及 MCHC 的准确性。

光散射法（图 8－3）与电阻法不同，在测试系统中，血液先经特殊液体稀释，使自然状态下双凹盘状扁平圆形的红细胞成为球形并经戊二醛固定，其目的是使红细胞无论以何种方位通过测试区时，被激光束照射后所得实验信号是相同的。此种处理并不影响 MCV 的检测。以氦氖激光灯为光源，射出激光束以低角度前向光散射和高角度散射二个测量系统同时测量同一个红细胞，根据前向角转换能量大小，测量单个红细胞体积与总数，根据激光束散射角，得出单个红细胞血红蛋白浓度，可准确得出 MCV、MCH、MCHC 测定值，并绘出红细胞体积及红细胞内 Hb 含量的直方图及求出 RDW、HDW 等参数。

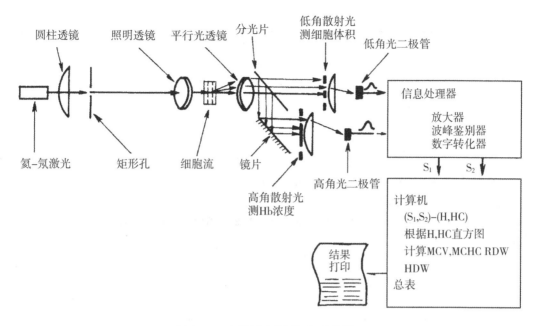

图 8-3　光散射法检测红细胞的原理

（三）红细胞系统各项参数的参考值

有关血细胞分析仪测定的国内健康人群抗凝静脉血的各项血细胞正常参考值，文献中已有部分省市的统计数据报道。由于我国幅员辽阔，各地区的海拔高度不一，以及饮食结构等条件不同，文献中有些参数各地区报道的数据之间存在一定的差异，因此，目前尚未有全国性的参考值。

1996 年，北京市 7 家大医院应用电阻抗法血细胞分析仪联合对 2 013 例（男 1 013；女 1 000）北京市区健康成人抗凝静脉血血细胞参数进行了检测，包括红系在内的全血细胞参考值见表 8-4。

表 8-4　北京市区健康人群抗凝静脉血血细胞参考值（$\overline{X} \pm s$）

测定项目	男	女
WBC（$\times 10^9$/L）	6. 84 ± 1. 57	
RBC（$\times 10^{12}$/L）	5. 08 ± 0. 40	4. 47 ± 0. 36
HGB（g/L）	158. 32 ± 10. 77	136. 23 ± 10. 01
HCT（L/L）	0. 459 ± 0. 030	0. 397 ± 0. 039
MCV（fl）	89. 05 ± 4. 52	
MCH（pg）	30. 83 ± 1. 81	
MCHC（g/L）	344. 85 ± 7. 76	
RDW（%）	13. 12 ± 1. 13	
PLT（$\times 10^9$/L）	200. 8 ± 52. 1	
MPV（fl）	10. 4 ± 1. 4	
PCT	0. 20 ± 0. 01	
PDW（%）	16. 0 ± 0. 6	

对于 RDW 参考范围，文献中也有各种相近的报道，如表 8-5。

表 8-5　RDW 参考值范围

作者	例数	RDW（$\overline{X} + 1.64s$）	使用仪器	报告时间（年）
Bassman	229	<13. 9	Coulter S - Senior	
Mc Clure	90	<14. 8		1985
Robert	29	<12. 1	Coulter S - plus	1985

作者	例数	RDWF（X+1.64s）	使用仪器	报告时间（年）
Marti	61	<48（RCSDW）	Sysmex E-500	1987
丛玉隆	81（儿童）	<14.6	Cell-Dyn 1500	1990
	70（成年）	<14.0		
	60（老年）	<13.8		
丛玉隆等	2 013	<14.9	Coulter JT等	1996

血细胞分析仪正常参考值应用时应注意的几个问题。

（1）注意静脉血与末梢血白细胞的正常参考值不同，见表8-6。

表8-6 51名献血员3个部位血样 WBC、RBC、Hb 测定结果

采血部位	WBC（×10⁹/L）	RBC（×10¹²/L）	HGB（g/L）
耳垂血	9.36±2.49	5.15±0.48	148.4±22.5
手指血	7.84±1.69	4.90±0.52	147.7±24.0
静脉血	6.98±1.67	4.92±0.47	147.3±24.7

（2）注意传统手工法与仪器法某些参数的正常参考值的不同。

Hb：男：140~180g/L（手工法：120~160g/L）；女：115~155g/L（手工法：110~150g/L）。

MCV：80~100fl（手工法：82~90fl）。

MCH：27~34pg（手工法：27~31pg）。

（四）红细胞系统各项指标检测的临床意义

红细胞检查主要用于贫血的诊断，前面内容述及贫血的病理变化与细胞形态存在着密切关系，反之红细胞各项检查指标有助于贫血的诊断与鉴别诊断。

1. 红细胞计数与血红蛋白测定的临床意义

（1）红细胞增多：①相对性增多：因脱水血液浓缩所致。常见于剧烈呕吐、严重腹泻、大面积烧伤、大量出汗、多尿和水的摄入量显著不足的患者。②绝对性增高：与组织缺氧有关。可引起继发性红细胞增多，如慢性肺源性心脏病、发绀性先天性心脏病、慢性一氧化碳中毒、登山病等。③真性红细胞增多症：以红细胞增多、面色砖红、肝脾大为特征，红细胞可达（7~10）×10¹²/L。

（2）红细胞减少：①生理性贫血：妊娠期因血浆量相对增多，故红细胞相对减少。3个月的婴儿至15岁的儿童，因生长发育迅速而致造血原料相对不足，红细胞和血红蛋白可较正常人低10%~20%。老年人由于骨髓造血功能逐渐减低，均可导致红细胞和血红蛋白含量减少。②病理性减少：红细胞减少所致的贫血，一是因骨髓造血功能衰竭，如再生障碍性贫血、骨髓纤维化等伴发的贫血；二是因造血物质缺乏或利用障碍引起的贫血，如缺铁性贫血、铁粒幼细胞性贫血、叶酸及维生素B₁₂缺乏所致的巨幼细胞性贫血。因红细胞膜、酶遗传性的缺陷或外来因素造成红细胞破坏过多导致的贫血，如遗传性球形红细胞增多症、珠蛋白生成障碍性贫血、阵发性睡眠性血红蛋白尿、异常血红蛋白病、免疫性溶血性贫血、心脏体外循环的大手术及一些化学、生物因素等引起的溶血性贫血。失血，急性失血或消化道溃疡、钩虫病等慢性失血所致贫血。

血红蛋白的增减临床意义大致与红细胞的增减意义相似，但血红蛋白更准确反应贫血的程度。血红蛋白的减少与红细胞的减少程度不一定呈正比例，一是在小红细胞贫血时，由于单个红细胞血红蛋白的含量少于正常，所以血红蛋白减少的程度较红细胞减少的程度更为明显，如缺铁性贫血、消化性溃疡、肠息肉、痔疮、月经过多、钩虫病等慢性反复出血等；二是在大红细胞性贫血时，红细胞减少的程度较血红蛋白更为严重，如缺乏维生素B₁₂或叶酸引起的营养不良性贫血及肝硬化性贫血等；三是在大出血时，血红蛋白减少的程度基本上与红细胞减少相一致，如消化道、肺部大出血及其他原因引起的大出血、再生障碍性贫血、纯红细胞再生障碍性贫血。

2. MCV、MCH 及 MCHC 的临床意义　从红细胞的病理生理可知，不同病因引起的贫血，可使红细胞产生形态的变化。反之，如果用实验的手段，检查红细胞形态特点就可协助临床寻找病因，为治疗提供依据。MCV，MCH，MCHC 可从不同侧面反应红细胞病理变化，这就是其在贫血鉴别诊断中临床意义所在。根据在同一病例中，3 个指数的变化，可将贫血分为大细胞性贫血、正常细胞性贫血、小细胞低色素性贫血及单纯小细胞性贫血，其标准参见前文贫血分类。

3. 红细胞体积分布宽度的临床意义　围绕 RDW 临床实用价值，许多学者做了大量工作，阐述了实用性和可靠性，大致可分为以下几个方面。

（1）用于缺铁性贫血与轻型珠蛋白生成障碍性贫血的鉴别诊断：小细胞低色素性贫血按病因学分类，包括缺铁性贫血、铁粒幼细胞性贫血、珠蛋白生成障碍性贫血。鉴别诊断这 3 种贫血有重要治疗意义。通常使用血清铁蛋白和血红蛋白电泳检测方法烦琐、费时，在临床工作中，特别是大样本人群普查、体检，需要一种简单、快速的诊断方法。早在 1979 年，Bessman 试图通过红细胞大小的变异程度鉴别这两种贫血。他选择了 85 例低色素贫血患者，使用 Coulter counter ZF 血液分析仪，测量各种红细胞指标，并观察血涂片红细胞形态变化，并分别计算出 DF' 值及 MCV/RBC 值（DF' 值及 MCV/RBC 值鉴别诊断的指标：一般认为 DF' > 0 多是缺铁性贫血，DF' < 0 则可能是珠蛋白生成障碍性贫血；相似 MCV/RBC > 130 或 < 130，分别认为可能是缺铁性贫血或珠蛋白生成障碍性贫血）。根据同时进行血清铁、血清铁饱和度及血红蛋白电泳的结果，有学者将 85 例患者分为 3 组，并得出下表的实验结果（表 8 - 7）。

表 8 - 7　RDW 等参数在鉴别诊断小细胞低色素性贫血中的应用

	RDW			DF'			MCV/RBC			血片描述	
	>14	<14	符合率	>0	<0	符合率	>130	<130	符合率	大小不等	小细胞增多
缺铁性贫血	53/53		100%	49/53		92%	42/53		79%	38/53	50/53
轻型 β 珠蛋白生成障碍性贫血		22/25	88%		18/25	72%		19/25	76%	11/25	21/25
轻型 α 珠蛋白生成障碍性贫血		5/7	71.4%		5/7	71.4%		5/7	71.4%	3/7	5/7

从上述的结果可以看出：①RDW 在缺铁性贫血和珠蛋白生成障碍性贫血的符合率分别为 100% 和 88%，较 DF'（92%）、MCV/RBC（79%）指标符合率有显著性差异。可以认为 RDW 是初步鉴别两组贫血的敏感指标。②RDW 较观察血涂片判定红细胞大小变化，不但有量的客观指标，而且更为敏感（RDW >14%，100%；血片描述仅为 71%）。③β 珠蛋白生成障碍性贫血的 RDW 与血片描述的矛盾结果说明，实际描述的"大小不等"可能是反映异形红细胞增多。如果常规检查中发现血涂片"红细胞大小不等"而 RDW 正常时，应提醒医生做诊断珠蛋白生成障碍性贫血的实验以明确诊断。这一结论得到了实验室的采纳和应用。

（2）用于缺铁性贫血的早期诊断：由于各种原因造成机体内铁缺乏，导致 Hb 合成障碍而引起的小细胞低色素性贫血，其病程可分为隐性缺铁前期、隐性缺铁期及 IDA 3 个阶段。Mcclure 等观察了非贫血患者 RDW 变化，认为 RDW 对诊断隐性缺铁有一定价值。Uchida 对 1 648 例学生进行了各项指标的观察，结果显示正常人为 MCV（89 ±4）fl，RDW（12.7 ±0.7）%；隐性缺铁前期分别为 MCV（89 ±4）fl，RDW（13.2 ±0.7）%；隐性缺铁期分别为 MCV（86 ±6）fl，RDW（14.0 ±1.5）%；IDA 患者为 MCV 79fl，RDW（15.6 ±1.7）%。

在缺铁状态高发生率、海洋性贫血低发生率的国家，RDW 可作为隐性缺铁的筛选指标。为探讨其临床实用价值，丛玉隆等观察了正常女性和妊娠期妇女 RDW 及 MCV、血清铁蛋白和血红蛋白等变化。结果表明：16 例正常女性 RDW 为 12.7% ～14.6%，与 Mcclure 报道一致。25 例 IDA 患者中 24 例 RDW 高于正常，11 例非缺铁性小细胞贫血只有 5 例 RDW 正常，13 例隐性缺铁者 RDW 异常者 4 例。RDW 对 IDA 诊断灵敏度达 96%，但特异性仅为 54.5%，对隐性缺铁诊断灵敏度仅为 30.8%，鉴于 RDW 对小细胞贫血中 IDA 诊断有较高敏感性、较高特异性，丛玉隆等认为 RDW 只能作为 IDA 筛选指标，即 RDW 升高不应排除其他贫血的可能，但 RDW 正常者 IDA 的可能性不大（尤其是小细胞低色素性贫血）。分析 IDA 发病过程不难看出，从铁蛋白开始缺乏到 MCV、RDW 明显变化，是红细胞形态从量变到质变的过程，因此少数隐性缺铁患者可表现细胞体积异质性变化。

（3）RDW 对缺铁性贫血疗效观察的意义：为了解 IDA 患者治疗过程中 RDW 变化，探讨 RDW 动态测量对铁剂疗效观察的意义，有学者动态观察了一组 IDA 患者治疗前及治疗后（口服铁剂）不同时间 Hb、MCV、MCHC、RDW、血清铁蛋白和骨髓可染铁的变化，结果显示：服药后首先 Hb 恢复正常，MCV、MCHC 次之，RDW 最晚。这与 IDA 的病程相一致。RDW 的动态变化实际反映了治疗中红细胞形态变化。治疗前，RDW 高于正常是由于 IDA 产生的红细胞体积异质性变化。服药 1 周后，骨髓红细胞增生，外周血少量新生正常细胞和网织红细胞增加，RDW 也随之增加，但 MCV、MCHC 变化不明显。3 周后，由于铁的补充，大量正常红细胞群释放入外周血，而病态红细胞（小细胞低色素）仍有部分残存，使血中出现两群红细胞，即 RDW 明显升高，此后由于病态红细胞逐步地消失，RDW 逐渐减低。但直至服药 3 个月后，Hb、MCV、MCHC 已稳定正常范围 1 个月时，RDW 仍未降至正常水平，可能是由于骨髓储存铁还没得到完全补充（尽管此时血清铁蛋白已恢复正常）。图 8-4 是其中一例直方图动态特点。Mcclure 等的实验说明了这一点。也有的作者认为，治疗过程中，不能用血清铁蛋白来衡量机体内储铁情况，因为血清铁蛋白一旦正常就马上停药，会再度发生血清铁蛋白值下降而贫血。因此，我们认为用 RDW 在 IDA 治疗中动态变化监测用药可能有一定临床价值。

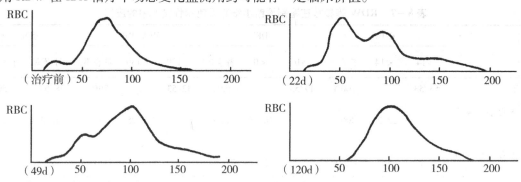

图 8-4　IDA 治疗中红细胞体积直方图的动态变化

（4）各类贫血 RDW 的变化：Bassman 对 11 组不同类型贫血患者进行了 RDW 分析，结果显示 1 个位点 α 珠蛋白基因缺失或轻型 HbS 和 HbC，RDW 大致正常。虽然轻型珠蛋白生成障碍性贫血红细胞体积小于正常并有轻度贫血，但 RDW 大多数在正常范围内。2 个 α 位点或一个 β 位点缺失者有轻度 RDW 增高，伴有严重贫血。珠蛋白生成障碍性贫血有明显 RDW 异常。所有镰形细胞贫血均有 RDW 增高，并与贫血的严重程度呈相关性。上述变化是由于红细胞形成不均一性还是细胞成熟不均一的改变尚不清楚。

RDW 增高更见于"外源性"因素。慢性胃和十二指肠溃疡，恶性病可轻度增高，与贫血程度无相关。铁、叶酸、维生素 B_{12} 缺乏几乎均呈明显 RDW 增高。红细胞大小变异程度与 Hb 负相关，反映了造血过程细胞体积的异质性。

输血后 RDW 增高是由于献血者与受血者两个不同大小细胞群混合而引起的。有人报道一个叶酸缺乏的巨幼细胞贫血患者接受了一个 β 珠蛋白生成障碍性贫血患者的血液，使体内两个细胞群 MCV 相差 51fl。

Rebert 报告网织红细胞（RC）增多可引起 RDW 明显变化。作者观察了 101 例女性 RDW，并测量 RC 变化，回归分析，RDW 与 log10RC 呈相关（V = 0.77，P < 0.001）。RDW 与 RC r = 0.49，并提出，在贫血治疗时，RDW 可反映 RC 的变化。Sassier 的研究未支持这一论点。两组指标相关系数仅为 0.247，但有学者认为 RC 与 RDW 虽无明显相关性，但 IDA 或巨幼贫治疗时，如果对药物有反应，在 Hb 明显上升前，可有 30% 以上正常细胞人血使 RDW 升高。因此如果连续观察患者，在给药后有 RDW

升高，可能表示有骨髓反应。如果 RC 与 RDW 都升高，是骨髓造血活跃的指征。

（5）用于贫血的形态学分类：目前临床医生多使用 MCV，MCH，MCHC 三指数贫血分类法，这种分类法对贫血鉴别诊断有一定意义。但实践证明此法忽视了由于红细胞体积的异质性对指数（MCV）准确度的影响，不能全面反映红细胞的病理变化。Bassmen 提出了 MCV/RDW 分类法（1983 年），根据 MCV 和 RDW 两个参数实验结果，将贫血分为小细胞均一性（MCV 减低，RDW 正常），小细胞不均一性（MCV 减低，RDW 增高），正细胞均一性（MCV 正常，RDW 正常），正细胞不均一性（MCV 正常，RDW 增高），大细胞均一性（MCV 增高，RDW 正常），大细胞不均一性（MCV 增高，RDW 增高）6 类（表 8-8），不少文献报道了其临床实用价值。丛玉隆等对此法也进行了探讨，实验结果显示此分类法对缺铁性贫血的诊断及某些慢性病贫血的病因学分类分析有一定临床意义。

表 8-8　红细胞体积分布宽度的临床意义

RDW \ MCV	减低	正常	增高
正常	小细胞均一性	正细胞均一性	大细胞均一性
增高	小细胞不均一性	正细胞不均一性	大细胞不均一性

4. 红细胞体积分布直方图　红细胞体积分布直方图分析对于贫血的鉴别诊断与疗效分析有重要意义，从以下病理中可以看出其临床价值。

（1）缺铁性贫血的直方图（图 8-5）：其特点为曲线波峰左移，峰底变宽，显示小细胞不均一性。

（2）轻型 β 珠蛋白生成障碍性贫血直方图（图 8-6）：图形表现为小峰左移，峰底变窄，典型的小细胞均一性贫血。

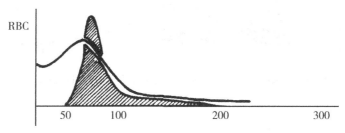

图 8-5　缺铁性贫血的红细胞直方图

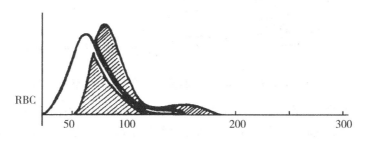

图 8-6　轻型 β 珠蛋白生成障碍性贫血红细胞直方图

（3）铁粒幼细胞性贫血（图 8-7）：显示红细胞呈典型"双型"性改变（即同时存在着两种类型的红细胞，一种是低色素性红细胞），多见于铁粒幼性贫血，在缺铁性贫血经治疗有效时，也可出现类似的图形，但底要更宽些。

（4）大细胞再生障碍性贫血的直方图（图 8-8）：红细胞体积分布曲线峰值右移，但峰底宽度正常或稍宽，显示大细胞均一性。在严重溶血性贫血，末梢网织红细胞明显增高时（遗传性球形红细胞增多症可高达 50% ~80%），也可出现类似图形且峰底宽或峰的有部拖尾更明显。

（5）叶酸缺乏引起的巨幼细胞贫血治疗前与治疗后的直方图（图 8-10）：治疗前直方图（图 8-9）波峰右移，波底增宽，显示明显的大细胞不均一性，是叶酸或 B_{12} 缺乏引起巨幼细胞性贫血的重要直方图特征。给予叶酸或 B_{12} 后，幼稚细胞分化成熟正常，正常细胞群逐步释放入血液，而病理细胞并未完全消亡，检测时即再现双峰形，说明治疗有效。

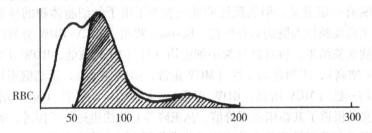

图 8-7　铁粒幼红细胞贫血红细胞直方图

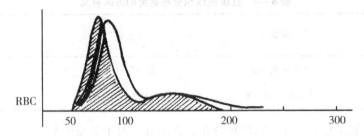

图 8-8　大红细胞再生障碍性贫血红细胞直方图

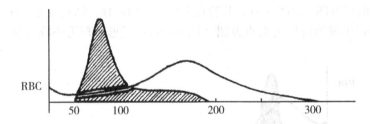

图 8-9　叶酸缺乏引起巨幼细胞性贫血（治疗前）红细胞直方图

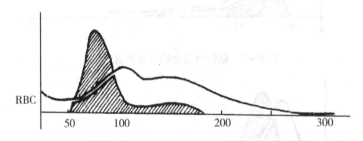

图 8-10　叶酸缺乏引起巨幼细胞贫血（治疗后）红细胞直方图

（6）输血后红细胞体积直方图变化：不同病因导致贫血细胞形态不同，输入大量正常血液后，可显示不同的直方图。一般在原来图形基础上，出现正常细胞群峰。总之，输血后的直方图没有特异的图形特征。

二、网织红细胞计数及自动化分析技术

网织红细胞计数是反映骨髓造血功能的重要指标，一般多采用显微镜目测法，可直观细胞形态且不需昂贵设备，不失为诊治贫血的重要实验方法，但操作费工费时，受主观因素影响，计数精确性较差。近年来，使用自动分析仪分析网织红细胞代替目测法，无论从实验方法学还是临床应用，均取得了良好效果。

（一）流式细胞仪在网织红细胞计数的应用

网织红细胞是晚幼红细胞脱核后到完全成熟之间的过渡细胞，由于其胞质中尚残存嗜碱性物质，在活体染色时可被煌焦油蓝染成蓝色细颗粒或网状物而得名。流式细胞仪（flow cytometer，FCM）的问世，开创了生物细胞研究的新领域，也为网红计数提供了快速、准确的测试手段，可以通过某些染料与网红中 RNA 结合，在 FCM 测量时发出特定颜色的荧光，进行单参数定量 RNA。已知在红细胞发育过程中，RNA 含量有明显规律性变化，即由原始阶段较为丰富逐渐减低至细胞完全成熟后消失或接近消失。网织红细胞为成熟红细胞前阶段，通过 FCM 检测 RNA 可精确表示网织红细胞占成熟红细胞的百分率（RET%）。早在 1983 年 Tanke 等就应用 FCM 行网红计数进行血液病的鉴别诊断和疗效观察，取得了满意的结果。FCM 法较目测法的实验结果的测量精确度明显提高。

另外，由于 FCM 可进行 RNA 定量，因而可获得网织红细胞成熟度指数。虽与 RET% 无明显相关，但对红细胞增殖能力的判断有一定意义。金江等应用派若宁 – Y 处理红细胞在 FACS – 420 型 FCM 探讨了小儿外周血网红参考值及心肾疾病、缺氧性脑疾病患者网织红细胞及其平均 RNA 含量变化，同时与手工法进行了对比分析，FCM 法 1~28d（16 例）组参考值 0.031±0.007 6，6 个月至 13 岁组（34 例）0.022 1±0.011 2，均明显高于目测法。23 例心肾患儿 RET% 与 RNA 平均含量呈正相关。近年来，屡有文献报道噻唑橙（TO）在 FACS 法网红计数的应用。孙苐等用噻唑橙为探针用 FACStar 型 FCM 检查了国内成年人网织红值，证实男女两组差异无明显意义，结果为 0.013 9±0.004 7，仪器结果的 CV 值大大低于目测法。TO 是可渗透膜荧光素，可与核苷酸结合形成复合物，在 53nm 发射荧光。Fergnson 的实验结果表明，此法精确度高，平均 CV 为 4.3%（范围 1.7%~6.6%），而同组目测法 CV 达 22.4%（范围 8.3%~44.2%），RET% 在 1.8%~30.1% 时，测量呈良好线性关系（r=0.99）。98 例患者两法测定结果回归分析提示呈良好相关 r=0.97）。Jvhn 结果与其相似，两法 r 值为 0.98，FACS 测量 CV=3.1%，目测法为 11.9%（单人观察）和 20.8%（多人观察）。78 例男性、76 例女性参考值分别为（0.74±0.48）% 和（0.84±0.56）%，除了上述指标，Van 观察了 FACS 法的敏感度，用两法监测化疗后骨髓恢复期的患者，显示流式法较目测法实验结果波动小，被检测的网织红细胞较目测法早 1~2d 有明显回升。

（二）网织红细胞计数仪的应用

20 世纪 80 年代末期日本东亚电器公司设计和生产的用于网织红细胞计数的新型流式细胞仪 Sysmex R – 1000，迄今已发展到 R – 3000 型。该类仪器与前述的流式细胞仪方法比，主要有两个优点：①FCM 以派若宁 – Y、吖啶橙、硫黄素 T 或 DiOCl 为染料，计数前，标本需要固定和染色，而 Sysmex – R 系列网织红细胞计数仪在血液与荧光素直接结合后即可测量。②Sysmex – R 系列用血量少，一管样本可分别进行自动血液分析仪和流式细胞仪网红计数，它以氩激光束为光源，碱性槐黄 O（Auramine O）为染料，与网红内 RNA 结合后通过波长 488μm 的激光束时，仪器同时测量前向角光散射密度（Forward scatter）和侧荧光强度（Slide scatter fluorescence），前者提供细胞大小的资料，后者显示胞内 RNA 的浓度，将它们分别作为 Y 和 X 两个变量就构成一个二维图像，并由此划分 PLT、RBC 和 RET 的分布（图 8 – 11，图 8 – 12）。

由于大小和 RNA 含量显著不同，血小板首先从成熟红细胞和网织红细胞的区域被区分出来；进而成熟 RBC 和网织红细胞也被分为两个区域，并且网织红细胞百分比和绝对值也计算出来了。计算机的运算曲线是适合荧光强度直方图测定网织红细胞的。荧光强度反映出成熟 RBC 与网织红细胞混合物中后者的细胞总数。R – 3000/R – 2000 从 RBC 中分离网织红细胞的界限的设置，是以当次分析中成熟 RBC 的分布为依据。仪器显示出的散点图可以反映网织红细胞的成熟阶段，根据荧光强度，还可将网织红细胞分成低荧光强度网织红细胞（low fluorescent reticulocyte，LFR）、中荧光强度网织红细胞（middle fluorescent reticulocyte，MFR）和高荧光强度网织红细胞（high fluorescent reticulocyte，HFR）3 部分，幼稚的网红显示最强的荧光，反之成熟红细胞极少或没有荧光。

近年来对 R 系列网织红细胞计数仪的评价文献屡有报道。Tichell 等较全面探讨了其性能，证实其检测精确度高：在正常或高值的网织红细胞病例中网织红细胞和红细胞测量 CV 分别小于 5% 和 1.5%，但在低比例网红值中，其 CV 可达 14.4%。研究不同成熟度网织红细胞分布及检测准确度结果表明：①正常或低比例的网织红细胞病例，LFR 的 CV 值很低，但 HFR 的 CV 很高。在高值网织红细胞病例中，HFR 的 CV 可降到 5% 以下。②线性：不同浓度稀释的高值和正常范围网红标本测量呈极好的线性关系，r 值分别为 0.997 和 0.999。③相关性：相关性分析表明 R-1000 与目测法、R-3000 与 Technicon H.1 法的 r 值分别为 0.966 6 和 0.965。不同网织红细胞范围的 R-1000 与目测法回归分析结果：网织红细胞在 <0.9%、1%~2.9%、3%~28% 者，r 值分别为 0.72、0.503、0.973。John 也报道：RET% =9% 时流式法 CV 5.8%，而手工法 CV 27.2%；RET% =1% 时，流式法 CV =6.45，而手工法 CV =47.3%。

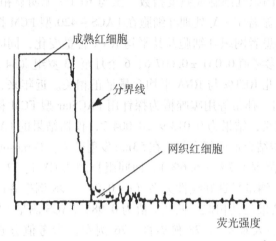

图 8-11　散点分类原理

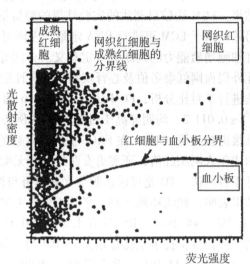

图 8-12　细胞散点分布模式图

Kazuhide 做了同样分析，得出了相似的结果，并观察了正常人及各种贫血患者的各参数变化。结果正常对照值为 $(46.3 \pm 10.9) \times 10^9$，HFR，MFR，LFR 分别为 $(2.3 \pm 1.9)\%$，$(18.7 \pm 5.1)\%$，$(78.8 \pm 6.6)\%$。由于化疗引起骨髓功能抑制患者，网织红细胞值减低，但荧光强度稍增高。肾透析患者网织红细胞百分比及 HFR 增高但网红绝对值减低。老年患者与青年对照组实验结果差异无显著意义。

（三）全自动血液分析仪检测网织红细胞

全自动网织红细胞计数仪的临床应用价值已被公认，但由于其仅能测试网织红细胞，常给临床诊断带来不便。1993 年以来，可进行网织红细胞计数的血细胞分析仪相继问世，使血细胞分析仪应用进入了新阶段。检测原理大致有两种，其代表是 Coulter Maxam 型和 Technicon H·3 型。Coulter 型采用了两种试剂，一为新亚甲蓝着染红细胞内的 RNA，另一为"透明"剂使红细胞内血红蛋白溢出，成为"影细胞"减少测试的干扰。处理后的血液在仪器上通过 VCS（电导、射频、激光）的原理进行网织红细胞的检测，该仪器不但能检测有关白细胞、红细胞、血小板的 18 项测量参数，还可得出网织红细胞绝对数（RET#）、网织红细胞百分率（RET%）、平均网织红细胞体积（MCVr）和网织红细胞成熟指数（MI）。实验证明其测试结果与 FCM 法呈高度相关（r =0.961）。

Technicon H·3 测试网织红细胞采用另一种原理，先将 3μl 血液加入已标准化的染液中孵育 15min，将仪器转换到网织红细胞计数程序进行检测，即可得到网织红细胞的实验参数，包括 RET#、RET%、MCVr、网织红细胞体积分布宽度（RDWr）、网织红细胞内血红蛋白分布宽度（HDWr）及网织红细胞分类。根据荧光强度，可将网织红细胞分成低、中、高荧光强度网织红细胞。

1999 年，拜耳公司又推出了 ADVIA 120 自动血细胞分析仪，该仪器在 Technicon H·3 的基础上进行了改进。测试网织红细胞不用在机外孵育，而是随白细胞、红细胞及血小板一起检测。即测定前不经预处理，由仪器直接吸入标本后计数。它以氧氮杂芑 750 为染料，试剂中的染料与网织红细胞中的 RNA 结合，然后以氦氖激光灯为光源，射出的激光束（670nm）以低角度光散射和高角度散射二个测量系统同时测量一个网织红细胞，根据低角度（20°~30°）光散射转换能量大小，测量单个红细胞体积与总数；根据高角度（5°~15°）光散射得出单个网织红细胞内血红蛋白浓度，可准确得出 MCVr、网织红细胞内血红蛋白浓度（CHCMr）、网织红细胞内血红蛋白含量（CHr）的测定值，并绘出网织红细胞散射图、单个网织红细胞体积及网织红细胞内 Hb 含量的直方图及求出 RDWr、HDWr 等参数。同时在仪器测量时染色后的网织红细胞发出特定颜色的荧光，根据荧光的强弱进行 RNA 定量检测。与 H·3 仪器一样，ADVIA 120 血细胞分析仪根据荧光强度，也可将网织红细胞分成 LFR、MFR、HFR 3 部分。

2002 年，解放军总医院乐家新等用 Bayer Advia 120 血细胞分析仪调查了北京市 655 例健康成年人网织红细胞的正常参考值范围，结果见表 8－9。

表 8－9　北京市健康成年人网织红细胞计数与分群参考值范围（$X \pm 2s$）

性别	例数	RET（%）	RET#（$\times 10^9$/L）	LFR（%）	MFR（%）	HFR（%）
男性	342	1.45（0.59~2.31）	71.86（26.4~117.3）	88.06（81.2~94.9）	9.88（4.2~15.6）	2.06（0~4.9）
女性	313	1.22（0.40~2.04）	55.36（14.9~95.8）	88.71（80.9~96.6）	9.18（3.7~15.7）	2.11（0~4.9）

（四）网织红细胞参数的临床意义

130 年以前，Feb 等观察到贫血患者红细胞中的颗粒并用苦味酸显示了它们。然后，Erhich 用亚甲蓝染色后发现了网状结构并建立了网织红细胞目测法，一个多世纪以来这种方法在贫血的诊断、疗效观察、鉴别诊断中的重要作用众所周知。现将近年来仪器法进行网织红细胞计数的临床应用简述如下。

1. 骨髓移植　外周血粒细胞计数增高是移植后早期测量依据，但是粒细胞绝对值可能受到同时发生的感染或移植排异反应等影响，预防性输注血小板影响了对移植早期血小板制造能力的监测，因此二者均不理想。网织红细胞计数是一个独立监测骨髓造血恢复的参数。移植第 21 天，RET 数 > 15 × 10^9/L，常与移植并发症无相关，且感染和输血也不会影响网织红细胞计数的趋势；但若 < 15 × 10^9/L 并伴随中性粒细胞和血小板的部分上升，可能提示骨髓移植失败。

Lazaruss 等分析了骨髓移植后细胞动力学的变化，动态观察了 23 例自体、异体移植患者血小板、中性粒细胞、白细胞、网织红细胞及网织红计数（目测法）移植后恢复的天数，分别为 16.4d、16.8d、16.2d、13.7d、14.8d。显而易见，网织红细胞计数对骨髓移植恢复的估计有一定价值。丛玉隆观察了 5 例自体移植网织红细胞数与白细胞数动态变化，结果表明 5 例移植后网织红细胞均较白细胞提前 3~4d 恢复。

骨髓移植后细胞动力学的变化，动态观察移植后 RET 绝对值和 RET% 产生的波动，并不能完全说明骨髓功能的变化，比如要考虑到 RBC 输入的干扰。RET 数单项升高也不能完全意味着造血功能的恢复，RBC 生成正常情况下，用 R－3000/R－2000 很难在外周血中查见 HFR 这样的幼稚网织红细胞，但造血受到刺激时，较多的不成熟细胞从骨髓释入外周血，因此 HFR 的增长暗示着 RBC 生成的开始，即 HFR 变化较网织红细胞总数变化具有更重要的意义。

Batjer JD 等就此得出了深入的结论，他们用 R－1000 观察了 30 例异体骨髓移植患者移植后 44d 内各项血液参数变化，发现了 MFR + HFR 在 13.3d 均值开始回升，其次为 WBC（14.8d），仪器法 RET 绝对值（16.21d）和目测法 RET 绝对值（16.5d）提示，MFR + HFR 是估计移植后造血恢复的早期指标。

J. Kanold 等发现，自体、异体移植后 HFR 的出现（至少 2 次成功计数达到 2% 或 0.1 × 10^9/L）早于 RET 绝对值达到 20 × 10^9/L，也早于单核细胞达到 0.05 × 10^9/L，以及中性粒细胞绝对值达到 0.5 × 10^9/L。

所以评估 BMT 后红细胞生成的情况，HFR 计数提供了早期测量依据，同时也比监测单核细胞水平更为精确和实际。

2. 贫血　对骨髓移植患者的研究证实，HFR 和 LFR 可能是反应造血功能的关键新参数。Kojima 等人在贫血患者也得出同样的结论，他们以 HB 120~160g/L、MCV 90~100fl、MCH 27~34pg 的患者作为健康组；以 WBC < 3 × 10^9/L、PLT < 30 × 10^9/L 的化疗后红细胞生成抑制者为骨髓抑制组，以慢性溶血性贫血患者为溶贫组，测得的网织红细胞数、HFR 及 LFR 三项参数有力地支持了上述结论。与贫血组相似，血液透析组 HGB 为 100g/L 或更低，HFR 上升，LFR 下降，但是 RET 数不升高。因此，可将

网织红细胞计数及分类作为鉴别诊断的初筛指标。老年健康组与健康组具有相似的特征，说明这些参数无年龄差异。老年贫血组 RET 数减少，但 RET% 却与健康组相似。也有文献报道，不同基因型珠蛋白生成障碍性贫血患者，网红分群值差别很大，提示 LFR、MFR 和 HFR 的比例变化有助于某些基因型珠蛋白生成障碍性贫血的鉴别诊断。

缺铁性贫血治疗后，HFR 或 HFR + MFR 比例迅速上升，不仅早于血红蛋白和 MCV，而且也早于网织红细胞总数。这对于判断贫血的疗效有重要的参考价值。

3. 海洋性贫血　G. Paterakis 等的研究显示，海洋性贫血杂合体 RET% 和 RET# 明显高于正常对照，所以建立健康人（24 ~ 44 岁）RET% 参考值时应注意排除 Hb 正常的杂合体。正常者 RET% 虽无性别上的明显差异，但女性偏高。网织红细胞分类（HFR、MFR、LFR）无性别差异。正常人与杂合体贫血的 HFR、MFR、LFR 也无显著差异，故建立参考值时不必排除珠蛋白生成障碍性贫血。异性间由于 RBC 计数的不同而存在着网织红细胞计数的不同，但杂合体女性 RET% 明显高于男性（$P < 0.001$），因此，贫血杂合体男女两性 RET 数的不同无显著意义。

众所周知，珠蛋白生成障碍性贫血以无效造血和红细胞寿命缩短为特点，网织红细胞计数与 HGB 水平变化相反。轻度贫血或非贫血患者，网织红细胞增长可能非常细微以至手工计数察觉不到，而使用精确的自动计数技术就明显多了。

4. 骨髓增生异常综合征（MDS）　一般说来，MFR 在 HFR 之前进入循环，暗示红细胞生成规律性恢复的开始。K. Kuse 认为少量 MFR 可以作为 MDS 化疗后粒系恢复的早期指标，且比 RET 绝对值更敏感。

细胞抑制剂治疗后一定时期内 RET（由 LFR 组成）降至最低点（$< 0.01 \times 10^{12}/L$），且如白细胞、血小板一样不稳定，16d 后（范围 8 ~ 43d，增加强化化疗的次数可使该时间间隔延长），MFR（均值 8%）最先出现，HFR（均值 4%）通常在此后 1d 出现。部分或全部缓解的患者在 MFR 增多 7d 后粒细胞突破 $0.5 \times 10^9/L$ 的临界值。同时白细胞总数超过 $20 \times 10^9/L$，12 ~ 14d 后，RET 绝对值才达到正常范围。

5. 放疗与化疗　流式仪法网织红细胞分析，可获得骨髓增生特别是红系增生及放疗与化疗的细胞毒不良反应的信息。在造血反应中（如叶酸和维生素 B_{12}）治疗或化疗后，造血恢复中可见网织红细胞短暂、迅速的增高。

当 HGB 下降、组织氧化受阻时，EPO 生成增多，EPO 促使干细胞向原始红细胞分化，也加速了网织红细胞释放。因此，EPO 增加，HFR 也增多，并伴有网织红细胞的增多。化疗后骨髓 EPO 功能恢复早期，HFR 增多比网织红细胞总数恢复早，这样反应时间的不同体现了 EPO 与 HFR 之间的密切关系。

另有实验表明，长期接受 Cisplatin 化疗的卵巢癌患者网织红细胞计数往往在 HGB 减少之前上升。Mugurama 等应用 Sysmex R - 1000 系统观察了 27 例白血病和淋巴瘤患者化疗期间网织红细胞亚群的变化，发现有 14 例（3.89%）在化疗开始时 HFR 和（或）MFR 下降早于 LFR、中性粒细胞及血小板的降低，HFR，MFR 与其他参数同时降低为 57.2%，在骨髓恢复期，52.8% 的病例 HFR 和（或）MFR 迅速升高。WBC，PLT 同时升高的仅占 25%，提示幼稚网织红细胞变化是造血系统肿瘤化疗时，骨髓受到抑制和恢复较敏感的指标。

6. 网织红细胞成熟指数（RMI）　其计算公式为 RMI =（MFR + HFR）/LFR × 100%，与 RET 绝对值、RET%、RBC 计数和 HGB 浓度不甚相关，故认为是独立变化的指标。其参考值见表 8 - 10。

表 8 - 10　网织红细胞成熟指数正常参考值

性别	RET 绝对值（10 000/μl）	RET%	RMI（%）
男性	3.17 ~ 7.69	0.65 ~ 1.69	9.1 ~ 32.2
女性	2.57 ~ 7.50	0.64 ~ 1.52	12.8 ~ 33.7
总体	2.87 ~ 7.50	0.67 ~ 1.55	10.3 ~ 34.0

RMI 与年龄相关性很小，女性略呈负相关。高 RMI 可见于溶血性贫血、特发性血小板减少性紫癜（ITP）、慢性淋巴细胞白血病（CLL）和一些急性白血病患者；真性红细胞增多症、再生障碍性贫血和骨髓增生异常综合征（MDS）患者 RMI 稍有增高。将健康者分为 50 岁以上和 49 岁以下两组，老年组 RBC 和 RET 绝对值都较低；老年男性 RMI 趋于增高。急性白血病、CLL、恶性淋巴瘤、MDS、溶血性贫血、再生障碍性贫血、ITP 和真性红细胞增多症患者 RMI 值范围较宽，上限接近正常者，强抗癌化疗过程中 RMI 降低。如急性白血病化疗前 RET 绝对值正常而 RMI 较高；化疗中则 RET 绝对值和 RMI 都低；溶血性贫血出现溶血危象时 RET 绝对值和 RMI 都高；真性红细胞增多症 RET 绝对值和 RMI 都低；ITP 则 RET 绝对值正常，RMI 增高。总之，两指数交叉分析有助于判断红细胞活动度。RMI 增高与骨髓移植、慢性溶血性贫血、近期出血或疗效反应相关。RMI 降低通常与骨髓衰竭或无效造血有关，如巨幼红细胞性贫血（叶酸或维生素 B_{12} 缺乏）。

三、红细胞形态检查

外周血红细胞形态在贫血的检查中具有重要的作用，甚至有时可以是诊断的关键。在实际工作中有时制片或染色等因素可造成人工假性的红细胞病理形态，需要注意鉴别。

（一）正常红细胞

在制片、染色良好的血涂片上，正常红细胞形态较为一致，直径 6.7~7.7μm，染成淡红色，中央着色较边缘淡（图 8-13）。

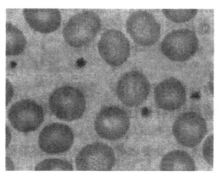

图 8-13 正常红细胞

（二）异常红细胞

各种病因作用于红细胞生理过程的不同阶段引起相应的病理变化，导致某些类型贫血的红细胞产生特殊的形态变化，可以从染色的血涂片上红细胞的大小、形态、染色等方面反映出来。观察外周血红细胞形态，将有助于贫血的诊断与鉴别诊断。外周血红细胞形态变化如下。

1. 红细胞大小异常

（1）小红细胞（microcyte）：直径小于 6μm，正常人偶见。如果血涂片中出现较多染色过浅的小红细胞，提示血红蛋白合成障碍，可能由于缺铁引起，或者珠蛋白异常引起的血红蛋白病。遗传性球形红细胞增多症的小红细胞，其血红蛋白充盈良好，生理性中心浅染区消失（图 8-14）。

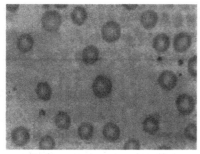

图 8-14 小红细胞

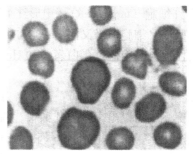

图 8-15 大红细胞

（2）大红细胞（macrocyte）：指直径大于 10μm 的红细胞，见于溶血性贫血及巨幼细胞性贫血（图 8 - 15）。

（3）巨红细胞（megalocyte）：直径大于 15μm，最常见于维生素 B_{12} 及叶酸缺乏所致的巨幼细胞性贫血。其胞体之所以增大是因为缺乏上述因子，幼稚红细胞内 DNA 合成不足，导致其不能按时分裂所致。当这种幼稚红细胞脱核之后，便成为巨红细胞（图 8 - 16）。如果涂片中同时存在分叶过多的中性粒细胞则巨幼细胞性贫血可能性更大。

（4）红细胞大小不均（anisocytosis）：是红细胞直径之间相差 1 倍以上而言。常见于严重的增生性贫血血涂片中，而在巨幼细胞性贫血时特别明显，这与骨髓粗制滥造红细胞有关（图 8 - 17）。

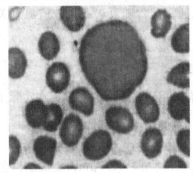

图 8 - 16　巨红细胞

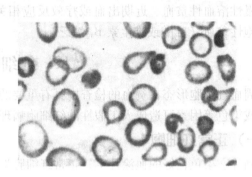

图 8 - 17　红细胞大小不均

2. 红细胞形态异常

（1）球形红细胞（spherocyte）：球形红细胞直径小于正常，厚度稍增加大于 2μm，无中心浅染区，形似球形。细胞中心区血红蛋白含量较正常红细胞多，常见于遗传性球形红细胞增多症、自身免疫性溶贫、异常血红蛋白病（HbS，Hb 病等）（图 8 - 18）。

（2）椭圆形红细胞（elliptocyte）：椭圆形红细胞呈卵圆形、杆形，长度可大于宽度的 3～4 倍，最大直径可达 12.5μm，横径为 2.5μm。此种红细胞置于高渗、低渗、等渗溶液或正常人血清中，其椭圆形可保持不变。多见于：①遗传形椭圆形红细胞增多症，该种红细胞大于 25%～50% 才有诊断意义；②大细胞性贫血，可达 25%（图 8 - 19）。

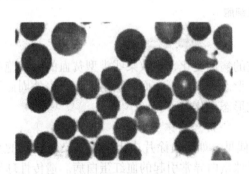

图 8 - 18　球形红细胞

图 8 - 19　椭圆形红细胞

（3）靶形红细胞（target cell）：靶形红细胞直径比正常红细胞大，厚度变薄，中心部位染色较深，其外周为苍白区域，细胞边缘又深染，形如射出之靶。靶形红细胞常见于：①珠蛋白生成障碍性贫血及严重缺铁性贫血；②一些血红蛋白病（如 HbC、D、E 病等）；③肝病、脾切除后及阻塞性黄疸等（图 8 - 20）。

（4）镰形红细胞（sickle cell）：形如镰刀形，这是由于红细胞内存在着异常血红蛋白 S（HbS）所致，在缺氧情况下也可以出现这类红细胞。因此，检查镰形红细胞需将血液制成湿片，然后加入还原剂如偏亚硫酸钠后观察，主要见于 HbS 病（图 8 - 21）。

（5）口形红细胞（stomatocyte）：红细胞中央有裂缝，中心苍白区呈扁平状，周围深染，犹如一个微张开口的嘴形或鱼口，正常人偶见（图 8 - 22）。增高见于：①遗传性口形红细胞增多症；②急性乙醇中毒；③少量见于弥散性血管内凝血。

图 8 - 20 靶形红细胞

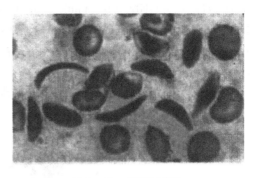

图 8 - 21 镰形红细胞

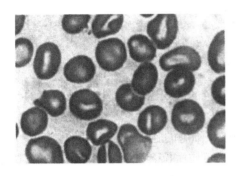

图 8 - 22 口形红细胞

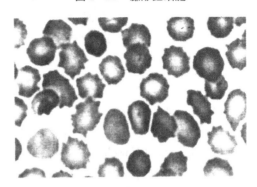

图 8 - 23 棘形红细胞

（6）棘形红细胞（acanthocyte）：一种带棘状的红细胞，棘呈针刺状或尖刺状，其长短及大小不一（图 8 - 23）。见于：①棘细胞增多症（遗传性血浆 β 脂蛋白缺乏症），可高达 70% ~ 80%；②严重肝病或制片不当。

（7）皱缩红细胞（echinocyte）：周边呈锯齿状，排列紧密，大小相等，外端较尖。可见于干燥太慢的血片，也见于急性铅中毒、尿毒症等患者的血片中，需要与棘形红细胞鉴别（图 8 - 24）。

（8）锯齿红细胞：也称刺毛细胞，形态和皱缩红细胞相似，主要见于尿毒症、微血管病性溶血性贫血、丙酮酸激酶缺乏症、PNH 等。

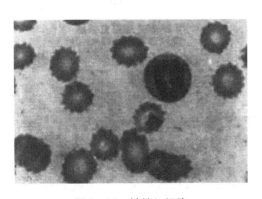

图 8 - 24 皱缩红细胞

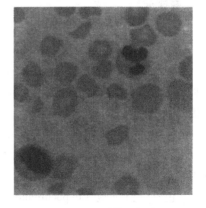

图 8 - 25 裂片红细胞

（9）裂片红细胞（schistocyte）：为红细胞碎片或不完整的红细胞，大小不一，外形不规则，有各种形态，如棘形、盔形、三角形、扭转形等（图 8 - 25）。正常人血片中裂片细胞小于 2%。增多见于 DIC、微血管病性溶血性贫血和心源性溶血性贫血等红细胞破碎综合征，其他见于化学中毒、肾功能不全、血栓性血小板减少性紫癜等。

3. 红细胞结构异常

（1）嗜碱性点彩红细胞（basophilic stippling cell）：指在瑞氏染色条件下，胞质内存在嗜碱性蓝黑色颗粒的红细胞，属于未完全成熟的红细胞，其颗粒大小不等、多少不均（图8-26）。正常人血片中少见到，在铅、铋、汞、锌中毒时增多，常作为铅中毒的诊断筛选指标。

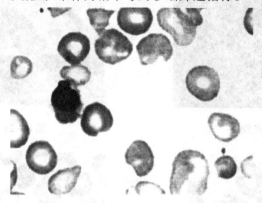

图8-26　嗜碱性点彩红细胞

（2）卡波环（cabot's ring）：成熟红细胞胞质内有染成紫红色的细线性环，呈圆形或扭曲的8字形，可能是残留核膜所致（图8-27），见于恶性贫血、溶血性贫血、铅中毒等。

（3）豪-周氏小体（Howell-Jolly's body）：位于成熟或幼稚细胞的胞质中，呈圆形，有1~2μm大小，染紫红色，可一至数个（图8-28），有可能是残留的核染色质微粒。见于增生性贫血、脾切除后、巨幼细胞性贫血、恶性贫血等。

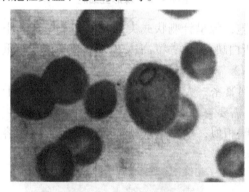

图8-27　卡波环

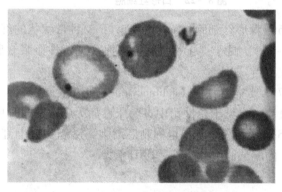

图8-28　豪-周氏小体

（4）有核红细胞（nucleated erythrocyte）：即幼稚红细胞，正常存在于骨髓中，外周血中不能见到。在溶血性贫血、急慢性白血病、红白血病时常见到（图8-29）。

4. 红细胞内血红蛋白含量异常

（1）正常色素性红细胞（normochromic）：正常红细胞在瑞氏染色的血片中为淡红色圆盘状，中央有生理性淡染区，通常称正色素性。除见于正常外，还见于急性失血、再生障碍性贫血和白血病等（图8-30）。

（2）低色素性红细胞（hypochromic）：红细胞的生理性中央浅染区扩大，甚至成为环圈形红细胞，提示其血红蛋白含量明显减少，常见于缺铁性贫血、珠蛋白生成障碍性贫血、铁粒幼细胞性贫血，某些血红蛋白病也常见到（图8-31）。

（3）高色素性红细胞（hyperchromic）：指红细胞内生理性中央浅染区消失，整个红细胞均染成红色，而且胞体也大，其平均红细胞血红蛋白含量增高，但就其平均血红蛋白浓度仍多属正常。最常见于巨幼细胞性贫血，也可见于球形红细胞增多症（图8-32）。

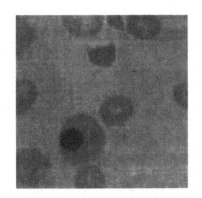

图 8 - 29 有核红细胞

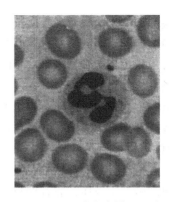

图 8 - 30 正常色素性红细胞

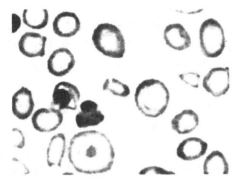

图 8 - 31 低色素性红细胞

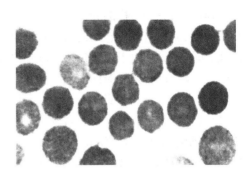

图 8 - 32 高色素性红细胞

（4）嗜多色性红细胞（polychromatic）：属于尚未完全成熟的红细胞，故细胞较大。由于胞质中含有多少不等的碱性物质 RNA 而被染成灰蓝色。嗜多色性红细胞增多提示骨髓造血功能活跃，在增生性贫血时尤其是溶血性贫血时最为多见（图 8 - 33）。

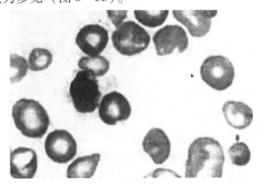

图 8 - 33 嗜多色性红细胞

四、溶血性贫血的一般检验

溶血性贫血是由于某些原因使红细胞寿命缩短，破坏过多，超过了骨髓代偿能力所引起的一类贫血。正常情况下，红细胞寿命为 120d。骨髓有强大的代偿功能，在强烈刺激下，骨髓造血功能可增到正常的 6～8 倍，因此红细胞寿命缩短到 15～20d 时，仍可以不表现出贫血，为代偿性溶血性贫血。

（一）溶血的病理生理

1. 溶血性贫血发生的原因

（1）红细胞内在缺陷：此类缺陷是红细胞在骨髓内生成时本身即有缺陷，容易被正常的机体功能所破坏。将患者的红细胞输给正常人后，其寿命比受血者红细胞短，正常人红细胞输给患者后，仍保持其正常寿命。此类溶血性贫血除阵发性睡眠性血红蛋白尿之外，均属于先天性（遗传性）缺陷，包括膜缺陷、酶缺陷和珠蛋白合成异常所致溶血性贫血。

红细胞膜主要由双层脂质及蛋白质两大部分组成。膜蛋白质包括收缩蛋白、肌动蛋白、锚蛋白、载体及酶等，形成膜支架；脂类中则以胆固醇和磷脂为主。细胞膜结构的正常，是保持红细胞可变性和柔韧性的重要条件，而红细胞膜的完整性则又和红细胞酶及能量代谢有密切关系。红细胞膜的异常在溶血性疾病发病机制中占重要地位，可有以下 4 种方式：①红细胞膜支架异常，使红细胞形态发生改变，如球形红细胞或椭圆形红细胞增多症等，这种异常形态的红细胞容易在单核 - 吞噬细胞系统内破坏；②红细胞膜对阳离子的通透性发生改变，如丙酮酸激酶缺乏症有红细胞内 K^+ 漏出和 Na^+ 增加等，从而使红细胞的稳定性发生破坏；③红细胞膜吸附有凝集抗体、不完全抗体或补体，使红细胞在血管内溶血或易在单核 - 吞噬细胞系统破坏，后者如自身免疫性溶血性贫血等；④红细胞膜化学成分的改变（如膜脂质成分变化），如无 β 脂蛋白血症，因红细胞胆固醇含量增加而卵磷脂含量较低，从而使红细胞呈棘状。

由于血红蛋白分子结构的异常（如 HbS、HbC 等），使分子间易发生聚集或形成结晶，导致红细胞硬度增加，无法通过直径比它小的微循环而被单核 - 巨噬细胞所吞噬。不稳定血红蛋白病和红细胞磷酸戊糖旁路的酶缺陷等，由于氧化作用破坏血红蛋白，导致海因小体的形成。这种含有坚硬珠蛋白变性小体的红细胞，极易被脾索阻滞而清除。

（2）红细胞外在异常：此类异常是红细胞本身无缺陷，由于血浆或其他异常因素从外部作用于红细胞，以致红细胞破坏加速。将正常人红细胞输给患者后，其寿命与患者本身的红细胞相同（寿命缩短）；患者红细胞制成悬液输给正常人后，其寿命仍保持正常。此类溶血性贫血均属后天性，包括免疫、物理、化学、感染或脾功能亢进等所致溶血性贫血。如病理性瓣膜、人工机械瓣膜等对红细胞的机械性损伤；弥散性血管内凝血在微血管内形成纤维蛋白条索，当循环的红细胞被贴附到网状结构的纤维蛋白条索上以后，由于血流不断冲击，引起破裂。如红细胞强行通过纤维蛋白条索间的网孔时，也可受到机械性损伤而溶血，临床称为微血管病性溶血性贫血。

2. 红细胞破坏的机制　衰老的红细胞达到正常寿命时，其细胞膜的成分、细胞内的血红蛋白浓度和各种酶活性都有改变或减低，最后在脾脏内被识别、扣押、破坏。未衰老的红细胞过早被破坏与下列机制有关。

（1）红细胞表面积与体积比（S/V 减低）：S/V 减低可由于表面积减小或体积增加。在一定条件下，球形体的表面积最小，双凹圆形可增大表面积 60% ~ 70%。球形红细胞及流经脾脏丢失表面积的红细胞在通过微循环时不能迅速改变形状而缩短寿命。红细胞骨架某些成分变化、能量代谢障碍、物质代谢障碍、膜通透性变化等均可使红细胞体积增大而过早破坏。

（2）红细胞膜构造改变：以下情况可使红细胞膜的结构发生改变：膜脂质改变，导致微黏滞性增加；膜蛋白改变，导致弹性减低；膜改变，如膜上附着 IgG 等不完全抗体，附着 C_3 或附着膜蛋白氧化物等，可被单核 - 吞噬细胞系统识出；膜的完整性遭到破坏，如补体、磷脂酶、循环中的创伤、微血管病等对红细胞膜的破坏。

（3）红细胞内黏滞性增高：红细胞内黏滞性增高可由于血红蛋白聚集，如 Hb - S；血红蛋白浓度过高，如红细胞脱水；血红蛋白沉淀，形成 Heinz 体。

（4）脾功能亢进：正常脾脏只破坏已衰老的红细胞。各种原因所致的肿大脾对正常未衰老的红细胞亦进行扣押和吞噬，或通过免疫作用破坏红细胞，也可以通过体液因子抑制骨髓造血细胞的成熟和释放。

3. 游离血红蛋白清除的途径（图 8 - 34）

（1）与血清结合珠蛋白结合：正常血浆仅有微量的游离血红蛋白。当大量溶血时，1 分子的游离血红蛋白可与 1 分子的结合珠蛋白结合，这种结合体很快从血中被肝实质细胞所清除。

（2）形成血红蛋白尿：当血浆中游离血红蛋白超过结合珠蛋白所能结合的量。多余的血红蛋白即可从肾小球滤出。经肾小球滤出的游离血红蛋白，在近端肾小管中可被重吸收。所谓血红蛋白的"肾阈"，实际上代表结合珠蛋白结合血红蛋白的能力和肾小管重吸收功能的综合。一般血浆中游离血红蛋白量大于 1 300mg 时，临床出现血红蛋白尿。

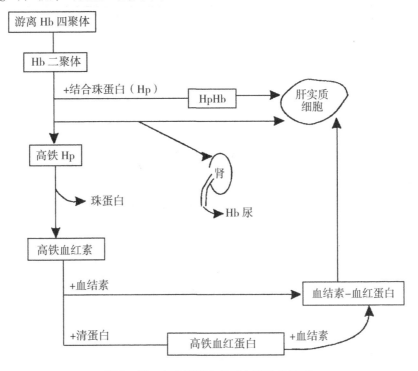

图 8－34　血浆游离血红蛋白清除的途径

（3）形成含铁血黄素尿：被肾小管重吸收的游离血红蛋白，在肾曲小管上皮细胞内被分解为卟啉、铁及珠蛋白。超过肾小管上皮细胞所能输送的铁，以铁蛋白或含铁血素形式沉积在上皮细胞内。当细胞脱落随尿排出，即成为含铁血黄素尿。

（二）溶血性贫血的分类

溶血性贫血有多种分类方法，根据起病的缓急和病程的长短分为急性型和慢性型；根据溶血发生的场所分为血管内溶血性贫血和血管外溶血性贫血；根据病因及发病机制分为红细胞内在因素异常引起的溶血性贫血和红细胞外在因素异常引起的溶血性贫血，前者多由先天遗传所致，后者为后天获得，因此也可分为先天性和后天性溶血性贫血。

1. 按先天性、获得性和发病机制分类　溶血性贫血按病因及发病机制分类见表 8－11。

表 8－11　溶血性贫血的病因及发病学分类

先天遗传性溶血性贫血	后天获得性溶血性贫血
A. 红细胞膜异常	A. 免疫性溶血性贫血
1. 遗传性球形红细胞增多症	1. 血型不合输血所致溶血性贫血
2. 遗传性椭圆形红细胞增多症	2. 新生儿溶血症
（1）轻型（普通型）	3. 温抗体型自身免疫性溶血性贫血
（2）纯合子型	（1）特发性
（3）遗传性热异形红细胞增多症	（2）继发性
（4）球形红细胞型	1）病毒和支原体感染
（5）西南亚卵圆形红细胞增多症	2）淋巴瘤、慢淋
3. 棘形红细胞增多症	3）其他恶性疾病（浆细胞病等）
4. 卵磷脂－胆固醇乙酰转移酶（LCAT）缺乏症	4）免疫缺陷状态
5. 高磷脂酰胆碱所致的溶血性贫血	5）系统性红斑狼疮和其他自身免疫性疾病
6. Rh null 疾病	4. 冷抗体型自身免疫性溶血性贫血

先天遗传性溶血性贫血	后天获得性溶血性贫血
B. 红细胞酶异常	（1）冷凝集素病
1. 丙酮酸激酶缺乏	1）特发性
2. 磷酸葡萄糖异构酶缺乏	2）继发性
3. 磷酸果糖激酶缺乏	（2）阵发性寒冷性血红蛋白尿
4. 磷酸丙糖异构酶缺乏	B. 创伤和微血管病性溶血性贫血
5. 己糖磷酸激酶缺乏	1. 人工瓣膜和其他心脏异常
6. 磷酸甘油酸激酶缺乏	2. 溶血-尿毒症综合征
7. 果糖二磷酸醛缩酶缺乏	3. 血栓性血小板减少性紫癜
8. 二磷酸甘油酸变位酶缺乏	4. 弥散性血管内凝血（DIC）
C. 红细胞核苷酶代谢异常	5. 肿瘤
1. 嘧啶5'-核苷酸激酶缺乏	6. Naked stint 综合征
2. 腺苷激酶过量	C. 感染因素所致的溶血性贫血
3. 三磷腺苷缺乏	1. 原虫感染如疟原虫
4. 腺苷酸激酶缺乏	2. 细菌感染如伤寒杆菌、溶血性链球菌
D. 戊糖磷酸途径和谷胱甘肽代谢中的酶缺乏	D. 化学、药物和动物毒素引起的溶血性贫血
1. 葡萄糖6-磷酸脱氢酶缺乏	1. 氧化剂
2. 谷胺酰-半胱氨酸合成酶缺乏	2. 非氧化剂
3. 谷胱甘肽合成酶缺乏	3. 与血液透析和尿毒症有关的溶血性贫血
4. 谷胱甘肽还原酶缺乏	4. 动物毒液
E. 蛋白结构和合成缺陷	E. 物理因素所致的溶血性贫血
1. 不稳定血红蛋白病	热损伤
2. 镰状细胞性贫血	F. 低磷酸血症
3. 其他纯合子血红蛋白病（CC、DD、EE）	G. 阵发性睡眠性血红蛋白尿、行军性血红蛋白尿
4. 珠蛋白生成障碍性贫血	H. 肝脏疾病中的棘形红细胞性溶血性贫血
5. 血红蛋白 H 病	I. 脾功能亢进
6. 双杂合子病（如血红蛋白 SC 病）	J. 新生儿维生素 E 缺乏症

2. 按溶血发生的部位分类　根据溶血发生的部位，分为血管内溶血和血管外溶血。血管内溶血系红细胞在血管内（血液循环中）直接破坏，释放出血红蛋白到血浆中形成血红蛋白血症。多为获得性，常呈急性发作，患者常无脾大。血管外溶血系红细胞在脾脏等单核-吞噬细胞系统被吞噬破坏，之后血红蛋白就地分解代谢，不形成血红蛋白血症。多为先天性，常呈慢性发作，患者常有脾大。有些溶血性疾病兼有血管内和血管外两种溶血机制，如自身免疫性溶血性贫血。两种溶血的区别如表8-12。

表8-12　血管内溶血与血管外溶血的鉴别

特征	血管内溶血	血管外溶血
病因	后天多见	遗传性多见
红细胞破坏场所	血管内	单核吞噬细胞系统
病程	急性多见	常为慢性，也可急性发作
贫血、黄疸	常见	常见
肝、脾大	少见	常见
红细胞形态学改变	少见	常见

续 表

特征	血管内溶血	血管外溶血
红细胞脆性改变	变化小	多有改变
血红蛋白血症	4～100mg/dl	轻度增高
血红蛋白尿	常见	无或轻微
尿含铁血黄素	慢性可见	一般阴性
骨髓再生障碍危象	少见	急性加重时可见
LDH	增高	轻度增高

3. 按溶血性发生的急慢分类　按照溶血的临床病程将溶血分为急性溶血和慢性溶血。急性溶血起病急骤，如异型输血。短期大量溶血可有严重的腰背及四肢酸痛，伴头痛、呕吐、寒战，随后高热、面色苍白和黄疸。这是由于红细胞大量破坏，其分解产物对机体的毒性作用所致。红细胞数和血红蛋白量急剧下降、血红蛋白血症和血红蛋白尿症。发作12h后发生黄疸。更严重者可有周围循环衰竭，发生休克。由于溶血引起肾小管细胞坏死和管腔阻塞，最终导致急性肾衰竭。在急性溶血过程中尚可突然发生急性骨髓功能衰竭，表现为网织红细胞减少、贫血急剧加重，称再生障碍危象，可能与感染、中毒等有关。慢性溶血起病缓慢，除代偿性者无明显表现外，常出现贫血、黄疸和脾大三大特征。慢性溶血性贫血患者由于长期的高胆红素血症可发生胆石症、肝功能损害、慢性腿部溃疡和骨骼异常等表现。在慢性溶血性贫血中，红细胞的过度破坏和增生加速达到了脆弱的平衡，一旦这种平衡被打破后即导致血红蛋白的急剧下降，出现再生障碍危象。

再生障碍危象表现为患者突然出现急性造血功能停滞（急性骨髓衰竭）、网织红细胞及全血细胞减少。最常见的危象是由于人类微小病毒B19（HPV）引起一过性造血衰竭引起的再生障碍危象。再生障碍性贫血危象多发生于镰状细胞贫血、β珠蛋白生成障碍性贫血、丙酮酸激酶缺陷和球形红细胞增多症。HPV感染可以散发，但多同时袭击数个家庭成员或同一地区的人们。传播途径以粪－口、口－口和呼吸道为主，潜伏期6～12d。5～10岁的儿童最易感染。中度慢性溶血性贫血感染HPV后极易发生再生障碍性贫血危象。有些溶血危象较轻微，不被察觉，但血清学检查发现有HPV感染的证据。HPV感染造成的再生障碍性贫血危象以非特异性表现起病，如发热、寒战、嗜睡、乏力。常见症状有咽痛、咳嗽、腹痛、腹泻和呕吐等，1/4患者发生晕厥、斑丘疹，2～17d（平均4d）后出现血液学异常，血红蛋白可下降20～60g/L，甚至达致命水平，网织红细胞迅速下降，常少于1%。危象的严重程度视溶血程度而定。通常不累及白细胞，但也有白细胞和血小板严重减少。骨髓中红细胞再生低下，幼红细胞消失，可见原红细胞。危象持续6～8d，恢复前出现网织红细胞增多、体温下降、白细胞和血小板增多。在免疫功能正常时，症状出现至网织红细胞升高一般为10～12d，但如有免疫缺陷，可持续更长时间。血清中HPV IgM为近期感染的标志，以后被IgG替代，持续数年，发现于60%的正常人，一次感染终身免疫。另外还可发生溶血危象和巨幼细胞危象，前者是由于脾功能亢进导致的红细胞破坏急剧增加，此时黄疸加深、网织红细胞增加、脾脏增大；后者是因并发叶酸缺乏导致的巨幼细胞危象，易发生于慢性溶血的患者，巨幼细胞危象起病较慢，与并发感染无关。

（三）溶血性贫血的一般检验

溶血性贫血的实验室检查可以分为3类，一是反映红细胞过度破坏的指标，二是反映代偿性红细胞生成加速的指标，三是用于确诊和鉴别诊断的特殊实验室指标。

1. 细胞形态学检验　溶血性贫血外周血象特征为血红细胞数及血红蛋白量减少，网织红细胞明显增多，常至5%～25%，重者可达75%以上。因网织红细胞比成熟红细胞大，故MCV增高。血片上可出现幼红细胞、多染性或嗜碱性红细胞等。骨髓象表现为增生性特征，以红系显著增生，粒红比值减低。红系增生以中幼红和晚幼红细胞为主，原红和早幼红细胞亦增多。幼红细胞比正常同阶段者稍大，此点与缺铁性贫血不同，但无巨幼红细胞。再生障碍危象者骨髓增生低下，全血细胞减少。

2. 血红蛋白的释放检验 血红蛋白释放入血浆是血管内溶血的结果，出现以下改变。

（1）血红蛋白血症：红细胞在血管内破坏后，释放出的血红蛋白游离于血浆中，血浆呈粉红色，血浆游离血红蛋白定量增高。

血浆游离血红蛋白的测定：

原理：游离血红蛋白在酸性（pH 5.6 左右）条件下能够具有过氧化酶样活性，催化联苯胺接受 H_2O_2 的氧化发生颜色改变，绿 - 蓝 - 紫红。于波长 530nm 处测光密度，与已知血红蛋白浓度标本比色。

正常参考值：1 ~ 5mg/dl（<50mg/dl）。

临床意义：血管内溶血时血浆游离血红蛋白增高，如阵发性睡眠性血红蛋白尿、阵发性寒冷性血红蛋白尿、冷凝集素综合征、温抗体型自身免疫性溶血性贫血、行军性血红蛋白尿、微血管病性溶血性贫血、黑尿热等。血管外溶血时血浆游离血红蛋白正常，如遗传性球形红细胞增多症。

（2）血浆结合珠蛋白减低：血浆结合珠蛋白是肝脏合成的一种 X2 球蛋白，约占血浆总蛋白的 1%。Hp 减低是一个很敏感的血管内溶血的指标。血浆中一旦出现游离血红蛋白，立即与 Hp 结合成 Hp - Hb 复合物，此复合物分子大，不能由肾脏排出，迅速被带至肝脏间质细胞而被清除。急性溶血时 Hp 暂时（3 ~ 5d）减低，慢性溶血时 Hp 持续减低。

血清结合珠蛋白测定：

原理：电泳法，血清结合珠蛋白（Hp）是一种 X2 球蛋白。将待检血清与 Hb 溶液混合后，使之形成 Hp - Hb 复合物，在 pH 8.6 条件下进行醋酸纤维膜电泳。待 Hp - Hb 与多余的未结合 Hb 分开，分别测定 415nm 光密度，经计算得出 Hp - Hb 的 Hb 量，用以代表 Hp 含量。比色法，在酸性（pH 4.0 ~ 4.2）条件下，Hp - Hb 具有比 Hb 更强的过氧化酶样活性，催化过氧化氢与某些愈创木酚氧化显色，光密度与 Hp 量成平等关系。免疫电泳法，利用 Hp 抗血清，按电泳免疫扩散方法测定。

正常参考值：70 ~ 150mg/dl（200 ~ 1 900mgHb/L）。

临床意义：各种溶血都有血清 Hp 减低，严重者甚至测不出。肝病、传染性单核细胞增多症、先天性无结合珠蛋白血症等亦有 Hp 减低。感染、创伤、肿瘤、红斑性狼疮、类固醇治疗、肝外梗阻性黄疸等可有 Hp 升高，此时如 Hp 正常，不能排除溶血。

（3）高铁血红素白蛋白血症：与 Hp 结合后血浆中剩余的游离血红蛋白可转变为高铁血红蛋白。MHb 再分解为高铁血红蛋白和珠蛋白，前者与血浆白蛋白结合形成高铁血红蛋白白蛋白（MhbA1b）。血中的 MhbA1b 是血管内溶血后在血浆中停留最久的来自血红蛋白的色素，持续存在数日，最后由肝细胞摄取、消除。它的出现表示严重的血管内溶血，只在 Hp 消失后出现。

血浆高铁血红蛋白白蛋白试验：

原理：生化法，高铁血红蛋白白蛋白（MhbA1b）能与硫化铵形成铵血色原，在 558nm 处有一吸收光带。电泳法，同 Hp 电泳法，在 Hp - Hb 区带之前出现一条 MhbA1b 区带。

正常结果：阴性。

临床意义：阳性表示严重血管内溶血，此时 Hp 已消耗殆尽。

（4）血浆血红素结合蛋白减低：血红素结合蛋白（Hx）是一种 $β_1$ 球蛋白，由肝脏合成，可与溶血后形成的 MHb 结合成 Hx - 血红素复合物，结果使 Hx 减低。Hx - 血红蛋白由肝间质细胞清除，其清除速度比 Hp - Hb 慢。

（5）血红蛋白尿：如血浆中的游离血红蛋白超过肾阈（1.3g/L），Hb 可出现于尿中，形成血红蛋白尿。血红蛋白尿呈樱红色，酸性尿时，部分 Hb 氧化为 MHb 使尿呈棕黑色。血红蛋白尿通常只见于急性血管内溶血发作后首 1 ~ 2 次尿中。尿镜检不见红细胞，但隐血试验阳性。

（6）含铁血黄素尿：血浆中的游离血红蛋白经过肾小管时被再吸收，在肾小管上皮细胞内分解成为含铁血黄素，尿沉渣内含有三价铁的含铁血黄素颗粒的上皮细胞，可由普鲁士蓝反应查出。它是慢性血管内溶血的有力证据。急性溶血的最初几天可阴性，数日后转为阳性。

尿含铁血黄素试验：

原理：本试验亦称 Rous 试验，应用普鲁士蓝反应，使含铁血黄素的铁在酸性条件下与亚铁氰化钾形成蓝色的亚铁氰化铁。

正常结果：阴性。

临床意义：血管内溶血，特别是慢性血管内溶血出现阳性，并持续数周。阴性不能排除血管内溶血；溶血初期，肾小管上此细胞尚未充分将吸收的 Hb 转变成含铁血黄素，并形成足够大的颗粒（直径 >1μm 才能在光镜下被看到）；含有含铁血黄素的颗粒的上皮细胞需要一个衰老脱落的过程，因此溶血初期可阴性。

3. 胆红素代谢异常

（1）血清胆红素增高：红细胞被破坏后，血红蛋白经单核－吞噬细胞系统摄入、降解成珠蛋白和血红素，血红蛋白再降解为一氧化碳、铁和胆绿素，后者再还原为胆红素，离开单核－吞噬细胞系统进入血液。胆红素与白蛋白结合成胆红素－白蛋白复合体，此即未结合胆红素，或称间接胆红素。此种胆红素不能从肾脏排出，不出现于尿中，呈凡登伯间接反应。当未结合胆红素流经肝脏时，被肝细胞摄取，复合体分离，胆红素部分与葡萄糖醛酸等结合成为葡萄糖醛酸胆红素，此即结合胆红素，亦称直接胆红素。此种胆红素经胆管排入肠中，如因胆管或肝内梗阻而反流入血，则呈凡登伯直接反应。

急性溶血时大量间接胆红素不能被肝脏充分处理，血清胆红素增高，凡登伯间接反应强阳性；慢性溶血时肝脏可以充分处理胆红素，胆红素增高不如急性明显或不增高。因此，血清胆红素增高不是溶血性贫血的敏感指标，不增高不能排除溶血，因健全的肝脏可以处理 4 倍于正常量的胆红素。原来有严重贫血患者发生溶血时，胆红素产量明显低于无贫血者，可能及时被肝脏所处理而不出现血清胆红素增高。

（2）粪、尿中的尿胆原、尿胆素增高：直接胆红素经胆管进入肠道，还原为尿胆原。尿胆原大部分由粪便排出（每日 67～472μmol，即 40～280mg），尿胆原小部分再吸收入血后，一部分经肝脏处理（肠肝循环），另一部分由尿排出（每日 0～6μmol，即 0～3.5mg）。尿胆原无色，与空气接触氧化后变为橘黄色的尿胆素。

急性溶血时由粪、尿排出的尿胆原增多（可达 5～10 倍或更多）；慢性溶血时肝脏可以充分处理再吸收入血的尿胆原，以致尿中尿胆原不增高。粪中的尿胆原的增高要比尿中尿胆原增高为早，且较为恒定，但受肝脏和消化道功能及肠内菌群（应用抗生素等）的影响。

4. 其他一般检查表现

（1）红细胞寿命缩短：正常红细胞寿命为 120d，用放射性铬（^{51}Cr）标记红细胞的半衰期（$t_{1/2}$）为 22～30d，溶血性贫血的 $^{51}Cr\ t_{1/2}$ <14d。

（2）血浆乳酸脱氢酶增高：红细胞破坏时，红细胞内的 LDH1、LDH2 释放入血，使血浆乳酸脱氢酶增高。

（3）红细胞参数及形态改变：血红蛋白测定、红细胞计数、网织红细胞计数等红细胞参数在前文已详细地介绍。而某些溶血性贫血在血涂片可见到特定的红细胞形态学改变（球形红细胞、靶形红细胞、破碎红细胞等）。

（四）溶血性贫血的诊断与鉴别诊断原则

1. 确定有无溶血性贫血　溶血性贫血是由于先天或获得性因素使红细胞过早地破坏，存活期缩短，并经单核吞噬细胞系统被清除。先天性溶血性贫血者红细胞本身膜、酶和血红蛋白有缺陷，引起红细胞破坏；获得性溶血性贫血者是由于红细胞外在因素如免疫性、药物性、生物性和阵发性睡眠性血红蛋白尿等所致红细胞破坏。

2. 确定血管内或血管外溶血　二者鉴别有时相当困难，严重的溶血二者常同时存在，血管外溶血比血管内溶血更为常见。

3. 寻找溶血的原因　病史要注意患者的性别、年龄、种族、职业、病史、饮食和药物史、家族遗传病史、妊娠史、旅行史等。体检中注意贫血的程度、黄疸及肝、脾的大小等。

（江 华）

第三节 缺铁性贫血

缺铁性贫血（iron deficiency anemia，IDA）是由于多种原因造成人体铁的缺乏，发展到一定程度时就会影响血红蛋白的合成，使红细胞生成障碍而导致的一种小细胞、低色素性贫血。贫血早期可以没有症状或症状很轻，当缺铁严重或病情进展很快时，可出现一般慢性贫血症状，如皮肤和黏膜苍白、头晕、乏力等。另外由于组织缺铁、含铁酶的缺乏，临床上可出现消化系统症状如食欲缺乏、舌乳头萎缩、胃酸缺乏及神经系统症状，严重者可出现反甲。缺铁性贫血是贫血疾病中最常见的一种，可发生于各年龄组，女性患者多于男性，在婴幼儿、孕妇及育龄妇女中尤为多见。

一、病因及发病机制

1. 病因

（1）铁摄入不足或需求量增加：见于哺乳期婴儿、生长发育期儿童和青少年，妊娠妇女及由于月经失血过多的青年妇女，如果长期食物中含铁不足，亦可发病。

（2）铁吸收不良：见于胃肠切除手术、胃酸缺乏或长期严重腹泻者。因肠道对铁吸收障碍而发生缺铁性贫血者，最多见于胃切除患者包括胃全部切除、胃次全切除及伴迷走神经切断的胃肠吻合术。其原因是手术后食物进入空肠过速，铁吸收的主要场所十二指肠直接进入空肠，此外胃酸过低也可影响铁的吸收。

（3）铁丢失过多：失血，尤其是长期慢性失血是缺铁性贫血最多见、最重要的原因，见于各种原因造成的消化道慢性失血、月经过多及血红蛋白尿等。

胃肠道出血是成年男性缺铁性贫血最常见病因，月经量过多是月经期妇女引起缺铁性贫血最主要原因。血红蛋白尿可造成慢性失铁，如阵发性睡眠性血红蛋白尿症患者。铁以血红蛋白、含铁血黄素和铁蛋白形式从尿中排出，这种患者常同时存在缺铁性贫血。

2. 发病机制 缺铁性贫血是体内慢性渐进性缺铁的发展结果。体内的这种慢性缺铁称为铁缺乏症，按病程可以分为 3 个阶段：①缺铁初期：此时仅有储存铁减少，血红蛋白和血清铁正常；②缺铁潜伏期：随着缺铁加重，骨髓、肝、脾等储铁器官中的铁蛋白和含铁血黄素消失，血清铁开始下降，转铁蛋白饱和度降低，但无贫血；③缺铁性贫血：骨髓幼红细胞可利用铁减少，红细胞数下降，开始多呈正细胞正色素性贫血，表现为轻度贫血，为早期缺铁性贫血。随着骨髓幼红细胞可利用铁缺乏，红细胞及血红蛋白进一步下降，各种细胞含铁酶亦渐减少或缺乏，同时骨髓代偿性增生，出现明显的小细胞低色素性贫血，即典型的缺铁性贫血，此时血清铁明显降低，甚至缺如，转铁蛋白饱和度也明显下降。

二、临床表现

缺铁性贫血患者的症状可因引起缺铁和贫血的原发性疾病、贫血本身引起症状、组织中含铁酶和铁依赖酶活性降低引起细胞功能紊乱所致。

有些患者就医的原因是原发疾病的表现，就诊时经检查发现有缺铁性贫血；也有不少患者是因贫血出现症状前来就医。因此，早期缺铁性贫血常无症状或有一些非特异性症状如容易疲劳、乏力。这些非特异性症状不一定和贫血程度相平行。

三、实验室检查

1. 血常规 患者贫血的程度不一，轻者为正细胞正色素性贫血，即平均红细胞体积（MCV）、平均红细胞血红蛋白（MCH）、平均红细胞血红蛋白浓度（MCHC）正常；重者呈典型的小细胞低色素性贫血，MCV、MCH、MCHC 均下降，且血红蛋白浓度的减少较之红细胞计数的减少更为明显。血涂片染色检查，红细胞体积偏小，大小不均，着色较浅中心浅染区扩大，贫血严重者仅见红细胞胞质边缘一圈红色，呈环形；可以见到椭圆形红细胞、靶形红细胞及形状不规则的红细胞。引起小细胞低色素性贫血的机制有人认为是血红蛋白合成减少和幼红细胞的异常额外分裂所致。而红细胞大小不均及形态异常在缺铁性贫血早期正细胞正色素性贫血时即可出现。需要注意的是所用玻片不清洁或制片技术或染色原因等可能造成人为的中心浅染区扩大，其特点是中心浅染或空白区与边缘粉红色之间有明显的界线，像刀切一般；而缺铁性贫血中心浅染区扩大是从细胞中央向边缘逐渐加深，无明显界限可分。网织红细胞值正常或减低，急性失血造成的缺铁性贫血可轻度升高；铁剂治疗有效，网织红细胞计数可迅速升高，常于1星期左右达高峰，平均升高6%~8%，一般<6%，这种反应只出现于IDA患者。

红细胞容积分布宽度（RDW）是反映红细胞的大小不均一性的指标，可以用于缺铁性贫血的诊断、鉴别诊断及疗效观察。绝大多数缺铁性贫血患者的RDW结果异常，一般认为，小细胞低色素性贫血而RDW正常的患者，缺铁性贫血诊断成立的可能性很小，发病率较低的小珠蛋白生成障碍性贫血也表现为小细胞低色素性，但RDW基本正常，有人认为这可以作为与缺铁性贫血相鉴别的指标。在对缺铁性贫血患者进行铁剂治疗过程中，RDW先增高，而后逐渐下降至正常水平，并且增高早于MCV、MCH、MCHC的变化，下降至正常则晚于后者，与储存铁恢复正常的时间基本一致。所以RDW对缺铁性贫血患者诊断和疗效观察均敏感于MCV、MCH、MCHC。RDW可以较客观、定量地反映红细胞大小不均的程度，可以排除肉眼观察的主观性，但也应注意到RDW是一项非特异性的指标。另外红细胞分布直方图可以直观地显示红细胞大小分布情况，与MCV临床意义相似。可根据RDW结合MCV诊断缺铁性贫血。

患者白细胞和血小板一般无特殊改变，少数患者可略偏低。钩虫病引起的缺铁性贫血嗜酸粒细胞增高。在缺铁性贫血铁剂治疗过程中，白细胞和血小板可发生一过性减少。

2. 骨髓检查　缺铁性贫血患者呈增生性贫血骨髓象，红细胞系统增生活跃，幼红细胞体积偏小，边缘不整，核浆"发育不平行"呈"核老质幼"型，以中晚幼阶段为主。白细胞系统、巨核细胞系统形态及各阶段比例大致正常。

3. 铁代谢检查

（1）骨髓铁染色：缺铁性贫血患者骨髓单核－吞噬系统细胞的含铁血黄素多少可表明储存铁的状况，骨髓穿刺后的骨髓渣（骨髓小粒）经普鲁士蓝染色染成蓝色颗粒，为细胞外铁，一般认为它是判断铁缺乏症的上佳标准。缺铁性贫血患者绝大多数细胞外铁表现为阴性，有核红细胞内蓝色铁颗粒为细胞内铁，缺铁性贫血患者细胞内铁明显减少或缺如，这种含铁颗粒的铁粒幼红细胞内铁颗粒数目甚少，体积较小。骨髓铁染色是诊断缺铁性贫血一种直接而可靠的实验室检查方法。

研究认为铁染色用未经脱钙处理的骨髓活检切片标本比涂片更客观地反映患者缺铁情况，因为有少部分缺铁性贫血患者涂片显示铁染色正常，而切片则显示缺铁。

骨髓铁染色：

原理：细胞外含铁血黄素和幼红细胞内的铁与酸性亚铁氰化钾发生普鲁士蓝反应，形成蓝色的亚铁氰化铁沉淀，定位于含铁的部位。①细胞外铁：细胞外铁呈蓝色的颗粒状、小珠状或团块状，主要存在于巨噬细胞的胞质内，有时也见于巨噬细胞外。②细胞内铁：胞质内出现蓝色颗粒的幼红细胞称为铁粒幼红细胞；当幼红细胞质内的蓝色铁颗粒6个以上，并围绕于核周排列成环形者称为环铁粒幼细胞。③铁粒红细胞：含有蓝色铁颗粒的成熟红细胞称为铁粒红细胞。

参考值：细胞外铁：（＋）~（＋＋），大多为（＋＋）；细胞内铁：铁粒幼红细胞19%~44%。

由于各实验室的实验条件不同，参考值也可有差异，应建立本实验室的正常值。

临床意义：①缺铁性贫血时，骨髓细胞外铁明显减低，甚至消失；铁粒幼红细胞的百分率减低。经有效铁剂治疗后，细胞外铁增多。因此铁染色可作为诊断缺铁性贫血及指导铁剂治疗的重要方法，有人认为骨髓铁染色是缺铁性贫血诊断的金标准。②铁粒幼细胞性贫血时，出现较多环铁粒幼红细胞，铁粒幼红细胞也增多，其所含铁颗粒的数目也较多，颗粒也粗大，有时还可见铁粒红细胞。因此铁染色可作为诊断铁粒幼细胞性贫血的重要方法。③骨髓增生异常综合征时，铁粒幼红细胞的百分比可增高，其所含铁颗粒的数目可增多，环铁粒幼红细胞常见。在铁粒幼细胞难治性贫血，环铁粒幼红细胞在15%以上。④非缺铁性贫血如溶血性贫血、营养性巨幼细胞性贫血、再生障碍性贫血和白血病，细胞外铁正常或增高，细胞内铁正常或增高。⑤感染、肝硬化、慢性肾炎或尿毒症、血色病及多次输血后，骨髓细胞外铁增加。

（2）血清铁蛋白（SF）：SF含量也能准确反映体内储存铁情况，与骨髓细胞外铁染色具有良好的相关性，甚至SF反映体内储存铁可能比后者更准确。SF减少只发生于铁缺乏症，单纯缺铁性贫血患者的SF一般在10～20pg/mL或以下，而伴有慢性感染、活动性肝病、恶性肿瘤、组织破坏、甲状腺功能亢进或铁剂治疗后SF可正常或增高。SF的测定是诊断缺铁性贫血最敏感、可靠的方法。临床测定SF常用的方法是竞争的放射免疫法，SF商品试剂盒的质量是测定结果准确性的关键。

血清铁蛋白检测：

原理：铁蛋白的检测常采用固相放射免疫法，利用兔抗人铁蛋白抗体与铁蛋白相结合，再用^{125}I标记兔抗人铁蛋白抗体与固相上结合的铁蛋白相结合，除去未结合的过多的放免标记物，洗脱结合放免标记的铁蛋白，用γ计数器与标准曲线比较。

参考值：正常成人为14～300μg/L，小儿低于成人，青春期至中年，男性高于女性。

临床意义：①降低见于缺铁性贫血早期、失血、营养缺乏和慢性贫血等；②增高见于肝脏疾病、血色病、急性感染和恶性肿瘤等。

（3）红细胞碱性铁蛋白（EF）：EF是幼红细胞合成血红蛋白后残留的微量的铁蛋白，与铁粒幼红细胞数量呈良好的平行关系。EF对缺铁性贫血敏感性低于血清铁蛋白，但EF较少受某些疾病因素的影响。缺铁性贫血患者伴发慢性感染时血清铁蛋白正常或增高，而EF则明显降低。EF测定方法与血清铁蛋白类似，但测定影响因素相对较多，临床应用受到限制。

（4）血清铁（SI）、总铁结合力（TIBC）及转铁蛋白饱和度（TS）：缺铁性贫血患者的SI明显减少，总铁结合力增高，TS减低。SI、TS受生理、病理因素影响较大，其敏感性、特异性均低于血清铁蛋白；总铁结合力较为稳定，但反映储存铁变化的敏感性也低于血清铁蛋白。临床上这3项指标同时检测，对鉴别缺铁性贫血、慢性疾病引起的贫血和其他储铁增多的贫血仍有价值。

血清铁测定：

原理：ICSH推荐的血清铁检测方法是在三氯醋酸存在的条件下，加少量硫脲，通过抗坏血酸的还原作用，与转铁蛋白结合的Fe^{3+}变为Fe^{2+}，并与显色剂如菲咯嗪生成红色化合物，同时作标准对照，于562nm比色，计算出血清铁量。

参考值：成年男性为11～30μmol/L，女性：9～27μmol/L。

临床意义：①血清铁均值为20μmol/L，上限为32μmol/L。出生1个月为22μmol/L，比成人略高；1岁后小儿时期约12μmol/L。血清铁经常在变化，单项测定意义不大。②血清铁降低见于缺铁性贫血、失血、营养缺乏、发炎、感染和慢性病。③血清铁增高见于肝脏疾病、造血不良、无效性增生、慢性溶血、反复输血和铁负荷过重。

血清总铁结合力检测：

原理：总铁结合力（total iron binding capacity，TIBC）需先测血清铁，再于血清内加入已知过量铁溶液，使其与未饱和的转铁蛋白结合，再加入吸附剂如轻质碳酸镁除去多余的铁。按此法检测总铁结合力，再减血清铁，则为未饱和铁结合力（UIBC）。

参考值：血清总铁结合力48.3～68.0μmol/L。

临床意义：①增高见于缺铁性贫血、红细胞增多症。②降低或正常见于肝脏疾病、恶性肿瘤、感染性贫血、血色病和溶血性贫血，显著降低者见于肾病综合征。

转铁蛋白饱和度检测：

原理：转铁蛋白饱和度简称铁饱和度，可由计算得出。

转铁蛋白饱和度（TS）（%）＝（血清铁/总铁结合力）×100

参考值：20%～55%（均值男性34%，女性33%）。

临床意义：①降低见于缺铁性贫血（TS 小于 15%）、炎症等。②增高见于铁利用障碍，如铁粒幼细胞贫血、再生障碍性贫血；铁负荷过重，如血色病早期，储存铁增加不显著，但血清铁已增加。

转铁蛋白检测：

原理：转铁蛋白（serum transferrin）检测可采用多种方法，如免疫散射比浊测定法、放射免疫测定法和电泳免疫扩散法。免疫散射比浊测定法利用抗人转铁蛋白血清与待检测的转铁蛋白结合形成抗原抗体复合物，其光吸收和散射浊度增加，与标准曲线比较，可计算出转铁蛋白值。

参考值：免疫比浊法 28.6 ~ 51μmol/L。

临床意义：①增高见于缺铁性贫血、妊娠。②降低见于肾病综合征、肝硬化、恶性肿瘤、炎症等。

（5）红细胞游离原卟啉（FEP）：缺铁性贫血患者由于铁缺乏，血红蛋白合成减少，造成红细胞内 FEP 的蓄积，所以 FEP 可以间接反映铁的缺乏。FEP 对缺铁性贫血敏感性仅次于血清铁蛋白和 EF，但是铅中毒、红细胞生成性卟啉病、骨髓增生异常综合征（MDS）等可见 FEP 增高，而红细胞游离原卟啉/血红蛋白的比值变化对诊断缺铁性贫血的敏感性比红细胞游离原卟啉高。

红细胞游离原卟啉与锌离子结合生成锌原卟啉（ZPP），缺铁性贫血患者锌原卟啉增高。

红细胞内游离原卟啉检测：

原理：红细胞内的原卟啉络合铁形成血红素，选用抗凝血，分离红细胞，用酸提取原卟啉。利用荧光光度计检测其所发荧光峰值，与标准品比较，计算出红细胞内游离原卟啉（FEP）含量。红细胞内绝大部分原卟啉与锌离子络合成锌原卟啉（ZPP），测定时 ZPP 可变成 FEP，两者意义相同。

参考值：男性：FEP（0.78 ± 0.22）μmol/L 红细胞；女性：（1.0 ± 0.32）μmol/L 红细胞。

临床意义：①FEP 或 ZPP 增高见于缺铁性贫血、铁粒幼细胞性贫血，特别是铅中毒时增高显著，可能与铁络合酶被抑制、阻滞了铁的转运有关。另见于先天性铁络合酶缺陷症、无效造血和吡多醇缺乏症。②FEP/Hb 比值更敏感，可作为鉴别参考。缺铁性贫血时 FEP/Hb 大于 4.5μg/gHb；铅中毒时 FEP/Hb 更高。

（6）红细胞寿命测定：本实验测定较为烦琐，且影响因素较多，故实际应用较少。缺铁性贫血患者的红细胞寿命缩短。

四、诊断标准

缺铁性贫血的诊断应包括确定贫血是否是因缺铁引起的和查找缺铁的原因。根据病史、临床症状、体征及相关的检验，缺铁性贫血诊断并不困难。但除小儿缺铁性贫血患者外，目前国内还没有完全统一的诊断标准。在临床工作中形成的一系列比较完备的诊断方法，总的一条原则就是患者为小细胞低色素性贫血，又有铁缺乏的证据，即可诊断缺铁性贫血。

1. 国内诊断标准　以患者存在缺铁因素和临床小细胞低色素贫血为主。

（1）小细胞低色素性贫血：男性 Hb < 120g/L，女性 Hb < 110g/L，孕妇 Hb < 100g/L；MCV < 80fl，MCH < 26pg，MCHC < 0.31；红细胞形态可有明显小细胞低色素性的表现。

（2）铁缺乏因素：患者铁摄入量不足，主要是乳制品、动物蛋白和蛋类食品的缺乏；铁需要量增加，主要发生在学龄前儿童、孕妇、哺乳期妇女；铁吸收障碍，消化道慢性炎症和转铁蛋白异常；铁丢失过多，常发生于消化道慢性失血患者和月经量过多的妇女。

（3）临床表现：患者一般仅有乏力、食欲缺乏、吞咽困难、舌萎缩；较严重的患者可出现反甲、头晕，儿童患者则可能出现精神症状或智力发育迟缓。

（4）铁代谢检查异常：患者主要呈现骨髓细胞外铁阴性，细胞内铁明显减少；血清铁蛋白 < 14μg/L（女性 < 10g/L）；血清铁 < 10μmol/L（女性 < 8μmol/L）；血清总铁结合力 > 70μmol/L（女性 > 80μmol/L）；转铁蛋白饱和度 < 15%；游离原卟啉 > 0.9μmol/L。

（5）铁剂治疗有效：临床上对怀疑为缺铁性贫血的患者可用硫酸亚铁诊断性治疗，一般为每次 0.2 ~ 0.3g，每日 3 次口服，3d 后网织红细胞计数百分比即可上升，治疗 5 ~ 10d 时，网织红细胞百分比最高，平均为 6% ~ 8%，但很快网织红细胞计数又可降至正常水平。这是缺铁性贫血的特异性反应，对缺铁性贫血的诊断是可靠且简便的方法。

符合上述（1）和（2）~（5）中任2条以上者可诊断为缺铁性贫血。临床工作中常采用血常规、骨髓、两种以上铁指标联合检查，以提高诊断的准确率。

2. 国外诊断标准　患者为低色素性贫血，且伴有缺铁因素和符合下述铁代谢指标中的任何3项者即可诊断为缺铁性贫血：①血清铁 $<8.95\mu mol/L$；②转铁蛋白饱和度 <0.15；③血清铁蛋白 $<12U/L$；④红细胞游离原卟啉 $>1.26\mu mol/L$；⑤RDW $\geqslant 0.14$，MCV $<80fl$。

五、鉴别诊断

缺铁性贫血需与下列疾病相鉴别。

1. 慢性感染性贫血　患者多为小细胞正色素性贫血，骨髓或血涂片粒细胞有感染中毒改变，骨髓铁染色增高，血清铁蛋白正常或增高，血清铁、转铁蛋白饱和度降低，总铁结合力正常或降低。

2. 铁粒幼细胞性贫血　因患者血红素不能正常合成导致铁利用障碍，血涂片中可见特征性的双形红细胞，骨髓内见多量环铁粒幼红细胞。血清铁蛋白升高，血清铁升高，总铁结合力降低。

3. 珠蛋白生成障碍性贫血　患者血红蛋白电泳异常，血涂片中可见多量靶形红细胞，RDW多在正常水平，骨髓铁染色增高。

4. 巨幼细胞性贫血　缺铁性贫血患者同时有叶酸或维生素 B_{12} 缺乏者，可并发巨幼细胞贫血，此时具有两种贫血的特点，可掩盖缺铁性贫血的血涂片和骨髓片细胞典型形态，可借助骨髓铁染色和血清铁蛋白鉴别之。

六、疗效标准

1. 治疗反应　患者铁剂治疗后血红蛋白升高15g/L，认为治疗有效；上升20g/L以上则更可靠。

2. 符合下面标准者为治愈　①临床症状完全消失；②血象恢复，血红蛋白升至正常值以上；③铁指标均恢复至正常，血红蛋白恢复以后要继续补充铁剂，直至储存铁的量也恢复正常；④引起缺铁的原发病治愈，病因消除，否则疗效不能持久。

（江　华）

第四节　巨幼细胞性贫血

巨幼细胞性贫血（megaloblastic anemia，MgA）是指叶酸、维生素 B_{12} 缺乏或其他原因引起DNA合成障碍所致的一类贫血。该病以患者骨髓中出现巨幼细胞为共同特点，外周血表现为大细胞性贫血，平均红细胞体积（MCV）及平均红细胞血红蛋白（MCH）均高于正常。国内以叶酸缺乏的巨幼细胞性贫血为多见。

一、病因及发病机制

叶酸必须由食物中获得，在小肠中被吸收，在肝脏内被还原为四氢叶酸等形式储存或到各组织发挥作用。维生素 B_{12} 也主要是从食物中获取，其吸收有赖于胃底壁细胞分泌的内因子和回肠特异性受体，食物中的维生素 B_{12} 与内因子结合后在回肠下端与内因子特异性受体接触后，维生素 B_{12} 分离出来并被吸收入血，随血液循环被运送到各组织，或储存于肝脏。二者均为DNA合成的必需物质。

1. 病因

（1）叶酸缺乏的巨幼细胞贫血：叶酸缺乏的原因有：①摄入量不足，多与营养不良、偏食、婴儿喂养不当、食物热处理过度等有关，这是最主要的原因；②需要量增加或消耗过多，如妊娠、哺乳期妇女、婴幼儿、慢性溶血性贫血、恶性肿瘤；③吸收不良，胃、小肠切除术后及乳糜泻；④药物原因，如叶酸拮抗剂、抗惊厥药物、抗疟药、抗结核药物等。

（2）维生素 B_{12} 缺乏的巨幼细胞贫血：维生素 B_{12} 的缺乏多与胃肠道功能紊乱有关，其原因为：

①内因子缺乏，如恶性贫血、胃切除术后；②肠黏膜吸收功能障碍；③寄生虫或细菌的竞争。此外长期素食者偶尔也可发生本病。

（3）叶酸及维生素 B_{12} 治疗无效的巨幼细胞贫血：一部分巨幼细胞性贫血对叶酸及维生素 B_{12} 治疗均不发生反应，血清中叶酸及维生素 B_{12} 水平正常或偏高，患者巨幼细胞形态也不像叶酸、维生素 B_{12} 缺乏者典型，有人称之为"类巨幼样变"。大致分三类：①抗代谢药物诱发的巨幼细胞增生症，如巯基嘌呤、5－氟－2'去氧尿嘧啶、阿糖胞苷、羟基脲等；②骨髓增生异常综合征和红白血病、红血病；③先天性代谢障碍，如遗传性乳清酸尿症。

2. 发病机制　四氢叶酸和维生素 B_{12} 都是 DNA 合成过程中的辅酶，叶酸缺乏使脱氧胸腺嘧啶核苷酸（dTMP）生成减少，而 dTMP 是 DNA 合成的必需物质，这样就使 DNA 合成受阻；维生素 B_{12} 缺乏使四氢叶酸生成不足，还影响甲基丙二酰辅酶 A 转变为琥珀酰辅酶 A，这两种物质的缺乏引起贫血的机制，是因为减慢了 DNA 合成速度，细胞增生的 S 期延长，细胞核内 DNA 的含量虽多于正常，但未能达到倍增程度，导致细胞核增大而不能迅速分裂，核内更多的 DNA 加上其自身合成的修复机制，使链呈松螺旋及解链状态，表现为光镜下的疏松网状结构。因蛋白质及 RNA 合成相对较好，致使核质发育不平衡，呈"核幼质老"型。这种改变几乎发生在人体所有细胞和组织，但以造血组织最为严重，骨髓中出现典型改变的巨幼红细胞。由于叶酸、维生素 B_{12} 缺乏时合成的 DNA 存在结构上的缺陷，重螺旋化时易受机械性损伤和酶的破坏，进而染色体断裂，使细胞未能成熟就已被破坏，造成无效性造血，所以部分患者可发生轻度溶血、黄疸。类似情况也发生于粒细胞系统细胞和巨核细胞，但不如红细胞系统严重。维生素 B_{12} 缺乏时，血中甲基丙二酸大量聚积，可形成异常脂肪酸，进入髓磷脂使神经系统受累，引起后侧束亚急性联合病变，出现神经、精神症状。

叶酸、维生素 B_{12} 治疗无效的巨幼细胞贫血，虽然不是由于两者的缺乏造成，但其基本原因也是影响 DNA 合成。

二、临床表现

1. 血液系统表现　起病一般缓慢，逐渐发生贫血的症状。由于无效性造血及成熟的红细胞寿命缩短，可有黄染，因此皮肤、黏膜常呈柠檬色。叶酸缺乏的患者，如未能及时诊治，后期病情将发展迅速。这是由于消化道黏膜上皮细胞的 DNA 合成障碍，发生巨幼变及萎缩后发生的一系列消化道症状，使叶酸的摄入及吸收均锐减，叶酸缺乏迅速加重，症状日趋严重，可出现全血细胞的减少。由于血小板的减少，可有紫癜、鼻出血及月经过多等出血的表现。

2. 消化道表现　如上所述，DNA 合成的障碍也影响到增生旺盛的上皮细胞，如口腔黏膜、舌乳突及胃肠道的黏膜上皮细胞，使之发生萎缩，出现一系列的表现，如舌乳突萎缩，舌面呈苍白光滑或红而光滑称为"牛肉样舌"，急性者可有舌痛；食欲下降、恶心，严重者甚至呕吐。叶酸缺乏者常有腹胀、腹泻，粪便量多稀糊状，为吸收不良的表现。维生素 B_{12} 缺乏时可有便秘。脾脏可轻度增大，经 B 超探测肿大者约占 1/3，但临床仅约 10% 脾可触及。

3. 神经精神的异常表现

（1）叶酸缺乏时可有易激动、易怒、精神不振，缺乏程度严重时，甚至出现妄想狂等精神症状。

（2）维生素 B_{12} 缺乏时由于髓鞘质合成障碍，末梢神经、脊髓以及脑部均可遭到损害。侵及脊髓后索及侧索即称为脊髓联合变，患者可发生下列神经系异常：对称性的感觉异常并有本体感觉（尤其是振动感）、触觉及痛觉的障碍，以及味觉、嗅觉障碍。共济失调，步态不稳。肌腱反射初可减低，当肌痉挛、肌张力增加时，肌腱反射即亢进，肌力减弱。可有大、小便失禁。视力可下降，视神经萎缩。精神状态的异常可有以下的表现：易倦，善忘，举止迟钝，定向力障碍，精神抑郁、忧心忡忡、躁动不安、失眠、喜怒无常、谵妄、幻觉症、迫害狂、躁狂、妄想、痴呆，恐慌症。维生素 B_{12} 缺乏时所发生的神经精神的异常可发生在贫血的症状出现之前，而易导致延误诊断。经注射维生素 B_{12} 后，精神症状好转快，但神经损伤的恢复则较慢，因为髓鞘质合成障碍后神经元轴突遭到破坏，其恢复很慢，尤其在疾病晚期，神经已遭到严重的损伤，其恢复更慢，甚至不能完全恢复而终身致残。

4. 其他 免疫力下降，易患感染。叶酸缺乏时常有明显的体重下降；维生素 B_{12} 缺乏时可有皮肤色素改变等。

三、实验室检查

1. 血象 患者贫血程度不等，多较严重。属大细胞正色素型贫血，平均红细胞体积（MCV）大，平均红细胞血红蛋白（MCH）升高，而平均红细胞血红蛋白浓度（MCHC）可正常；血涂片红细胞大小明显不均，且形态不规则，以椭圆形大细胞居多，着色较深，嗜多色性、嗜碱点彩红细胞增多，可见少量有核红细胞及 Howell – Jolly 小体。网织红细胞绝对值减少，百分率偏低，但亦可正常或略偏高。白细胞及血小板常有轻度减少。中性分叶核粒细胞胞体偏大，分叶过多，5 叶以上者 >3%，多者可达 6 ~ 9 叶或以上，偶见中、晚幼粒细胞。血小板亦可轻度减少，可见巨大血小板。

2. 骨髓象 骨髓增生明显活跃，幼红细胞大小不等，以大为主，核浆"发育不平行"呈"老浆幼核"现象，细胞形态呈典型的巨幼改变，粒细胞系统、巨核细胞系统形态呈巨幼性改变。成熟红细胞、粒细胞、血小板形态变化与血象相同。

3. 叶酸及维生素 B_{12} 的检验

（1）叶酸测定：对巨幼细胞贫血患者的叶酸测定方法有生物学法和放射免疫法，后者操作简便，时间短，影响因素少，更适合临床应用。有专门的叶酸测定试剂盒，其原理为用 ^{125}I 标记的叶酸及叶酸抗体与标本中叶酸共同作用，即用竞争法测定叶酸含量。一般认为血清叶酸 <6.8nmol/L，红细胞叶酸 <2 227nmol/L 为叶酸减低。标本溶血对血清叶酸的结果影响较大。

必须注意的是要同时测定血清和红细胞的叶酸，因为红细胞叶酸不受当时叶酸摄入情况的影响，能反映机体叶酸的总体水平及组织的叶酸水平。

血清（红细胞）叶酸检测：

1）原理：放射免疫法用核素与叶酸结合，产生 γ 放射碘叶酸化合物，放射活性与受检血清（红细胞）叶酸含量成反比，与已知标准管对照，换算出叶酸含量。

2）参考值：血清叶酸 6 ~ 21ng/mL，红细胞叶酸 100 ~ 600ng/mL。

3）临床意义：①患者血清和红细胞的叶酸水平下降，红细胞与血清的叶酸浓度相差几十倍。身体组织内叶酸已缺乏但尚未发生巨幼红细胞贫血时，红细胞叶酸测定对于判断叶酸缺乏与否，尤其有价值。②在维生素 B_{12} 缺乏时，红细胞叶酸亦降低。

（2）维生素 B_{12} 测定：维生素 B_{12} 测定方法与叶酸相似，常用竞争放射免疫法。血清维生素 B_{12} 测定影响因素较多，其特异性不及叶酸测定，应结合临床及其他检查综合分析判断是否巨幼细胞贫血。

血清维生素 B_{12} 检测：

1）原理：放射免疫法用已知量有放射活性的维生素 B_{12}，加受检者无放射活性 B_{12} 血清稀释，与结合蛋白结合，检测其放射活性，其量与受检血清 B_{12} 含量成反比，与标准管作对照，换算出维生素血清 B_{12} 的含量。

2）参考值：100 ~ 1 000pg/mL。

3）临床意义：血清维生素 B_{12} 小于 100 ~ 140pg/mL，见于巨幼细胞性贫血、脊髓侧束变性、髓鞘障碍症。

（3）诊断性治疗试验：本法简单易行，准确性较高，对不具备进行叶酸、维生素 B_{12} 测定的单位可用以判断叶酸或维生素 B_{12} 的缺乏情况，从而达到诊断巨幼细胞贫血的目的。方法是给患者小剂量叶酸或维生素 B_{12} 使用 7 ~ 10d，观察疗效反应，若 4 ~ 6d 后网织红细胞上升，应考虑为相应的物质缺乏。本试验须注意饮食的影响。

小剂量叶酸对维生素 B_{12} 缺乏的巨幼细胞性贫血无效，而用药理剂量的叶酸亦可有效，但同时可加重患者神经系统症状，因为此时增加了造血系统对维生素 B_{12} 的利用，使维生素 B_{12} 更加缺乏。因此本实验不仅可用于诊断叶酸缺乏，还可与维生素 B_{12} 缺乏作鉴别。

（4）叶酸或维生素 B_{12} 吸收试验：用于检测患者对叶酸或维生素 B_{12} 的吸收功能。

叶酸、维生素 B_{12} 吸收试验：

1）原理：本试验目的是测定叶酸、维生素 B_{12} 吸收是否正常。用核素 ^3H 标记的叶酸 $40\mu g/kg$，一次口服后肌内注射无标记叶酸 $15mg$，测定尿粪中的放射性反映叶酸的吸收；给患者口服核素 ^{57}Co 标记的维生素 $B_{12}0.5\mu g$，$2h$ 后肌内注射未标记的维生素 $B_{12}1mg$，收集 $24h$ 尿测定 ^{57}Co 排出量反映维生素 B_{12} 的吸收。

2）参考值：正常人从尿中排出口服叶酸剂量的 $32\% \sim 41\%$；排出维生素 B_{12} 大于 7%。

3）临床意义：叶酸吸收障碍者从尿中排出小于 26%，粪中排出大于 60%。巨幼细胞性贫血维生素 B_{12} 排出小于 7%，恶性贫血患者小于 5%。

（5）甲基丙二酸测定：维生素 B_{12} 缺乏患者，血清和尿内该物质水平增高。

尿甲基丙二酸排泄试验：

1）原理：D – 甲基丙二酰辅酶 A 转变为琥珀酰辅酶 A 的异构化过程中需要辅酶维生素 B_{12}，当维生素 B_{12} 缺乏时，D – 甲基丙二酰辅酶 A 增高，水解后成为甲基丙二酸。口服缬氨酸 $10g$，收集 $24h$ 尿测定甲基丙二酸盐的排出量。

2）参考值：正常人 $0 \sim 3.4mg/24h$。

3）临床意义：在维生素 B_{12} 缺乏早期，骨髓细胞出现巨幼变之前，本试验可出现阳性，甲基丙二酸盐的排出量增高，可达 $300mg/24h$。

（6）组氨酸负荷试验

1）原理：叶酸缺乏时，组氨酸转变为谷氨酸的过程受阻，代谢中间产物亚胺甲基谷氨酸（formiminoglutamate，FIGlu）产生增加，大量从尿中排出。受检查者口服组氨酸 $20g$，测定 $24h$ 尿中 FIGlu。

2）参考值：正常人约 $5mg/24h$。

3）临床意义：叶酸缺乏的巨幼细胞贫血者尿中有大量 FIGlu 排出，大于 $1g/24h$。

4. 胆红素测定　巨幼细胞性贫血可因无效造血伴发溶血，血清间接胆红素可轻度增高。

其他还有胃液分析，胃液量减少，游离酸减少，组氨酸负荷试验、血清半胱氨酸测定水平升高；血清内因子阻断抗体试验呈阳性；内因子测定水平下降等。

四、诊断标准

巨幼细胞性贫血的诊断一般并不困难，根据典型的血常规和骨髓中的巨幼细胞，诊断即可成立。然后要明确其原因，是叶酸的缺乏还是维生素 B_{12} 的缺乏所致，是单纯的营养缺乏还是继发于其他基础疾病，这些都与治疗及预后有关。单纯用形态学检验是无从区分的，若根据病史、体征及某些实验室检查及小剂量诊断性治疗试验的结果，加以综合分析，两者是可以鉴别的，其中叶酸、维生素 B_{12} 测定有重要鉴别价值，而小剂量诊断性治疗试验因其方便实用，即便对具有叶酸、维生素 B_{12} 测定条件的单位，也是一种常用方法。

1. 国内诊断标准

（1）临床表现：①一般有慢性贫血症状；②有消化道症状，食欲缺乏或消化不良，舌痛、舌红、舌乳头萎缩较常见；③神经系统症状，多见于维生素 B_{12} 缺乏者，恶性贫血者本症状典型。

（2）实验室检查：①大细胞性贫血，平均红细胞体积（MCV）$>100fl$，多数红细胞为大的椭圆形。②白细胞和血小板可减少，中性分叶核分叶过多。③骨髓呈巨幼细胞贫血形态改变。④叶酸测定，血清叶酸 $<6.91nmol/L$，红细胞叶酸 $<227nmol/L$。⑤血清维生素 B_{12} 测定 $<74 \sim 103pmol/L$，红细胞叶酸 $<227nmol/L$。⑥血清维生素 B_{12} 测定 $<19.6pmol/L$。⑦血清内因子阻断抗体阳性。⑧放射性维生素 B_{12} 吸收试验，$24h$ 尿中排出量 $<4\%$，加内因子后可恢复正常（$>7\%$）；用放射性核素双标记维生素 B_{12} 进行吸收试验，$24h$ 维生素 B_{12} 排出量 $<10\%$。

具备上述（1）的①或②和（2）的①、③或②、④者诊断为叶酸缺乏的巨幼细胞性贫血；具备上述（1）的①或②和（2）的①、③或②、⑤者诊断为维生素 B_{12} 缺乏的巨幼细胞性贫血；具备上述

（1）的①、②、③和（2）的①、③、⑥、⑦者怀疑有恶性贫血，⑧为确诊试验。

2. 国外诊断标准　国外标准与国内标准基本相同，另外增加一些特殊试验。

（1）叶酸缺乏的巨幼细胞性贫血：①红细胞叶酸测定 <317.8～363.2nmol/L；②血清半胱氨酸增高；③脱氧尿嘧啶核苷抑制试验异常，可被叶酸纠正；④叶酸诊断性治疗有效。

（2）维生素 B_{12} 缺乏的巨幼细胞性贫血：①血清维生素 B_{12} 测定 <111～148pmol/L；②血清甲基丙二酸增高；③脱氧尿嘧啶核苷抑制试验异常，可被维生素 B_{12} 纠正；④维生素 B_{12} 诊断性治疗有效。

（3）恶性贫血：胃液内因子测定 <200U/h。

五、鉴别诊断

由于巨幼细胞性贫血是 DNA 合成障碍所致，骨髓可有两系统血细胞或三系统血细胞受累，全身其他系统亦可出现相应临床症状，所以本病常需与下列有相似特征的疾病相鉴别。

1. 全血细胞减少性疾病　部分巨幼细胞性贫血患者可表现有明显的全血细胞减少，应与再生障碍性贫血等病相鉴别，骨髓常规检查两者有明显区别。

2. 消化系统疾病　消化道症状明显的或继发于消化系统疾病的巨幼细胞性贫血应与消化系统疾病相鉴别，如胃及十二指肠溃疡、胃癌、肝脾疾病等，鉴别方法主要是骨髓检查。

3. 神经系统疾病　维生素 B_{12} 缺乏的巨幼细胞性贫血因有明显的神经症状，易误诊为神经系统疾病，可以血清维生素 B_{12} 水平测定相鉴别。

4. 骨髓增生异常综合征（MDS）及急性红白血病（AML－M6）　这两种疾病患者细胞也可出现巨幼样变，分叶核细胞分叶过多等特征，但其红细胞巨幼样改变一般没有巨幼细胞性贫血的明显；骨髓增生异常综合征和急性红白血病还有髓系原始细胞增多、细胞形态畸形等改变，对叶酸、维生素 B_{12} 治疗无效等特征。

5. 无巨幼细胞增多的大细胞性贫血　如网织红细胞增多症、部分肝脏疾病、酒精中毒、骨髓增殖性疾病、部分骨髓增生异常综合征等，这些疾病除有其自身特点外，大红细胞一般不如巨幼细胞贫血明显，且呈圆形而非卵圆形，中性粒细胞无分叶过多现象，也不累及其他血细胞。

6. 溶血性贫血　巨幼细胞性贫血因无效造血出现溶血黄疸等症状，但溶血性贫血一般黄疸较重，网织红细胞升高明显，骨髓检查及其他溶血试验可与巨幼细胞性贫血相鉴别。

六、疗效标准

1. 国内标准

（1）有效：经过治疗后患者的临床贫血及消化系统症状消失；血象恢复正常，粒细胞分叶过多现象消失；骨髓象恢复正常。

（2）部分有效：经过治疗后患者的临床症状明显改善；血红蛋白可上升30g/L；骨髓细胞形态基本正常。

（3）无效：经过治疗后患者的临床、血常规、骨髓象均无改变。

2. 国外标准　对巨幼细胞性贫血患者的疗效标准只有无效和有效之分，认为经相应治疗后，临床症状得到改善，出现网织红细胞的典型反应，血红蛋白随之上升，血象逐渐恢复，即为治疗有效。

（江　华）

第五节　再生障碍性贫血

再生障碍性贫血（aplastic anemia，AA），简称再障，是由多种原因引起的骨髓造血干细胞及造血微环境的损伤，以致骨髓造血组织被脂肪代替引起造血功能衰竭的一类贫血。其特征是全血细胞减少，进行性贫血、出血和继发感染，患者以青壮年居多，男性多于女性。

一、病因

再生障碍性贫血是表示骨髓造血功能衰竭的一组综合征，按其发病原因，可分为体质性（先天性）再生障碍性贫血和获得性再生障碍性贫血。通常所说的再生障碍性贫血是指后者，又可分为原发性再生障碍性贫血（未能查明原因的再生障碍性贫血或现在还未被人们认识到），继发性再生障碍性贫血指有某些化学物质和药物，如（氯霉素、苯等）、电离辐射、生物因素（如病毒性肝炎、结核等）以及妊娠、阵发性睡眠性血红蛋白尿症（PNH）等。统计资料表明，原发性再生障碍性贫血所占比例逐渐下降，继发性再生障碍性贫血有增多趋势。

二、发病机制

再生障碍性贫血是再生障碍性贫血致病因素作用于人体而导致的，其机制复杂，往往是多方面作用的结果，目前公认的有造血干细胞缺乏、造血微环境的缺陷、免疫机制异常等。

1. 造血干细胞受损　再生障碍性贫血患者的造血干细胞数量减少，或者有分化成熟障碍。用培养的方法证明再生障碍性贫血患者骨髓和血中粒细胞 – 单核细胞集落生成单位（CFU – GM）、红细胞集落生成单位（CFU – E）、巨核细胞集落生成单位（CFU – Meg）都减少；再生障碍性贫血的骨髓增生减低及淋巴组织萎缩，全身的淋巴细胞系也是减少的，这也很可能是由于多能干细胞的减少之故。从治疗的角度看，输入同种异基因骨髓亦即输入干细胞可使患者造血功能恢复，也证实再生障碍性贫血时干细胞的缺乏。

2. 造血微环境的缺陷　少数再生障碍性贫血患者骨髓体外细胞培养生长良好，但移植得到的干细胞却不能很好增生，对这种患者进行骨髓基质移植能使患者骨髓生长，据此认为这些患者有造血微环境的缺陷。

3. 体液因素调节异常　再生障碍性贫血患者血清中造血调节因子活性增加，如集落刺激因子、红细胞生成素，有学者认为这些因子不能被运输至骨髓，而有学者认为这是患者的继发性代偿反应。少数患者造血负调控因子水平增高，如干扰素（INF）、白介素 – 2（IL – 2）、前列腺素（PGE）等。

4. 细胞免疫机制异常　部分患者存在 T 淋巴细胞介导的免疫抑制。一部分患者抑制性 T 淋巴细胞活性增强，抑制自身或正常人骨髓造血细胞的增生，有人认为再生障碍性贫血患者 CD4/CD8 细胞比例无明显失衡，其骨髓抑制作用主要与活化的细胞毒性 T 淋巴细胞（TCL）有关。用免疫抑制药或 ATG 治疗可取得较好疗效。

其他：如单核细胞抑制作用，第二信使 cAMP 水平下降，也被认为与再生障碍性贫血发病有关。

三、病理生理

再生障碍性贫血的主要病变包括造血功能障碍、止血机制异常及免疫功能降低 3 个方面。

1. 造血功能障碍

（1）造血组织的病变：骨髓增生减低，长管状骨多完全变为脂肪髓而呈蜡黄色油胨状，严重病例扁平骨亦变为脂肪髓。有的在脂肪髓中散在一些造血灶，造血灶中包括不同比例的造血细胞成分，但仍可见有较多的淋巴细胞及浆细胞，其增生程度可接近或超过正常。

（2）无效性红细胞生成和无效性血红素合成：慢性再生障碍性贫血骨髓虽有代偿性增生的部位，但此部位可能有无效性红细胞生成。

（3）其他如肾上腺皮质萎缩，重量减轻，皮质细胞内的脂肪、脂质及胆固醇含量均较多。肾上腺皮质分泌增加，但储备能力降低。患者血浆及血细胞的 cAMP 含量降低。男性患者睾丸萎缩，血清睾酮减低，雌二醇增加，这更不利于造血。

2. 止血机制异常　部分患者凝血时间延长，凝血活酶生成障碍，少数患者血中出现类肝素抗凝物质。蛋白 C 含量及抗凝血酶活性增高。血小板除数量减少外，其体积变小，形态不规则，突起少，胞质透明，颗粒减少或消失，其黏附性、聚集性及血小板因子Ⅲ明显低于正常。微血管功能方面有不同程度改变。因此可出现广泛出血。

3. 免疫功能降低 患者的粒细胞减少，其碱性磷酸酶阳性率和阳性指数增加，可能和细胞衰老有关。淋巴细胞绝对值减少，T 细胞、B 细胞均减少，T_8 增加，T_4/T_8 减少，甚至倒置。血清总蛋白与白蛋白含量均较正常减低，淋巴因子 IL - 2、IL - 2 受体、干扰素 γ 及肿瘤坏死因子增加（这些都对骨髓造血有抑制作用），自然杀伤细胞减少。表明患者的体液及细胞免疫功能都有异常。

四、临床表现及分型

再生障碍性贫血的主要的临床表现为贫血、出血、发热和感染。由于这些症状发生的快慢、严重性以及病变的广泛程度不同，临床表现亦各异。国外根据病程分为急性再生障碍性贫血（<6 个月）、亚急性再生障碍性贫血（6 个月至 1 年）、慢性再生障碍性贫血（长于 1 年）3 类，后又提出重型再生障碍性贫血（SAA）。我国根据其发病原因、病程、病情、血常规、骨髓象、转归等方面特点，将再生障碍性贫血分为慢性再生障碍性贫血（SAA）和急性再生障碍性贫血（AAA）（表 8 - 13）。

表 8 - 13 急性、慢性再生障碍性贫血的主要区别

区别点	急性型	慢性型
起病	多急骤，贫血进行性加剧	多缓渐
出血症状	部位多，程度重，内脏出血多见	部位少，程度轻，多限于体表
感染	多见，且较严重，多并发败血症	少见，且较轻
血象	全血细胞减少严重，网织红细胞 <1%、中性粒细胞 <0.5×10^9/L，血小板降低	全血细胞减少较轻，网织红细胞 >1%、中性粒细胞，血小板较高
骨髓象	多部位增生减低，非造血细胞增加	有的部位增生活跃，有的部位增生减低，非造血细胞增加不明显
预后	病程短，经多种治疗，约半数病例缓解，少数病例存活较长	病程较长，早期治疗者可治愈或缓解，部分病例进步，部分迁延不愈，少数死亡

1. 急性再生障碍性贫血 发病年龄 4 ~ 47 岁，多小于 12 岁，但各种年龄、性别都可发病。约 50% 病例发病急骤，50% 病例发病缓渐。约 50% 病例以贫血发病，50% 病例以出血发病，少数病例以发热发病，出血趋势十分严重，不仅有皮肤、黏膜等外部出血，且有多处内脏出血，包括消化道（便血）、泌尿生殖器（血尿、子宫出血）及中枢神经系出血。失血量较多。有的患者眼底出血致影响视力。发热及感染也较严重，体温多在 39℃ 以上，除呼吸道感染和口腔黏膜感染外，也可有肺炎、蜂窝织炎、皮肤化脓及败血症等。严重的感染常加重出血趋势，出血又易继发感染，而出血及感染都加重贫血。

（1）血常规：全血细胞减少，程度十分严重，血红蛋白可降至 30g/L 左右，白细胞降至 1.0×10^9/L 左右，中性粒细胞极度减少可至 10%，血小板可少于 10×10^9/L，网织红细胞大多少于 1%，可降为 0。红细胞、粒细胞形态大致正常。

（2）骨髓象：绝大多数病例多部位骨髓穿刺示增生不良，分类计数示粒、红系细胞减少，淋巴细胞、浆细胞、组织嗜碱性细胞及网状细胞增多，骨髓涂片中不易找到巨核细胞。可见非造血细胞团。

此型相当于国外的重型再生障碍性贫血（SAA），为与重型慢性再生障碍性贫血区别，称之为 SAA - I。

2. 慢性再生障碍性贫血 发病年龄 2 ~ 46 岁，但以 50 ~ 60 岁发病率高，男多于女。发病多缓渐，多以贫血发病，以出血或发热发病者甚为少见。出血趋势很轻，常见的出血为皮肤出血点或轻微的牙龈出血，很少有内脏出血，但青年女性可有不同程度的子宫出血。并发严重感染者甚少见，如有感染，亦常为感冒，体温多在 38℃ 以内。

（1）血常规：全血细胞减少程度较轻，血红蛋白多在 50g/L 左右，白细胞多在 2×10^9/L 左右，中性粒细胞多在 25% 左右，血小板降至（10 ~ 20）$\times 10^9$/L，网织红细胞多大于 1%。

（2）骨髓象：胸骨和脊突增生活跃，骨骼多增生减低。分类计数：增生活跃的部位红细胞系增多，

且晚幼红细胞增多，巨核细胞减少；增生减低部位粒、红系都减少，多找不到巨核细胞，淋巴细胞百分率增多，片尾有较多脂肪细胞，骨髓小粒造血细胞所占的面积比率少于 50%。肉眼观察骨髓液有较多油滴。

如病程中病情恶化，临床、血象及骨髓象与急性型相似，称重型再生障碍性贫血 Ⅱ 型（SAA－Ⅱ）。

五、检验项目

1. 血常规　再生障碍性贫血全血细胞减少为最主要特点，但早期红细胞、血细胞、血小板三者不一定同时出现减少，并且减少的程度也不一定呈平行关系。急性再生障碍性贫血属正色素正细胞性贫血，Hb、网织红细胞明显减低，白细胞减少，主要为中性粒细胞减少，而淋巴细胞比例相对增高。血小板减少，体积偏小，突起和颗粒减少，形态可不规则。慢性再生障碍性贫血各指标均要好于急性再生障碍性贫血。全血细胞减少程度较轻，血红蛋白多在 50g/L 左右，白细胞多在 $2 \times 10^9/L$ 左右，中性粒细胞多在 25% 左右，血小板降至（10～20）$\times 10^9/L$，网织红细胞多大于 1%。

2. 骨髓象　再生障碍性贫血患者的骨髓象特点为增生低下，造血细胞减少，脂肪多，穿刺涂片时见较多量的油滴，以致片膜不易干燥。必要时需结合骨髓活检考虑。急性型绝大多数病例多部位骨髓穿刺示增生不良，分类计数示粒、红系细胞减少，淋巴细胞、浆细胞、组织嗜碱性细胞及网状细胞增多，骨髓涂片中不易找到巨核细胞。可见非造血细胞团。慢性型胸骨和脊突增生活跃，骨骼多增生减低。分类计数：增生活跃的部位红细胞系增多，且晚幼红细胞增多，巨核细胞减少；增生减低部位粒、红系都减少，多找不到巨核细胞，淋巴细胞百分率增多，片尾有较多脂肪细胞，骨髓小粒造血细胞所占的面积比率少于 50%。肉眼观察骨髓液有较多油滴，如病程中病情恶化，临床、血常规及骨髓象与急性型相似，称重型再生障碍性贫血 Ⅱ 型（SAA－Ⅱ）。

3. 细胞化学染色　常用于再生障碍性贫血检验的化学染色是中性粒细胞碱性磷酸酶（NAP），再生障碍性贫血患者 NAP 值升高，随病情改善而下降。另外过碘酸－雪夫反应（PAS）、骨髓铁染色也可用于再生障碍性贫血的检验，再生障碍性贫血患者中性粒细胞 PAS 反应比正常人显著增强，骨髓铁染色显示铁储存量偏高，常在 ＋＋ ～ ＋＋＋ 以上。

中性粒细胞碱性磷酸酶染色：

（1）原理：显示碱性磷酸酶的方法有钙－钴法和偶氮偶联法两种。血细胞的碱性磷酸酶（alkaline phosphatase，ALP）在 pH9.6 左右的碱性条件下将基质液中的 β 甘油磷酸钠水解，产生磷酸钠，磷酸钠与硝酸钙发生反应，形成不溶性磷酸钙。磷酸钙与硝酸钴发生反应，形成磷酸钴，磷酸钴与硫化氨发生反应，形成不溶性棕黑色的硫化钴沉淀，定位于酶活性之处。

（2）参考值：正常情况下碱性磷酸酶主要存在于成熟中性粒细胞，除巨噬细胞可呈阳性反应外，其他血细胞均呈阴性反应。成熟中性粒细胞碱性磷酸酶（NAP）的积分值为 7～51 分。

（3）临床意义：NAP 有年龄、性别以及月经周期、妊娠期、应激状态等生理变化。在临床中 NAP 染色主要用于：细菌性感染升高，而病毒性感染时一般无明显变，因而可有助于鉴别感染；慢性粒细胞白血病的诊断与鉴别诊断，CML 的 NAP 明显降低，甚至到 0；再生障碍性贫血的 NAP 积分值增高。

4. 造血髓总容量　用放射性核素扫描技术，放射性核素进入患者体内，被骨髓单核－吞噬系统细胞吞噬而成像，证实再生障碍性贫血患者的造血髓总容量减少。

5. 骨髓细胞培养　再生障碍性贫血属于造血干细胞异常疾病，通过粒细胞、巨噬细胞集落形成单位（CFU－GM）、红细胞集落形成单位（CFU－E，BFU－E）、T 淋巴细胞集落形成单位（CFU－TL）等培养来观察干细胞的异常。

（1）再生障碍性贫血患者的 CFU－GM 集落数明显减少或为零，丛形成亦减少，但丛/集落比值明显高于正常。爆式红细胞集落形成单位 BFU－E 和 CFU－E 培养集落形成都减少甚至为零。所以细胞培养可作为诊断再生障碍性贫血的重要方法。

（2）再生障碍性贫血集落数减少的程度与病情严重性较一致，病情好转时集落数上升，因此细胞培养可作为病情判断和疗效观察的重要方法。

（3）CFU-TL 的培养有助于研究再生障碍性贫血发病的免疫机制。若上述培养生长为正常的再生障碍性贫血患者理论上应属造血诱导微环境（HIM）缺陷，可通过成纤维细胞培养 CFU-F 来证实。再生障碍性贫血的发病机制不同，细胞培养的结果也不同，因此细胞培养对研究再生障碍性贫血的发病机制和指导临床治疗有重要价值。

6. 免疫功能检验

（1）T 细胞检验：对再生障碍性贫血患者的免疫功能检验有 E 玫瑰花环形成试验、淋巴细胞转化试验、T 细胞亚群测定，淋巴因子 γ-IFN、IL-2 可增高，IL-1 减少等。

（2）B 细胞检验：患者 B 细胞膜表面免疫球蛋白（SmIg）标记明显减低，血清免疫球蛋白可减低，循环免疫复合物（CIC）可增高等。

随着流式细胞仪的广泛应用，利用单克隆抗体直接分析再生障碍性贫血患者血液或骨髓的淋巴细胞各亚群的数量和功能。

（3）单核细胞减少：再生障碍性贫血患者外周血单核细胞比例减低或仍维持正常范围，但绝对数一定减少。

7. 其他检验

（1）染色体：再生障碍性贫血患者淋巴细胞姐妹染色单体互换（sister chromatid exchange，SCE）率可用于了解细胞 DNA 的损伤和修复。正常人 SCE 率较低，而再生障碍性贫血患者 SCE 率增高，提示染色体 DNA 的损伤。

（2）红细胞生成素（EPO）：慢性再生障碍性患者红细胞生成素显著升高，但多数贫血患者红细胞生成素也升高。

（3）血小板平均容积（MPV）：正常人血小板数与 MPV 呈非线性负相关，血小板数愈低，MPV 愈大，而再生障碍性贫血患者血小板数越低，MPV 越小。在再生障碍性贫血患者治疗过程中 MPV 明显增大，待病情稳定后 MPV 又逐渐变小，并且 MPV 增大的出现比骨髓及血常规恢复早。所以 MPV 是预示骨髓恢复的指标，MPV 大小还可以预示有无出血倾向。

（4）血红蛋白 F 测定：慢性再生障碍性贫血贫血患者血红蛋白 F 升高，一般认为血红蛋白 F 升高的再生障碍性贫血患者预后较好。

六、诊断标准

当患者血液表现为全血细胞减少，特别是伴有出血、发热、感染时，而脾不大，均应考虑再生障碍性贫血的可能。再生障碍性贫血的诊断要考虑：①全血细胞减少，有一些不典型的再生障碍性贫血有一、两系统血细胞先后或同时减少，最后发展为全血细胞减少。②骨髓多增生低下，慢性再生障碍性贫血或不典型再生障碍性贫血的增生灶处可呈骨髓增生活跃。疑为再生障碍性贫血患者，应做骨髓活检，有条件的可以做全身放射性核素扫描。③确诊再生障碍性贫血后，通过全面实验室检查可进一步确定其类型，并尽可能查明原因。

1. 国内标准　1987 年第四届全国再生障碍性贫血学术会议修订再生障碍性贫血诊断标准为：①全血细胞减少，网织红细胞绝对值减少；②一般无肝脾大；③骨髓至少有一个部位增生减少或不良，非造血细胞增多；④排除其他伴有全血细胞减少的疾病；⑤一般抗贫血治疗无效。

2. 急性再生障碍性贫血诊断标准　综合国内外文献，作如下总结。

（1）有急性再生障碍性贫血临床表现：发病急，贫血进行性加剧，常伴有严重感染、内脏出血。

（2）血常规：血红蛋白下降较快，并具备下述两条：①网织红细胞 <0.01，绝对值 $<15 \times 10^9/L$；②白细胞数明显减少，中性粒细胞绝对值 $<0.5 \times 10^9/L$；③血小板 $<20 \times 10^9/L$。

（3）有急性再生障碍性贫血骨髓象表现：①多部位增生减低，三系造血细胞明显减少；②非造血细胞增多，淋巴细胞比例明显增高。

3. 慢性再生障碍性贫血诊断标准　须符合下述 3 项标准。

（1）有慢性再生障碍性贫血临床表现：发病慢，贫血、感染、出血较轻，可出现病情恶化。

（2）血象：慢性再生障碍性贫血患者血红蛋白下降较慢，网织红细胞、白细胞数及血小板比急性再生障碍性贫血高。

（3）骨髓象：慢性再生障碍性贫血患者骨髓有三系或两系血细胞减少，至少一个部位增生不良，可见有核红细胞，巨核细胞明显减少，非造血细胞增加。

4. 国外标准　参照美国标准，并结合近年的国外文献作如下综述。

（1）标准型再生障碍性贫血：①粒细胞 $< 0.5 \times 10^9/L$；②血小板计数 $< 20 \times 10^9/L$；③网织红细胞 < 0.01（以上 3 项中符合 2 项）；④骨髓增生中至重度减低，非造血细胞 > 0.70；⑤除外其他全血细胞减少性疾病。

（2）轻型再生障碍性贫血：①骨髓增生减低；②全血细胞减少。

七、鉴别诊断

多种疾病具有与再生障碍性贫血相似的全血细胞减少，故需与再生障碍性贫血相鉴别。

1. 阵发性睡眠性血红蛋白尿症（PNH）　该症是再生障碍性贫血患者首要鉴别的疾病。此症伴全血细胞减少，且再生障碍性贫血患者中偶尔也可出现对补体敏感的红细胞，因此这两种病可混淆。但 PNH 是溶血性贫血，患者有黄疸，网织红细胞轻度增高，酸溶血试验阳性，发作时有血红蛋白尿，骨髓红系增生活跃等，再生障碍性贫血患者多没有这些特点。

再生障碍性贫血与 PNH 均属于造血干细胞发育异常疾病，少数病例可相互转化，即先表现为再生障碍性贫血后出现 PNH 的实验室检查特征，或先表现为 PNH 后出现慢性骨髓造血功能低下，称为 AA - PNH 综合征。有人认为一部分再生障碍性贫血的本质是 PNH 前期状态，而 AA - PNH 综合征只是这些病例的发展过程。

2. 骨髓增生异常综合征（MDS）　MDS 的血象和临床症状，有时与再生障碍性贫血很相似。临床工作中常遇到的情况是增生度较活跃的患者，是 MDS 无效造血，还是再生障碍性贫血增生灶或再生障碍性贫血对治疗的反应；还有低增生的 MDS 也要与再生障碍性贫血相鉴别。MDS 患者除可有原始细胞不同程度的增多，主要是其细胞形态的畸形，巨核细胞多不减少，可有小巨核细胞，骨髓病理检查有助于鉴别。此外 NAP 也有助于鉴别。

有人认为某些再生障碍性贫血病程中可出现细胞的异常克隆，因此可以向 MDS 或急性白血病转化。

3. 急性白血病　低增生性白血病可表现为全血细胞减少，尤其外周血中原始细胞很少时，容易与再生障碍性贫血混淆，骨髓检查即可鉴别。但有些低增生性白血病与再生障碍性贫血鉴别就较为困难，此时应多部位复查或做骨髓活检。

4. 肝炎后再生障碍性贫血　肝炎患者可有一过性血细胞减少，一般可恢复；少数患者可发生严重的再生障碍性贫血，预后较差。

5. 其他　还要与营养性巨幼细胞贫血、原发性血小板减少性紫癜（ITP）、脾功能亢进、粒细胞缺乏症、骨髓病性贫血等相鉴别。

八、疗效标准

1. 基本治愈　患者血象恢复，男性血红蛋白 $> 120g/L$，女性血红蛋白 $> 10g/L$，WBC $> 4 \times 10^9/L$，血小板计数 $> 80 \times 10^9/L$，临床症状消失，一年以上未复发。

2. 缓解　男性血红蛋白 $> 120g/L$，女性血红蛋白 $> 100/L$，WBC $> 3.5 \times 10^9/L$，血小板也有一定程度的增加，临床症状消失，随访 3 个月病情稳定或继续恢复。

3. 明显进步　患者贫血和出血症状明显好转，不输血，血红蛋白比治疗前 1 个月内上升 30g/L 以上且能维持 3 个月。

以上标准均须 3 个月内不输血。

4. 无效　经充分治疗后，血象、症状均未达到明显进步。

九、其他造血功能障碍性贫血

1. **先天性再生障碍性贫血**（congenital aplastic anemia） 又名先天性全血细胞减少综合征或范科尼贫血（Fanconi's anemia）。本病有家族性，呈常染色体隐性遗传，遗传基因易受到外界多因素而变异，淋巴细胞或成纤维细胞培养出较多的断裂。男女发病约为 2∶1。临床上常见自幼贫血，智力低下，常伴先天畸形（包括指、趾、尺桡骨、眼、肾及生殖器官发育畸形）和先天性心脏病。

该病血象呈正细胞正色素性贫血，可见靶形和巨幼红细胞，全血细胞减少，中性粒细胞有中毒颗粒，HbF 常增加。骨髓象主要呈现再生障碍或不良，造血细胞减少，脂肪细胞增多。

2. **急性造血停滞**（acute arrest of hemopoiesis，AAH） 也称急性再生障碍危象（acute aplasia crisis）。本病常在原有慢性贫血病或其他疾病的基础上，在某些诱因作用下，促使造血功能紊乱和代偿失调，血细胞暂时性减少或缺如，一旦诱因除去，危象可随之消失。

常见的原发病有各种遗传性慢性溶血性贫血、营养性贫血，或在其他原发病基础上，又患感染（如某些病毒或细菌感染）、多种营养素缺乏和免疫调节紊乱。也可因服用某些直接损害血细胞膜的药物，影响 DNA 合成而致发病。

该病的贫血比原有疾病严重，Hb 常低至 15~20g/L，网织红细胞减低，淋巴细胞占绝对多数，中性粒细胞有中毒颗粒。除去诱因后，血象可逐渐恢复，先是网织红细胞和粒细胞上升，Hb 则恢复较慢。骨髓象多数增生活跃，但有的减低，尤其红细胞系受到抑制，粒红比例增大。在涂片周边部位出现巨大原始红细胞是本病的突出特点，胞体呈圆形或椭圆形，20~50μm，有少量灰蓝色胞质内含天青胺蓝色颗粒，出现空泡及中毒颗粒，胞核圆形或多核分裂型，核仁 1~2 个，核染色质呈疏网状。部分患者有粒系和巨核细胞系成熟障碍。治疗后各系的成熟障碍会逐渐恢复。

（江 华）

第九章

出血与血栓性疾病检验

第一节　过敏性紫癜

过敏性紫癜（anaphylactoid purpura）又称 Henoch - Schonlein 紫癜（Henoch - Schonlein purpura, HSP），是一种常见的血管变态反应性出血性疾病。该病由不同病因引起，因机体对某些过敏原发生变态反应，导致毛细血管壁通透性和脆性增高，皮下组织、黏膜及内脏器官出血及水肿。临床上以非血小板减少性紫癜、关节炎、腹痛、肾炎为主要表现。本病发病率约（10~13.5）/10 万，儿童和青少年多见，常见发病年龄为 7~14 岁，2 岁以前及 20 岁以后者少见。男女之比为 1.4 ：1。发病有明显的季节性，以冬春两季为多。

一、病因和发病机制

病因尚不完全清楚，可能由多种因素分别或协同作用引起，与本病发病有关因素有：感染（细菌、病毒、寄生虫等）、药物（青霉素、链霉素、氯霉素、磺胺、解热镇痛药、抗结核药、水杨酸类、丙酸睾酮、碘化物等）、食物（牛奶、蛋类、豆类、海鲜等）、预防接种、接触农药、植物花粉及蚊虫叮咬等。

致敏原进入人体后，可能通过以下两种机制导致本病的发生：

1. Ⅰ型变态反应　致敏原进入机体与体内蛋白质结合成为抗原，后者刺激机体产生 IgE 抗体，该抗体结合于血管周围及结缔组织中的肥大细胞及血液中的嗜碱性粒细胞表面。当致敏原再次进入时，直接与 IgE 结合，激发肥大细胞等释放组胺、慢反应物质（SRS - A）等炎症介质，引发小血管炎。

2. Ⅲ型变态反应　过敏原进入机体后，刺激机体产生抗体，形成循环抗原抗体复合物，后者通过替代途径激活补体系统，造成小血管损伤。

上述两种可能机制作用的结果都是引起皮肤及内脏器官的小血管炎、血浆外渗，皮肤、关节、消化道、肾脏等器官的血管受累，可引起相应的一系列临床症状。

二、诊断步骤

（一）病史采集要点

本病多发于儿童和青少年，大多数患者发病前数天至 3 周常有发热咽痛、乏力、全身不适、食欲不振等前驱症状，随后出现皮肤紫癜、多发性关节炎、腹痛或便血、血尿等。主要的症状有：

1. 皮肤症状　是本病最主要和突出的临床表现。表现为皮肤出血性皮疹，皮疹多在前驱症状后 2~3 天出现，呈对称性分布，分批出现，以双下肢及臀部，尤其下肢伸侧多见，偶存痒感，可时隐时现，反复发作，一般 7~14 天消退。每次发作时情况相同，但持续时间较前次发作短且症状较轻。

2. 关节症状　多发生于皮肤紫癜之后，主要表现为关节疼痛、肿胀，活动受限。多发生于膝、踝、肘、腕关节，疼痛有时可呈游走性。以上症状反复发作，关节腔可有渗出液，但不遗留关节畸形。

3. 消化道症状　主要为腹痛、腹泻、呕吐、呕血和便血等。腹痛以突然发作的阵发性绞痛为特征，位于脐周、下腹或全腹，若出现气腹应考虑有肠坏死、肠穿孔。1%～5%的患者可发生肠套叠，还有极少数患者发生肠梗阻，这可能与肠壁水肿，蠕动增强或形成血肿有关。

腹痛与紫癜不一致，多数病例先有紫癜而后有腹痛，但也有部分患者腹部症状发生于皮肤紫癜前，易误诊为急腹症。

4. 肾脏症状　可出现水肿、高血压、肾功能不全，以及血尿、蛋白尿和管型尿等肾脏受累症状。约94%的尿液改变在紫癜发生后8周内出现，又以1周内为最多。肾炎是本病的主要并发症，约1%的患者，尤其伴肾病综合征的患者，可反复发作并发展为慢性肾炎，但发展为不可逆性尿毒症者少见。

5. 其他　少数病例病变累及中枢神经系统，可引起头痛、抽搐、呕吐、中枢性瘫痪、昏迷甚至死亡；另外，少数病例可有咳嗽、哮喘、咯血等肺部受累和胸闷、心悸、心功能不全等心脏受累的表现；出血也可发生在结膜、眼睑或视网膜，少数可视神经萎缩、虹膜炎和眼炎；还有患者偶可伴发睾丸炎。

（二）体格检查要点

1. 紫癜　表现为皮肤出血性皮疹，以双下肢伸侧面和臀部出现大小不一的紫癜为特征，尤以足背、膝关节和踝关节周围为多见，常呈对称性；皮疹大小不等，呈紫红色，略高出皮肤，压之不褪色，可相互融合。除皮肤紫癜外，还可有荨麻疹、多形红斑、血管神经性水肿，甚至为坏死及溃疡等。

2. 关节　主要表现为关节肿胀，压痛，无关节畸形。

3. 腹部　腹型患者腹部检查有压痛，但无腹肌紧张及反跳痛，呈症状与体征分离的现象。

4. 高血压和水肿　见于肾型患者，血压一般易控制。水肿为凹陷性。

（三）门诊资料分析

1. 血常规检查　白细胞数轻度至中度增高，伴嗜酸性粒细胞增多。血红蛋白和红细胞一般正常或轻度降低，合并内脏出血者可伴有失血性贫血。约93%的患者血小板计数正常。

2. 尿常规　肾受累者可有血尿、蛋白尿、管型尿等尿液改变。

3. 大便常规　消化道出血者大便潜血可呈阳性。有时可找到寄生虫卵。

4. 生化检查　肾功能不全者血尿素氮和肌酐升高。

5. 其他　约2/3的患者血沉轻度增快，抗"O"增高。

（四）进一步检查项目

1. 出、凝血功能　出血时间、凝血时间及血小板功能检查均在正常范围。约有近半数患者有毛细血管脆性试验阳性。甲皱毛细血管镜检偶可见毛细血管扩张、扭曲或畸形，对针刺反应减弱。消化道出血患者因子XIII水平可下降。

2. 骨髓穿刺　骨髓象检查正常。

3. 尿酶区带检测　检测尿酶区带异常能间接反映肾小管病变，与肾损伤程度有相关性，对及时发现肾损害及判断预后有帮助。

4. 肾活检　肾受累者可做肾活检以明确病理类型，若50%以上的肾小球有新月体形成，则预后很差。

三、诊断对策

（一）诊断要点

国内诊断标准：

（1）病前有感染、用药、食物过敏的前驱病史或为过敏体质。

（2）发病前1～3周常有发热、咽痛、上呼吸道感染及全身不适等前驱症状。

（3）以下肢大关节附近及臀部分批出现对称分布、大小不一的斑丘疹样紫癜为主，可伴荨麻疹或水肿，多形性红斑，病程中可有消化道、关节或肾脏受累的表现，少数患者腹痛或关节炎可在紫癜出现前 2 周发生。

（4）血小板计数、血小板功能及凝血功能检查均正常，毛细血管脆性试验可呈阳性。

（5）组织学检查：受累部位皮肤真皮层的小血管周围中性粒细胞聚集，血管壁可有灶性纤维样坏死，上皮细胞增生和红细胞渗出血管外。免疫荧光检查显示血管炎病灶有 IgA 和 C3 在真皮层血管壁沉着。

（6）能排除其他原因引起的血管炎，如冷球蛋白综合征、良性高球蛋白性紫癜、环形毛细血管扩张性紫癜、色素沉着性紫癜性苔藓样皮炎等。临床表现符合，特别是非血小板减少性紫癜，有可扪及性典型皮疹，能除外其他类型紫癜者，可以确定诊断。鉴别诊断确有困难者可做病理检查。

美国风湿病学会 1990 年制定的诊断标准如下：

（1）初发病时年龄在 20 岁以下。

（2）紫癜：紫癜高出皮面，可扪及。紫癜非因血小板减少所致。

（3）胃肠道出血：黑便、血便、大便潜血试验阳性。

（4）病理示弥漫性小血管周围炎，中性粒细胞在血管周围堆积。

具备两项以上可诊断。

（二）鉴别诊断要点

1. 单纯皮肤型　需与血小板减少性紫癜、单纯性紫癜、机械性紫癜、药物性紫癜、感染性紫癜相鉴别。根据皮疹的形态、分布及血小板数量一般不难鉴别。

2. 关节型　关节症状若发生在紫癜之前，需与风湿性关节炎与风湿热鉴别。

3. 腹型　腹痛发生在紫癜之前需与急性阑尾炎、肠梗阻、肠套叠、急性菌痢鉴别。过敏性紫癜的腹痛虽较剧烈，但位置不固定，无腹肌紧张及反跳痛，呈症状与体征分离的现象，与外科急腹症不同。

4. 肾型　需与急性肾小球肾炎、肾病综合征、狼疮性肾炎相鉴别。

5. 混合型　应与系统性红斑狼疮、韦格纳肉芽肿、多发性微脉管炎鉴别，后两者与 HSP 患者的区别在于 HSP 患者血清中没有 IgG 抗中性粒细胞胞浆抗体。

（三）临床类型

本病症状多变，根据其病变主要累及部位、程度不同，分为以下几种类型：

（1）单纯皮肤型（紫癜型）：为最常见的类型。主要表现为皮肤出血性皮疹。

（2）关节型：主要以关节疼痛、肿胀为主。

（3）腹型：为最具潜在危险的类型。表现为消化道症状，如腹痛、呕吐、呕血、腹泻、便血等。空、回肠血管最易受累。多见于儿童。

（4）肾型：为最严重的类型。多见于儿童，其肾脏受累可在紫癜、腹痛、关节炎消失后才发生。

（5）混合型：以上四种类型有两种或两种以上合并存在。

（6）其他少见类型。

四、治疗对策

（一）治疗原则

治疗的关键在于去除病因，以对症治疗为主。

（二）治疗计划

1. 病因治疗　及早查清及消除致病因素是治疗本病的关键。去除可能的致敏原，包括控制感染，驱虫治疗，禁食可疑引起过敏的食物和药物，避免接触疑为过敏原的用品或植物花粉等。

2. 一般治疗

（1）卧床休息：临床观察发现，皮肤型、关节型患者卧床可加快症状消失。相反，过早下床行走症状易复现。

（2）抗组胺类药物：本病属于变态反应性疾病，对轻症患者可用抗组织胺类药物，如扑尔敏、异丙嗪、氯苯那敏等。

（3）维生素 C、芦丁及钙剂：能增强毛细血管抗力，降低毛细血管通透性及脆性，可用作辅助治疗。

3. 对症治疗

（1）关节痛：可口服水杨酸类如阿司匹林等，该类药有干扰血小板功能的作用，勿用于并发肠道出血的患者。

（2）腹痛：可皮下注射或静滴山莨菪碱、阿托品等，腹痛疑为肠套叠或肠穿孔者，需及时手术治疗。

（3）消化道出血：予止血治疗，贫血严重时输血。

（4）紫癜性肾炎：轻症无须治疗，但病情活动期应每周随访尿常规；有水肿、尿少时，可用利尿剂、山梨醇等；对急性肾炎综合征、肾病综合征及肾炎－肾病综合征，主张用皮质激素、免疫抑制剂、抗凝剂联合治疗；对严重的急进型肾炎，病理检查发现 50% 以上肾小球有新月体形成者，主张静脉甲基泼尼松龙冲击治疗，随后口服泼尼松加硫唑嘌呤或环磷酰胺；急性肾功能不全者必要时做血透或腹透；慢性肾功能不全者可考虑做肾移植，但移植后约 50% 的患者肾内有 IgA 沉积。

（5）有脑部并发症者：可用大剂量皮质激素、甘露醇脱水减压治疗。

4. 普鲁卡因封闭疗法　普鲁卡因具有调节中枢神经系统，抑制过敏反应，使血管功能恢复的作用。用法为：0.5% 普鲁卡因 150～300mg 加入 5% 葡萄糖溶液 500mL 中静脉滴注，每日 1 次，连用 7～10 天为一疗程。用药前需作过敏试验，阴性者方可使用。

5. 肾上腺皮质激素　具有抑制免疫反应及减低毛细血管通透性作用，对控制关节疼痛、腹痛、胃肠道症状及皮肤紫癜的消退，血管神经性水肿的减退有明显疗效。而对肾型可能无效，也不能预防肾炎并发症的发生。对病程长短及复发的次数也没有影响。常用泼尼松 1～2mg/（kg·d）口服，重症者可用地塞米松 10～20 毫克加入 5% 葡萄糖液中静脉滴注。激素的用量可根据症状改善情况，逐渐减少以至停药。疗程一般需 3～4 个月。

6. 免疫抑制剂　适用于症状较重，反复发作，肾上腺皮质激素治疗无效或肾型的患者。用环磷酰胺 2～3mg/（kg·d）或硫唑嘌呤 2～3mg/（kg·d）口服，连续数周到数月。免疫抑制剂可与肾上腺皮质激素合用。注意监测血常规及其他不良反应。

7. 雷公藤　对肾型患者疗效较好。一般用雷公藤总苷片 1～1.5mg/（kg·d），分 2～3 次口服，疗程为 3 个月。

8. 其他　抗凝剂如阿司匹林、双嘧达莫等有辅助作用。另有文献报道尿激酶能减少纤维蛋白在肾小球的沉积，对紫癜性肾炎有效。用法为 3～5mg/（kg·d），加入 5% 葡萄糖内静脉滴注，7～10 天为一疗程。亦有人提出用大剂量丙种球蛋白冲击疗法和血浆置换治疗重症紫癜性肾病，其疗效有待进一步观察。

（三）治疗方案选择

轻型患者主要采用祛除病因，支持和对症治疗以及抗组胺药物等即可。皮疹以及关节、腹部症状严重的患者可加用肾上腺皮质激素，以缓解症状。肾型患者需使用免疫抑制剂，可与肾上腺皮质激素联用，亦可加用雷公藤及抗凝剂等。

五、病程观察及处理

（一）病情观察要点

（1）记录皮疹、腹痛、关节痛以及消化道出血情况有无改善。

（2）定期复查尿常规，了解尿中红细胞、蛋白、管型情况。

（3）定期复查血生化检查，了解尿素氮、肌酐变化。

（4）注意药物不良反应，肝脏损害、血细胞下降等，需监测肝功能、血常规，治疗初期每 2 周 1

次，以后可酌情延长间隔时间。

（二）疗效判断与处理

1. 疗效标准

（1）显效：治疗后一切症状消失，有关检查正常。观察一年未复发者可视为临床治愈。与未治疗或其他治疗相比，达到痊愈所需时间显著缩短，并发症发生率及一年内复发率显著减少者可视为治疗显效。

（2）有效：治疗后病情明显好转，但未恢复正常，可视为临床好转。与未治疗组相比达此程度所需时间明显缩短，可视为有效。若治疗后痊愈但2个月内又复发者，可为近期有效。

（3）无效：治疗后病情好转的程度和所需时间，与未治疗组相比无显著差别。

2. 处理

（1）显效者：病情稳定者激素逐渐减量至停用。

（2）病情反复：须仔细寻找病因，积极预防和控制感染，寻找和避免接触过敏因素。

（3）无效：核查诊断，调整治疗方案。

六、预后评估

本病多数患者预后良好，其临床症状多在发作后3~6周恢复，也有反复发作长达数年之久者，但复发者病情较初发时有逐渐减缓趋势。肾脏受损程度是决定预后的关键因素。约有2%患者发生终末期肾炎，有报道在起病头3个月内出现肾脏病变或病情反复发作并伴有肾病时常预后不良。

七、出院随访

预防感染，注意寻找和避免接触过敏原。监测血常规、肝功能情况，注意肾上腺皮质激素和免疫抑制剂的不良反应。定期门诊复查，激素逐渐减量。

（王兴哲）

第二节　血友病

一、血友病 A

血友病是一组遗传性出血性疾病，其中包括血友病 A（凝血因子Ⅷ缺乏症）、血友病 B（凝血因子Ⅸ缺乏症）和凝血因子Ⅺ缺乏症（以往称为血友病丙）。血友病是遗传性内源性凝血活酶生成障碍所致，在遗传性出血性疾病中最为常见，文献报道其患病率为（5~10）/10^5 人口，其中以血友病 A 最常见，占80%~85%，其余主要为血友病 B，凝血因子Ⅺ缺乏症等约占2%。

血友病 A（hemophilia A，HA）是一种 X 染色体连锁隐性遗传性出血性疾病，是由于凝血因子Ⅷ（FⅧ）缺乏和或功能异常，导致血浆中 FⅧ促凝活性（FⅧ：C）降低或者缺乏出现凝血功能障碍，临床表现为自发性出血，尤其是关节和肌肉出血。

（一）病因和发病机制

1. FⅧ的结构和功能　FⅧ是血浆中的一种大分子糖蛋白，主要由肝细胞合成，淋巴结、肺、脾等器官合成少量。FⅧ主要生理功能是形成内源性凝血活酶，是内源性凝血系统中激活 F X 的辅因子，在 Ca^{2+} 和磷脂存在时，以辅酶形式参与 FⅨa 对 F X 的激活。在血循环中，FⅧ与血管性血友病因子（vWF）结合，以 FⅧ - vWF 复合物形式存在，vWF 保持 FⅧ的稳定性，防止 FⅧ过早被降解灭活。

FⅧ基因位于 X 染色体长臂末端（Xq28），全长186kb，由26个外显子和25个内含子组成。成熟 FⅧ分子有3个 A 同源区、1个 B 区和2个 C 同源区，各区顺序排列为 $A_1 - A_2 - B - A_3 - C_1 - C_2$，在 $A_1 - A_2$ 和 $B - A_3$ 之间分别各有一酸性氨基酸富含区，第一酸性氨基酸富含区为 FⅧ促凝活性所必需，第二酸性区存在 FⅧ与 vWF 的结合部位，对 FⅧ的稳定起重要作用。血浆中 FⅧ为双链分子，$A_1 - A_2 -$ B 构成重链，$A_3 - C_1 - C_2$ 构成轻链，两者通过 Ca^{2+} 相连接。

FⅧ基因缺陷引起 FⅧ合成障碍以及 FⅧ分子结构异常，导致 FⅧ：C 降低或者缺乏是血友病 A 的病理生理基础。当 FⅧ：C 减低时，FⅨa、Ca^{2+} 和磷脂复合物组成障碍，凝血活酶生成不足，导致内源性凝血功能障碍而出血。FⅧ基因缺陷可以是点突变、部分或完全缺失、插入、基因倒位等，以点突变为主。目前已有近 400 种 FⅧ基因缺陷可导致血友病 A 的发生，其中内含子 22 基因倒位重组约占重型血友病 A 的 50%。

2. 遗传特点　血友病 A 是性联隐性遗传性疾病，病变基因位于 X 染色体上，男性患病，女性传递。从理论上，遗传方式有以下四种情况：①血友病 A 男性患者与正常女性结婚，其子女中无血友病 A 患者，其女儿均为血友病 A 携带者；②正常男性与血友病 A 女性携带者结婚，其儿子患血友病 A 的概率为 50%，其女儿有 50% 的概率为血友病 A 携带者（杂合子）；③血友病 A 男性患者与女性携带者结婚，其儿子患血友病 A 的概率为 50%，其女儿有 50% 的概率为血友病 A 患者（纯合子）和 50% 的概率为携带者；④血友病 A 男性患者与女性患者结婚，其儿子和女儿均为血友病 A 患者。实际上第三种婚配情况极少发生，而第四种婚配情况可能仅理论上存在。

血友病 A 女性患者极其罕见，虽然已有患病父亲与携带者母亲其女儿患血友病的报道。实际上女性患者中有相当部分为携带者，出现血友病 A 的临床表现是由于其正常 X 染色体极端灭活导致 FⅧ：C 降低而引起，常表现为月经过多，另外也可能是 2N 型血管性血友病。

在指导优生方面，如何判断与血友病 A 患者有血缘关系的女性携带者非常重要，其可能性有三种：①肯定携带者：血友病患者的女儿，至少 2 个以上血友病儿子的母亲，有 1 个血友病儿子的母亲且其家系中有 1 个血友病患者；②很可能携带者：无家族遗传史散发血友病患者的母亲；③可能携带者：与血友病患者有母系血缘关系但还没有血友病儿子的女性。

血友病患者中，约 1/3 为散发病例，其母系中无其他血友病患者。但携带者的检测结果表明无家族史的散发病例大多数由携带而来，新的基因突变引起者仅占少数。

（二）临床表现

出血症状为血友病 A 的主要临床表现，尤其是软组织血肿和关节出血。出血诱因常为轻度外伤、小手术（包括拔牙）以及肌内注射等，出血的严重程度与患者血浆 FⅧ：C 水平相平行，表 9 - 1 是我国血友病 A 临床分型标准。

表 9 - 1　血友病 A 临床分型标准

分型	FⅧ：C（%）	临床特点
重型	<1	自发性出血，尤其是关节和肌肉出血，关节畸形多见
中型	1 ~ 5	偶见自发性出血，外伤或手术后出血严重
轻型	6 ~ 25	外伤或小手术后出血不止
亚临床型	26 ~ 45	仅严重创伤或大手术后出血

血友病 A 患者出血早可以在出生后即发生，迟至成年以后发病，呈间歇性发作。重型患者日常活动即可引起无明显创伤的出血，尤其是关节和肌肉出血，反复关节出血使患者在成年以前出现慢性血友病性关节病。除外脑出血，出血引起的突然死亡少见。中型患者出现肌肉血肿和关节出血常常有明确的创伤史，少数引起关节畸形，且多在成年后。轻型极少有关节出血，无关节畸形，明确的创伤后出血，常因手术引起出血而得到诊断。大多数携带者无出血症状，当 FⅧ：C <45% 时在手术和严重创伤后发生出血。

1. 皮肤和黏膜出血　常因轻微创伤引起，在血友病患者中非常多见，但不是其特征性的出血表现。皮肤出血呈片状瘀斑，常伴有皮下硬结，为真皮层以下组织出血形成的小血肿。创伤后小伤口持续渗血不止，常见齿龈、舌和其他口腔黏膜的小伤口出血，也可见胃肠道和泌尿道出血。

2. 关节出血　是血友病 A 患者的典型症状。关节出血与该关节的承重和活动强度有关，在学步前很少发生。负重关节最多见，好发部位依次为膝关节、肘关节和踝关节，常发生在创伤、行走和运动后。关节出血来自关节滑膜下血管丛，出血后血液进入关节腔及其周围组织，出现急性无菌性炎症反应，关节肿胀、发热、疼痛，关节活动受限，病患关节长期保持弯曲体位导致继发性周围肌肉挛缩，关节出血血液渗入皮肤或者皮下时可出现局部瘀斑。关节出血常呈自限性，若能及时治疗，部分患者关节积血可逐渐吸收，关节功能恢复。但反复关节出血后含铁血黄素沉积以及血细胞释放的各种蛋白酶等容易造成关节慢性损伤和慢性滑膜炎，滑膜增厚、关节软骨破坏、纤维化骨质增生等最终导致关节脱位、强直畸形、功能障碍，引起慢性血友病性关节病。

3. 肌肉出血和血肿 是血友病也是其他凝血因子缺乏症的特有症状。常在创伤或者活动后发生，可发生在任何部位，多见于下肢、臀部和前臂等用力肌群，注意肌内注射也可引起注射部位巨大血肿。深部肌肉出血时可形成血肿，局部肿痛，活动受限，血肿压迫周围重要组织和血管神经时后果严重。如咽喉部和颈部出血出现呼吸道阻塞，腹膜后出血引起麻痹性肠梗阻，下腹部血肿导致尿路受阻影响肾功能。腿部和手臂屈肌群的软组织和肌肉出血血肿可能压迫周围重要神经，这包括髂腰肌血肿压迫引起股神经瘫痪、腓肠肌血肿压迫致胫后神经损伤和腓肠肌挛缩形成马蹄足畸形、前臂屈肌群血肿致正中神经或尺神经瘫痪（即 Volkmann's 缺血性肌挛缩）。

4. 假肿瘤 常见于重型血友病 A 成人患者，发生率 1% ~ 2%。其机制系局部创伤出血后，血液在肌腱、筋膜下、骨膜下形成囊性血肿，囊内反复出血，体积逐渐增大，压迫、破坏和腐蚀周围血管、神经、骨骼等组织，形成假肿瘤。假肿瘤分三种类型：①局限于肌肉表层或肌肉内，该型最多见，多由于反复出血、血肿未充分吸收引起，很少累及周围组织，影像学检查呈单一囊性改变；②位于臀大肌和髂腰肌等大的肌肉群，囊性血肿逐渐增大，形成纤维囊肿，压迫、腐蚀周围组织，邻近骨皮质破坏可能引起骨折等；③位于骨内，此型最少见，常由于骨膜下出血引起，多发生在下肢长骨和骨盆部位，囊肿扩张使骨膜剥离、向外突起，引起周围肌肉、骨组织错位和坏死。假肿瘤是血友病的危险并发症，严重时发生病理性骨折并可能危及生命。

5. 颅内出血和中枢神经系统并发症 颅内出血常在颅脑损伤后发生，发生率约5%，是血友病 A 患者最常见的死亡原因。出血部位可在硬膜外、硬膜下和脑实质内，表现为逐渐加重的头痛、颅内高压的症状和体征以及昏迷等。许多患者在头部外伤后数天才出现中枢神经系统症状，因此对有头部外伤史可能发生颅内出血的患者在确诊前即应及早充分替代治疗。

6. 手术后出血 血友病患者在没有替代治疗时手术常导致严重的出血，可发生在手术中、手术后数小时甚至数天后，且手术切口常愈合不良或不愈合。拔牙后以及各种创伤伤口缝合后出血很常见，因此血友病患者在术前应替代治疗直至手术切口愈合。

（三）实验室检查

1. 筛选试验 依据血小板计数、BT、PT 和 APTT 试验，可大致对常见出血性疾病进行划分（表9-2）。血小板计数、BT、PT 正常，APTT 延长，提示血友病的可能。

表9-2 常见出血性疾病的筛选试验结果

可能情况	血小板计数	BT	PT	APTT
血友病和 FXI 缺乏症	正常	正常	正常	延长
血管性血友病	正常/减低	正常/延长	正常	正常/延长
血小板功能异常	正常	正常/延长	正常	正常

2. 纠正试验 PT 正常，APTT 延长提示内源性凝血系统中 FⅧ、FIX、FXI 和 FXII 缺乏的可能。由于硫酸钡吸附的正常血浆含有 FⅧ、FXI 和 FXII，正常血清含有 FIX、FXI 和 FXII，因此通过分别加入硫酸钡吸附的正常血浆、正常血清和正常新鲜血浆的 APTT 纠正试验，基本可诊断血友病 A 和血友病 B（表9-3）。

表 9 - 3　APTT 纠正试验

APTT 纠正试验	FⅧ缺乏	FⅨ	FⅪ/Ⅻ缺乏	存在抗凝抑制物
患者血浆 + 正常血浆	纠正	纠正	纠正	不能纠正
患者血浆 + 正常吸附血浆	纠正	不能纠正	纠正	不能纠正
患者血浆 + 正常血清	不能纠正	纠正	纠正	不能纠正

3. 凝血因子水平测定　凝血因子水平测定可确诊并有助于血友病的临床分型。定期监测凝血因子水平有助于判断替代治疗的疗效，这在血友病患者外科手术中尤为重要。如果输入缺乏的凝血因子后其测定水平显著低于预期疗效，还可能提示存在凝血因子抑制物。目前，凝血因子水平测定多采用一期法，即用缺乏相应凝血因子的基质血浆测定，以相当于正常标准血浆的百分率或者每毫升血浆凝血因子的量表示，1mL 正常标准血浆凝血因子的含量为 1 单位（1U），$1U/mL = 100\%$。正常人血浆 FⅧ：C 约为 50% ~ 150%，另外，同时测定 vWF 抗原（vWF：Ag）有助于发现血友病 A 携带者，正常 FⅧ：C/vWF：Ag 比值为 1。

4. 基因诊断　目前，血友病 A 的基因诊断方法有多种，主要采用 PCR 技术，包括间接基因诊断和直接基因诊断。间接基因诊断多用基因连锁分析，需要有先证者，且母亲为该分析位点的杂合子，分析方法有三种：①限制性内切酶片断长度多态性（RFLP），需联合使用多个酶切位点；②可变数目串连重复序列（VNTR），位点 DXS 52 常用于分析；③短串连重复序列（STR），具有较高的应用价值，已发现 FⅧ基因内有两个 STR，一个位于内含子 13 内，另一个位于内含子 22 中。直接基因诊断指通过基因测序方法直接检测致病基因，对血友病做出最准确诊断，并为分子发病机制的研究提供依据。目前使用较多的是变性梯度凝胶电泳（DGGE）、单链构象多态性分析（SSCP）和化学错配碱基裂解法（CCM）结合基因测序进行直接基因诊断。FⅧ基因全长达 186kb，而 DGGE 和 SSCP 方法每次分析片断分别约 600 ~ 700bp 和 100 ~ 300bp 时最有效，因此这两种方法由于本身技术弱点而受限。CCM 可直接对1.5 ~ 1.8kb 的较长片断进行筛查，对 DNA 突变检出率高。

5. 携带者与产前诊断　基因诊断应用于产前诊断和携带者检测有助于指导优生，避免血友病胎儿或携带者的出生，减少血友病的发病率。目前提取胎儿 DNA 有两种方法：①在第 9 ~ 11 孕周进行绒毛膜取样；②在第 12 ~ 15 孕周羊水穿刺取样获取羊水脱落细胞。

（四）诊断对策

1. 诊断要点

（1）临床表现：①男性患者，有或无家族史，有家族史患者符合 X 连锁隐性遗传规律。女性纯合子型可发生，但极少见；②关节、肌肉、深部组织出血，可呈自发性，一般有活动用力过猛、轻微外伤、小手术包括拔牙史。关节反复出血易引起关节畸形，深部组织反复血肿可引起假肿瘤。

（2）实验室检查：①APTT 延长，可被正常硫酸钡吸附血浆纠正；②FⅧ：C 水平明显减低；③vWF：Ag 正常，FⅧ：C/vWF：Ag 比值降低。

2. 鉴别诊断要点　借助实验室检查，血友病 A 与其他遗传性凝血因子缺乏症（主要是血友病 B、FⅪ缺乏症）的鉴别并不困难。血友病 A 需注意与血管性血友病（vWD）相鉴别，两者均有 FⅧ：C 降低，但血友病 A 实验室检查 vWF 水平正常，RIPA 试验正常。vWD 一般为常染色体显性遗传，男女均可发病，常表现为广泛皮肤瘀斑、鼻出血、牙龈出血，关节和肌肉出血少见，实验室检查血浆 vWF 缺乏或异常。另外，血友病 A 也需与其他出血性疾病如血小板减少或血小板功能障碍引起的出血性疾病、获得性血友病相鉴别。获得性血友病可发生于系统性红斑狼疮等自身免疫性疾病、青霉素过敏、妊娠和产后，出血症状和实验室检查与血友病 A 相似，但获得性血友病起病突然，既往无出血史，抑制物筛选试验和抑制物滴度测定可与血友病 A 相区别。

（五）预防

由于血友病 A 是一终身性疾病，严重出血时可危及生命，因此需同时对患者及其家庭成员等进行血友病相关知识的教育，并能和医务人员密切合作，积极参与血友病患者的防治工作。

（1）日常生活中尽量避免外伤或进行较重的体力活动，鼓励进行适当的体育锻炼如游泳、慢速骑车等，但应避免冲撞和对抗性运动。

（2）注意口腔卫生，定期牙科检查，预防牙龈和牙周疾患，尽量减少牙出血的可能。

（3）家中备有替代治疗药物。一旦发生出血则应尽早治疗，最好能在出血发生2小时内得到治疗。早期治疗可使出血部位早期停止出血，减少替代治疗的次数，并能减轻组织损伤，降低慢性血友病性关节病的发生率。

（4）任何侵入性医疗操作如各种内镜检查、腰椎穿刺术等前需进行替代治疗或者给予1-去氨基-8D精氨酸加压素（DDAVP），使FⅧ：C达到一定水平。

（5）避免服用影响血小板功能的药物，尤其是乙酰水杨酸（ASA）和阿司匹林等非甾体消炎药（NSAIDS），解热镇痛类药物可给予对乙酰氨基酚和某些环氧化酶COX-2特异性抑制剂。

（6）禁忌肌内注射、反复同一部位静脉抽血和动脉穿刺术，疫苗注射需采用皮下注射法。

（7）重型患者定期输入FⅧ制剂可以降低关节出血的发生率，减少关节畸形。剂量：25～40IU/kg，每周3次可预防出血的发生，即使患者FⅧ水平不能长期达到2%以上。以往人们观察到FⅧ：C＞2%的中型血友病患者很少出现自发性出血，关节功能保持良好。

（六）治疗

目前血友病A的治疗仍以替代治疗最有效，其他药物DDAVP和抗纤溶药物等对血友病出血有一定的辅助作用。另外血友病A治疗时，还可能涉及口腔科、理疗科、普外科和骨科等方面的处理，而当血友病A患者患有其他疾病需要治疗时也应考虑血友病本身可能产生的影响。

1. 替代治疗　替代治疗应遵循早期、足量和维持足够疗程的原则，尤其是当出现危及生命的并发症如头部外伤怀疑有颅内出血、咽喉部和颈部出血可能引起呼吸道阻塞等时。目前由于FⅧ制剂的大量生产和普遍使用，替代治疗已使血友病患者的平均寿命接近正常人。欧美等发达国家对患儿每周一次预防性替代治疗以及成年后发生出血时的充分替代治疗，使慢性血友病性关节病和致残率已大大降低。

FⅧ制剂中FⅧ的含量采用国际单位度量（U），1U=1mL正常标准血浆FⅧ的含量。一般认为每公斤体重输入1U，血浆FⅧ水平提高2%。初次替代治疗剂量可按下述公式计算：需输入的FⅧ剂量（U）=（期望FⅧ：C-患者FⅧ：C）×体重（kg）/2。例如：一血友病A患者，体重50kg，检测其FⅧ：C小于1%，期望提高FⅧ：C至20%，初次需要输入FⅧ的剂量（U）=（20-0）×50/2=500U。输入后体内FⅧ半衰期为8～12小时，应每8～12小时输入1次，重要部位出血首次输入剂量需加倍。依据出血部位和出血的严重程度，所需输入的剂量不同。替代治疗期间应检测FⅧ：C。

目前新鲜全血或新鲜血浆已很少用于血友病A的替代治疗，因为即使维持低水平FⅧ：C也必须大量输注，除可能传染血液传播性病毒外，单纯输入新鲜冰冻血浆也很难使血浆FⅧ：C达到20%以上。冷沉淀能达到止血要求，但病毒不易灭活，且每袋含量不稳定，需冰冻保存。目前多输入病毒灭活冻干FⅧ浓缩制剂和无病毒污染的重组FⅧ制剂，猪FⅧ制剂与抗人FⅧ抗体只有很弱的交叉反应，适用于获得性抗FⅧ抗体血友病A患者的治疗。

2. 药物治疗

（1）DDAVP：这是一种合成的抗利尿激素（ADH）衍生物，有抗利尿和促使内皮细胞释放vWF及FⅧ的作用，可使正常人和轻、中型血友病A患者FⅧ：C暂时性升高3～6倍。DDAVP对重型患者无效。由于DDAVP给药后个体疗效差异大，在明确诊断或最初给药前应试验性治疗，确定每一患者对该药的疗效以指导治疗。常用使用方法：0.3μg/kg，溶于生理盐水50～100mL，缓慢静脉输入，时间大于20分钟，每8～12小时静脉给药1次。目前已有浓缩喷鼻剂，鼻内给药，便于轻微出血患者的家庭治疗。静脉输入DDAVP释放FⅧ的高峰出现在给药后30分钟，随给药次数增加释放量逐渐减少，一般给药3天后FⅧ增高不明显应停用。常见不良反应有心动过速、颜面潮红、高血压、头痛等，一般为轻度，腹部疼挛性疼痛和全身肌痛少见。老年和有动脉血管疾患的患者慎用，以防发生心肌梗死和脑梗死等血栓形成的危险。

（2）抗纤溶药物：鼻出血、口腔出血、月经过多等黏膜出血尤其是牙科手术后出血部分是由于其局部纤溶活性增高引起，抗纤溶药物可使其局部已形成的少量凝血块不被纤溶机制所溶解，有利于减轻出血症状，并可减少FⅧ制剂的用量。常用制剂有氨甲环酸、6-氨基己酸等，一般使用5~10天，拔牙手术前即可开始给药，也可同时配制成漱口液含漱止血。必须指出泌尿道出血患者禁用抗纤溶药物，以免肾盂和输尿管内形成的血凝块引起肾绞痛和梗阻性肾病并发症。另外，抗纤溶药物不能与凝血酶原复合物同时使用，避免血栓发生的危险。

（3）肾上腺皮质激素：可减轻出血引起的局部炎症反应，加速血肿吸收。一般多用于关节腔、咽喉部、深部肌肉、腹腔等出血形成血肿者，但疗程不宜长。

3. 关节积血的处理 应尽早替代治疗，同时抬高患肢、制动。急性期局部疼痛肿胀明显时可进行冷敷或者冰敷，每次约20分钟，每4~6小时1次，另外服用扑热息痛或者某些COX-2特异性抑制剂有利于减轻关节炎性反应，疼痛剧烈可给予镇痛剂。局部疼痛肿胀减轻后应尽早使关节处于功能位，有利于预防关节周围肌肉挛缩和保持关节运动功能。肾上腺皮质激素有利于血肿吸收。禁忌在无充分替代治疗的情况下进行关节腔穿刺和冲洗，否则会加重关节出血并可能诱发关节感染。反复某一特定关节出血，短期内预防性输入FⅧ制剂4~8周能有效终止这一恶性循环，降低慢性血友病性关节病的发生。

4. 假肿瘤的处理 具体处理应根据假肿瘤的部位、大小、生长速度和对周围组织的影响进行判断，某些小的假肿瘤在充分替代治疗后可进一步观察，大多数需外科手术治疗。术前进行X线、CT或MRI检查，对大的假肿瘤在充分替代治疗基础上手术切除，位于浅表比较固定的假肿瘤手术前可瘤内注射纤维蛋白凝胶治疗。

5. 局部止血治疗 皮肤小伤口和鼻衄可试用吸收性明胶海绵和止血棉球等压迫止血和冰敷，局部也可予以止血药物如凝血酶等，若无效则需替代治疗。皮肤大伤口或黏膜小伤口出血压迫止血常无效，需替代治疗。

6. 外科手术 理论上血友病患者在充分替代治疗的基础上可进行正常人所做的手术治疗其他疾病。手术前应常规筛查FⅧ抑制物，术后维持替代治疗时间：小手术直至伤口愈合，大手术需10~14天，某些整形手术时间可能更长。

7. 基因治疗 最近细胞和分子生物学研究进展使基因治疗成为可能，这是血友病A患者最为理想的治疗前景。目前所做的工作仍处于研究阶段，作为临床常规治疗手段仍需大量的工作。

8. 替代治疗并发症 替代治疗是治疗血友病A的主要方法，但也可引起以下严重并发症，因此血友病A患者需定期进行FⅧ抑制物以及经血液传播病毒的筛查。

（1）抗FⅧ抗体：FⅧ抗体的产生虽然不增加血友病患者出血的发生率，但使患者出血治疗的难度加大。反复替代治疗的血友病A患者中，10%~15%患者产生抗FⅧ抗体的同种抗体，好发于婴儿和儿童。FⅧ抗体的产生是机体对外源性FⅧ的免疫反应，与个体和遗传因素有关，如基因大片断缺失导致多个功能结构域异常的患者容易发生，而与免疫原本身的关系不大。FⅧ同种抗体具有种属特异性，多为IgG4亚型，不固定补体。抗FⅧ抗体与血浆FⅧ结合后，FⅧ被完全灭活，临床常出现严重出血。因此，对反复替代治疗的婴儿和儿童患者应定期进行FⅧ同种抗体筛选试验，成人患者在临床充分替代治疗效果差时应怀疑可能存在FⅧ抗体，而所有血友病患者在手术治疗前必须常规筛查。

如果血友病A患者APTT延长正常血浆不易纠正，提示FⅧ抑制物存在可能，需要进一步采用Bethesda法测定FⅧ抑制物滴度：即不同稀释度患者血浆与正常血浆等量混合，37℃孵育2小时，测定残余FⅧ：C，残余FⅧ：C达50%时FⅧ抑制物的含量为1个Bethesda单位（1BU），此时患者血浆稀释度的倒数即为FⅧ抗体的滴度。抗体分两种类型：一种为低反应型抗体，抗体滴度<5BU，机体对再次输入FⅧ制剂一般无免疫记忆反应，抗体有可能会逐渐消失；另一种为高反应型抗体，指抗体滴度>10BU或对人FⅧ制剂的再次输入有免疫记忆反应，输入后抗体滴度上升，而且持续时间长，即使不再输入人FⅧ制剂。因此，对高反应者在免疫诱导耐受治疗前，应避免输入人FⅧ制剂。血友病A患者FⅧ同种抗体多为高反应型抗体。

治疗应根据患者FⅧ同种抗体水平、出血的部位和严重性以及临床治疗效果选择治疗方案。治疗的目的主要有两方面：控制出血发作和清除FⅧ抑制物。

1）控制出血：对于抗体滴度＜5BU 的低或高反应者，予以较大剂量 FⅧ替代治疗，即在中和抗体后，血浆 FⅧ水平能达到一定的止血水平。目前输入 FⅧ剂量尚无统一标准，报道可首剂 50～150U/kg 后每小时 10U/kg 持续输入，直至出血被控制。抗体滴度＞5BU，则需更大剂量人 FⅧ制剂或者猪 FⅧ制剂持续输入或给予凝血酶原复合物。严重出血患者，输入前可先进行血浆置换或者体外免疫吸附降低抑制物水平，常可达到良好效果。目前报道重组 FⅦa 制剂止血效果良好，且无病毒传播的危险，常见用法：90～120μg/kg，每 3 小时 1 次，直至出血控制。

2）清除 FⅧ抑制物：对有 FⅧ抑制物形成的血友病 A 患者，治疗的长期目标是预防免疫记忆反应和抑制抗体的进一步生成。大剂量输入 FⅧ联合免疫抑制治疗常有效，与单纯输入 FⅧ制剂比较，诱导免疫耐受时间显著缩短、费用减低。最常用的免疫抑制剂有类固醇激素和环磷酰胺，泼尼松龙每日 1～2mg/kg 联合口服环磷酰胺每日 50～100mg，通常治疗 2～3 周 FⅧ抑制物消失。另外联合静脉输入丙种球蛋白（Mg）可能有协同效应。

（2）肝炎和获得性免疫缺陷病（AIDS，艾滋病）：20 世纪 80 年代晚期世界各国陆续开始采用病毒灭活 FⅧ制剂和基因重组 FⅧ制剂，但在这之前替代治疗的所有血友病患者都面临传染血液传播病毒尤其是丙型肝炎病毒（HCV）和人类免疫缺陷病毒（HIV）的危险。据统计，1985 年以前发达国家几乎所有血友病患者都感染 HCV，反复输入 FⅧ制剂的血友病患者约 90% HIV 抗体阳性。HCV 患者容易发展为慢性活动性肝炎、肝硬化，同时感染 HIV 使病情进一步恶化。肝炎后肝硬化和艾滋病已成为其预后的决定因素。

（七）预后

自广泛进行替代治疗后，血友病 A 患者的平均寿命已接近正常人。有条件替代治疗和家庭治疗的患者，出血已不再是决定预后的因素，但替代治疗引起的肝炎、艾滋病和抗 FⅧ抗体的产生则与患者的预后密切相关。虽然目前病毒灭活技术和基因重组制剂已消除患者感染肝炎和艾滋病的危险，但已经感染的患者则处于危险状态，艾滋病成为发达国家年龄大血友病患者的主要死亡原因。

二、血友病 B

血友病 B（hemophilia B，HB），又称为遗传性 FⅨ缺乏症，遗传方式与血友病 A 相同，是一种 X 连锁隐性遗传病，发病机制为 FⅨ缺乏或结构异常。血友病 B 发病率次于血友病 A，占血友病类疾病的 15%～20%，其出血表现与血友病 A 相似。

（一）病因和发病机制

1. FⅨ的结构和功能　FⅨ基因位于 X 染色体长臂末端（Xq27），全长 34kb，包括 8 个外显子和 7 个内含子。成熟 FⅨ在肝细胞内合成，是由 415 个氨基酸组成的单链糖蛋白，包括 4 个功能区，即 γ-羧基谷氨酸区（Gla 区）、表皮生长因子区（EGF 区）、肽活化区和催化区。Gla 区内有 12 个谷氨酸残基，在维生素 K 作用下，经羧化酶作用成为 γ-羧基谷氨酸，FⅨ通过钙桥与磷脂表面的连接功能与此有关。

血友病 B 发病机制是由于遗传性 FⅨ合成减少或缺乏，或者由于变异型 FⅨ合成引起。FⅨ基因缺陷已有许多报道，包括基因点突变、缺失、插入、框架移位和其他导致 FⅨ蛋白结构和功能改变的异常，FⅨ基因缺陷分布于各功能区，约 30% 以上的突变发生在 DNA 序列中 CPG 二核苷酸序列。值得一提的是 5′端启动子区突变产生的 Leiden 突变，该突变类型血友病 B 患者在出生时或者儿童期 FⅨ促凝活性（FⅨ：C）和 FⅨ抗原（FⅨ：Ag）水平都很低，但在青春期后水平逐渐升高达 60% 以上。目前研究认为可能是由于青春期分泌的雄激素克服 FⅨ基因转录抑制，使血浆 FⅨ维持一定的水平。

2. 遗传特点　血友病 B 遗传方式与血友病 A 相同，也是 X 连锁隐性遗传，男性患病，女性传递，但其携带者出血症状的发生率高于血友病 A 携带者。血友病 B 患者的女儿均为携带者，儿子均为正常人；携带者的女儿有 50% 概率为携带者，儿子有 50% 概率为血友病 B 患者。携带者 FⅨC 的平均水平约为正常女性的一半，携带者一般无出血症状，但 FⅨ：C＜25% 者即可有异常出血。

（二）临床表现

血友病 B 患者发生出血与创伤有关，其临床表现与血友病 A 相似。根据出血的严重性和 FIX：C 水平，分为重型（FIX：C<1%）、中型（FIX：C 2%~5%）、轻型（FIX：C 5%~25%）和亚临床型（FIX：C 26%~45%）。血友病 B 重型患者较血友病 A 少，而轻型较多见，因此临床出血倾向较轻。

（三）实验室检查

血友病 B 筛选试验结果与血友病 A 相同，APTT 纠正试验可被正常血清纠正而不被正常吸附血浆不能纠正可明确 FIX 缺乏，FIX：C 水平测定可确诊，正常人血浆 FIX：C 约为 50%~150%，FIX：Ag 测定对其进一步分型具有价值。

血友病 B 携带者检测和产前诊断原则与血友病 A 相同，基因诊断使用较为普遍的是 RFLP 法间接基因诊断，直接基因诊断中 DGGE、CCM 和直接测序较为可靠。

（四）预防

原则上同血友病 A。

（五）诊断与鉴别诊断

血友病 B 诊断标准：临床表现与血友病 A 相似，实验室检查 APTT 延长，可被正常血清纠正，FIX：C 的水平测定具有诊断意义。血友病 B 依靠实验室检查容易与血友病 A 相鉴别，其他出血性疾病如血管性血友病和其他凝血因子缺乏症可根据临床表现、遗传特点以及实验室检查做出鉴别。另外，血友病 B 还需与获得性维生素 K 依赖性凝血因子缺乏相鉴别，肝病、服用香豆素类药物以及长期使用抗生素可引起维生素 K 缺乏，导致多个维生素 K 依赖性凝血因子缺乏而不仅仅是 FIX 缺乏。发生于非血友病 B 的获得性 FIX 抑制物非常罕见。

（六）治疗

治疗原则与血友病 A 相同，主要为 FIX 的替代治疗，包括输入高度提纯的血浆 FIX 浓缩物、重组 FIX 制剂或凝血酶原复合物，单纯输入新鲜冰冻血浆很难使血浆 FIX 水平达到 25%。凝血酶原复合物包含所有维生素 K 依赖的凝血因子：F II、F VII、FIX、F X，其中部分凝血因子可能已经被活化，因此大剂量输入凝血酶原复合物有可能诱发血栓栓塞和弥漫性血管内凝血（DIC）。

FIX 体内半衰期为 18~24 小时，每 18~24 小时输入 1 次能维持血浆 FIX 水平，严重出血或者手术患者应每 12 小时输入 1 次。与血友病 A 不同，输入后 FIX 约 50% 弥散至血管外，因此每千克体重输入 1U 血浆 FIX 浓缩物，其血浆 FIX 水平约提高 1%，而输入重组 FIX 制剂可能更低（在成人提高 0.8%，儿童提高 0.7%）。每次替代治疗剂量可按下述公式计算：需输入 FIX 剂量 =（期望 FIX：C－患者 FIX：C）×体重（kg），例如：一血友病 B 患者，体重 50kg，检测其 FIX：C 小于 1%，期望提高 FIX：C 至 20%，每次需要输入 FIX 剂量（U）=（20－0）×50＝1 000U。

血友病 B 的治疗不良反应与血友病 A 相似，主要为传染血液传播的 HCV 和 HIV，抗 FIX 抗体的发生率为 1%~3%，远低于血友病 A。FIX 与其抗体的结合会产生严重的过敏反应，发生率高达 50%，严重过敏反应可在产生 FIX 抗体之后，检出之前的首次外源性输入时发生。因此对新诊断的血友病 B 患者，尤其是已经有家族性产生抗 FIX 抗体的血友病 B 患者，或者为容易产生抗 FIX 抗体的基因突变类型患者，最初 10~20 次 FIX 替代治疗应在医院进行。对已经产生 FIX 抑制物的患者，治疗原则与发生 FVIII 抑制物的血友病 A 相似，重组 FVIIa 制剂可达到良好的止血效果。

三、血管性血友病

血管性血友病（von Willebrand disease，vWD）是一组遗传性 von Willebrand 因子（vWF）量减少或者功能异常引起的异质性出血性疾病。该病由芬兰学者 Ericvon Willebrand 于 1926 年首先报道，与经典血友病不同，其为常染色体遗传，男女均可患病，临床主要表现为皮肤黏膜出血。目前认为本病发病率高于血友病，国外报道约为（10~20）/10^5 人口。

（一）病因和发病机制

vWF 基因位于第 12 号染色体短臂末端（12p13.3），长 178kb，由 52 个外显子和 51 个内含子组成。外显子大小差别很大，从 40bp 到约 1.4kb（外显子 28），外显子 28 主要编码 vWF 的 A_1 和 A_2 同源区。vWF 基因翻译后修饰过程复杂，主要包括前体蛋白质肽链的剪切、肽链 N 端和 C 端糖基化以及亚单位的多聚体化等。另外，在第 22 号染色体上存在一个 vWF 假基因，其核苷酸序列与 vWF 基因外显子 23 ~ 34 序列有近 97% 的同源性，这给 vWF 基因突变分析带来很大不便。

成熟 vWF 是一大分子多聚体糖蛋白，分子量约 260kD，亚单位各区排列顺序为 $D' - D_3 - A_1 - A_2 - A_3 - D_4 - C_1 - C_2 - CK$，其中 $D' - D_3$ 区分别与血浆 FⅧ轻链 A_3 酸性氨基酸富含区和 C_2 区以氢键结合，A_3 区与 FⅧ重链 $A_1 - A_2$ 区结合；A_1 区、C_2 区分别与血小板 GPⅠb/Ⅸ 和 GPⅡb/Ⅲa 受体相互作用，A_1、A_3 区与内皮下胶原结合。

vWF 在血管内皮细胞和巨核细胞中合成，贮存于内皮细胞 Weibel - Palade 小体和巨核细胞/血小板 α 颗粒内，分泌入血浆、血管内皮下基膜。vWF 是一种急性期反应蛋白，在血管受损等应激情况时，可动员贮存池释放。vWF 的正常止血生理功能主要包括两方面：第一，血管损伤后，内皮下 vWF 通过与血小板 GPⅠb/Ⅸ、GPⅡb/Ⅲa 受体以及内皮下胶原相互作用，使循环血小板黏附并聚集于损伤血管处，参与初期止血，这种功能需要 vWF 大分子多聚体组分存在，瑞斯托霉素可诱导 vWF 与受体 GPⅠb/Ⅸ 的结合；第二，vWF 与 FⅧ形成非共价体复合物，vWF 作为血浆 FⅧ载体，稳定 FⅧ，保持其促凝活性，使之不易被蛋白酶灭活。

vWF 基因突变导致 vWF 量的减少或者质的异常，目前发现突变类型达 250 种以上，包括基因缺失、插入、无义和错义突变以及剪接异常等。目前已知 2A 和 2B 亚型 vWD 基因突变几乎集中在编码 A_1 和 A_2 同源区的外显子 28，2N 亚型突变集中在编码 D' 结构域的外显子 18 ~ 22 区域内。vWF 量的减少，继发性 FⅧ水平降低，可出现凝血功能障碍；vWF 质的异常，止血初期血小板不能黏附并聚集于损伤血管处，出现类似于血小板功能障碍性疾病的管腔黏膜出血症状。

（二）临床表现

vWD 是一种遗传性出血性疾病，常为常染色体显性遗传，大多数患者有出血倾向。与血友病 A 不同，vWD 以皮肤黏膜出血为主，常表现为皮肤瘀斑、鼻出血、牙龈出血和拔牙、外科手术后出血不止。在女性，特别是月经初潮后以及青春期，常表现为月经过多，分娩以及产后大量出血。

依据 vWF 量的减少或者质的异常，vWD 临床分为三型（表 9 - 4）。1 型最多见，约占 80%，特点为血浆 vWF 的量轻、中度减低，约为正常血浆水平 5% ~ 45%（正常值为 50% ~ 200%），血浆 FⅧ：C 也降低至相应水平。2 型约占 20%，特点为 vWF 质的异常，可进一步分为 2A、2B、2M 和 2N 亚型。1 型和 2 型（除外 2N 型）多为常染色体显性遗传，多数患者出血症状轻微，甚至无症状。3 型占 1% ~ 5%，发病率（1 ~ 3 例）/10 万人群，纯合子患者为常染色体隐性遗传。血浆 vWF 水平显著降低（<5%），甚至低于检测水平（即 <1%），血浆 FⅧ水平为 1% ~ 10%。因此常发生自发性黏膜出血，胃肠道出血常见，部分 50 岁以上患者往往合并小肠或大肠壁毛细血管扩张而反复出现肠道出血症状。3 型 vWD 患者严重时可有肌肉血肿和关节积血，类似于中重型血友病 A。

表 9 - 4 vWD 表型分类及其遗传特点

表型	发病机制	遗传特点
1 型	vWF 量减低，导致 FⅧ水平降低	常染色体显性遗传
2 型	vWF 质的缺陷	常染色体显性遗传
2A	与血小板相互作用降低，与 vWF 大、中多聚体缺失有关	
2B	与血小板 GPⅠb 受体亲和力增强，与 vWF 大多聚体缺失无关	
2M	与血小板相互作用降低，与 vWF 多聚体无关	
2N	vWF 与 FⅧ结合缺陷	
3 型	vWF 量显著减低或完全缺乏，导致 FⅧ水平明显降低	常染色体隐性遗传

注：2N 亚型多为常染色体隐性遗传。

（三）实验室检查

实验室检查对 vWD 的诊断、分型和鉴别诊断非常重要。常用实验室检查包括 FⅧ：C、vWF 抗原（vWF：Ag）、瑞斯托霉素辅因子活性（vWF：RCo）、瑞斯托霉素诱导血小板聚集（RIPA）和凝胶电泳vWF 多聚体分析。凝血检查筛选试验中 PT 正常，APTT 可延长，但若 FⅧ：C 水平接近正常患者 APTT 也可以正常。

1. FⅧ：C 测定　多采用一期法测定血浆 FⅧ：C。FⅧ：C 水平在 vWD 变化很大，1 型患者可以正常，但大多数减低，一般为正常水平 10% ~ 40%；2 型减低或者正常，但 2N 亚型多明显减低；3 型显著减低，与中型、重型血友病 A 相似，一般均低于 10%。

2. vWF：Ag　vWF：Ag 量可用免疫电泳、放射免疫电泳或 ELISA 法测定，Laurell 免疫电泳最常用。正常血浆 vWF：Ag 水平为 50% ~ 200%（即 0.5 ~ 2.0U/mL），与血型有关，AB 血型者水平为 O 血型者的 2 倍。vWF：Ag 定量可鉴别 vWD 和血友病 A。不同分型 vWD 患者 vWF：Ag 减低程度不一：1 型轻、中度减低，通常与 FⅧ：C、vWF：RCo 的下降相一致；2 型一般减低，也可正常；3 型水平极低或检测不到。

3. vWF：RCo　瑞斯托霉素可诱导 vWF 与血小板 GPⅠb/Ⅸ受体的结合，vWF：RCo 测定患者血浆 vWF 在瑞斯托霉素存在时使血小板聚集的能力，试验使用甲醛或者多聚甲醛固定的正常血小板洗涤悬液。与 vWF：Ag 试验相似，vWF：RCo 为 vWF 活性测定试验，正常血浆 vWF：RCo 为 50% ~ 200%，vWD 患者 vWF：RCo 一般减低。本试验敏感性较低，但 2A 亚型有可能 vWF：Ag 水平正常或者接近正常，而 vWF：RCo 试验血小板聚集能力却明显减低，所以 vWF：RCo 试验有助于 2A 亚型的诊断。

4. RIPA　富含血小板血浆内加入不同浓度的瑞斯托霉素，测定血小板的聚集量和聚集率，这与血浆 vWF 与血小板都有关。大多数 vWD 患者聚集量和聚集率降低。低浓度瑞斯托霉素时出现血小板的聚集量增高表明 vWF 的异常或血小板的异常，2B 亚型和血小板型假性 vWD 患者，RIPA 试验在瑞斯托霉素 0.3 ~ 0.5mg/mL 浓度时即可使血小板聚集，有时甚至在不加瑞斯托霉素时出现自发性聚集。

5. 凝胶电泳 vWF 多聚体分析　用于血浆和血小板 vWF 多聚体的精确测定，诊断 vWD 特异性强，且能进一步分型。电泳时 vWF 多聚体依据分子量大小不同而分离，用放射自显影或酶标技术显示，正常多聚体图形大、中、小分子量多聚体均存在，可观察到 1 条主带和 2 条或 4 条卫星带，大分子量多聚体介导血小板聚集。1 型 vWD 大、中、小分子量多聚体均存在，自显影比正常对照浅，提示 vWF 量均减少。2 型 vWF 多聚体图形异常变化多，可表现为大、中分子量多聚体缺如。3 型无 vWF 多聚体图形出现。

各型 vWD 患者实验室检查结果见表 9-5。当患者 vWF：RCo/vWF：Ag 比值 < 0.6 时，提示 2 型可能性极大，凝胶电泳 vWF 多聚体分析可以确定 2 型，RIPA 试验可进一步区分 2A、2B、2M 亚型。若实验室检查仅仅提示 FⅧ：C 减低，提示 2N 亚型，vWF 与 FⅧ结合试验或测定 vWF 基因型可明确诊断。

由于 vWD 基因较大，结构复杂，另外还存在假基因的干扰，因此 vWD 基因分析通常采用比较直接的策略，即对其突变的相关编码序列进行突变筛查与测序，如 2A 和 2B 亚型突变集中在外显子 28，2N 亚型突变集中在外显子 18 ~ 22 区域内，分析方法可采用直接基因诊断（如 CCM 法）或间接基因诊断（如 RFLP）。

表 9-5　各型 vWD 患者实验室检查结果

	vWF：Ag	vWF：RCo	FⅧ：C	vWF：RCo/vWF：Ag	vWF 多聚体分析	RIPA
1 型	减低	减低	减低/正常	>0.6	多聚体分布正常，量均减少	正常
3 型	极低	显著减低	1% ~ 10%	−	−	−
2A	减低	明显减低	减低/正常	<0.6	缺大中分子量多聚体	减低
2B	减低	明显减低	减低/正常	<0.6	缺大分子量多聚体	增高
2M	减低	明显减低	减低/正常	<0.6	多聚体分布正常，卫星带可异常	减低
2N	减低/正常	减低/正常	10% ~ 40%	>0.6	正常	正常

（四）诊断与鉴别诊断

根据临床表现和实验室检查，多数 vWD 患者的诊断并不难，少数轻型患者需要重复多次实验室检查才能确定诊断。vWD 确诊后需进行临床分型，对指导治疗尤为重要。

鉴别诊断主要是与其他出血性疾病相区别。血友病和其他凝血因子缺乏症临床出血症状与 vWD 患者有差别，凝血检查为相应凝血因子缺乏，而 vWD 患者除 FⅧ 外其他凝血因子水平正常。血友病 A 与 vWD 均有 FⅧ：C 降低，但血友病 A 患者 vWF：Ag 水平正常，RIPA 试验正常，绝大多数患者可以相鉴别。2N 型 vWD 与轻、中型血友病 A 临床表现和实验室检查均相似，需 vWF 与 FⅧ 结合试验或者基因诊断才能加以区别。遗传性血小板功能异常疾病存在血小板缺陷导致的血小板功能异常，vWF 正常，一般容易与 vWD 鉴别，注意血小板型假性 vWD 表型与 2B 型 vWD 相似，但前者为血小板 GPⅠb/Ⅸ 受体缺陷，患者富血小板血浆加入冷沉淀试验可鉴别，前者加入冷沉淀后能够诱导血小板聚集，2B 型 vWD 不出现血小板聚集。遗传性 vWD 还应与获得性 vWD 区别，后者既往无出血病史，也无家族史，存在原发基础疾病，常继发于淋巴系统增殖性疾患和自身免疫性疾病，也可见于室间隔缺损、心脏瓣膜病变患者。

（五）治疗

治疗目的是使出血停止，FⅧ：C 水平正常，治疗药物的选择依据患者 vWD 分型和临床出血的严重程度而定。

1. DDAVP DDAVP 是一种合成的抗利尿激素类似物，通过与抗利尿激素受体 2 结合，促进内皮细胞释放 vWF 和 FⅧ，给药 30~60 分钟内平均使血浆 vWF 和 FⅧ 水平增高 3~5 倍。

由于 DDAVP 给药后个体疗效差异大，在明确诊断或最初给药前应试验性治疗，确定每一患者对该药的疗效以指导治疗：即按下述方法静脉给药后至少检测 FⅧ：C 和 vWF：RCo 试验各两次，给药后 1 小时检测结果反映 vWF 和 FⅧ 释放最高值，给药后 4 小时检测结果反映其清除率。

不同类型 vWD 疗效差别很大。1 型患者 vWF 功能正常，部分患者疗效良好，第 1 次输入 DDAVP 后 1~3 小时，FⅧ：C、vWF：Ag、vWF：RCo 较原有基础水平可上升 3~5 倍，部分患者 FⅧ：C 水平可恢复正常。例如：vWF 和 FⅧ 水平在 10% 的患者，给药后其水平可能增高至 30%~50%，可进行拔牙手术；而 vWF 和 FⅧ 水平在 20% 的患者，给药后其水平可能增高至 60%~100%，则可以进行外科手术。因此，部分 1 型患者轻、中度出血时以及手术预防可使用 DDAVP 治疗。2 型患者本身 vWF 质有缺陷，DDAVP 促释放后仍不能达到有效的初期止血。2A 和 2M 亚型疗效一般较差；2B 亚型禁用 DDAVP，因为其异常 vWF 与血小板的亲和力增强，予以 DDAVP 后贮存部位释放异常 vWF 增多，血小板聚集增加，导致血小板进一步降低，此型应以输注冷沉淀和 FⅧ 制剂治疗。2N 亚型给予 DDAVP 后，虽然 FⅧ 水平增高，但由于 vWF 与之结合有缺陷，升高的 FⅧ 易被清除，此型仍以替代治疗为主，除非 DDAVP 试验性治疗提示 FⅧ 能提高至有效止血水平。3 型患者由于缺乏贮存的 vWF，DDAVP 治疗基本无效。

DDAVP 常静脉给药，每次 0.3~0.4μg/kg，溶于生理盐水 50~100mL，缓慢静脉输注，时间大于 20 分钟。由于体内 FⅧ 和 vWF 半衰期为 8~12 小时，应每 12~24 小时给药 1 次，单次剂量不超过 20μg。目前已有皮下注射和鼻内给药剂型（1.5mg/mL），便于患者预防性或家庭治疗。连续使用该药，促进内皮细胞释放贮存的 vWF 和 FⅧ 逐日递减，因此一般连续用药 4 日后应停用 1~2 日，使用期间监测 FⅧ：C、vWF：Ag、vWF：RCo，观察治疗反应。DDAVP 不良反应：常见有心动过速、头痛、颜面潮红，多为轻度；若同时液体摄入过多可出现稀释性低钠血症；反复给药儿童偶见水中毒引起的摸空症；不稳定型冠心病患者可能诱发心绞痛、心肌梗死。

2. 替代治疗 替代治疗主要用于 2 型和 3 型 vWD，1 型患者在严重出血或手术 DDAVP 疗效不好或禁忌时使用。

替代治疗常采用冷沉淀或 FⅧ 浓缩物（均含有 vWF 和 FⅧ），不宜输入高度提纯的 FⅧ 制剂，而基因重组 vWF 制剂尚未应用于临床。目前要求用于 vWD 替代治疗的制剂需同时标记所含 vWF：RCo 和 FⅧ：C，vWF：RCo 表示 vWF 水平，与 FⅧ 相同，一般认为每 kg 体重输入 1U，血浆 vWF 水平提高 2%，

表 9 - 6 列出了 vWF 和 FⅧ严重缺乏患者（vWF：RCo 或 FⅧ：C≤10%）常见部位出血和手术时的输入剂量和替代治疗维持时间。与血友病 A 不同，vWD 患者本身内源性 FⅧ产生正常，输入后体内 FⅧ半衰期长达 24 ~ 36 小时，因此替代治疗期间应监测 FⅧ：C，每天 1 ~ 2 次，剂量达正常止血水平即可，过高增加静脉血栓形成危险，手术患者可预防性给予低分子量肝素。

表 9 - 6 vWF 和 FⅧ水平≤10% vWD 患者的替代治疗

出血类型	输入量（U/kg）	输入频率	输注目标
大手术	50	每天 1 次	FⅧ：C>50%，直至切口愈合（通常 5 ~ 10 天）
小手术	40	每天/隔天 1 次	FⅧ：C>30%，直至切口愈合（通常 2 ~ 4 天）
拔牙	30	1 次	FⅧ：C>50%，持续 12 小时
自发性出血	25	每天 1 次	FⅧ：C>30%，直至出血停止（通常 2 ~ 4 天）
分娩产褥期	40	分娩前和产褥期每天 1 次	FⅧ：C>50%，持续 3 ~ 4 天

注：儿童患者由于血浆容积比高，所需剂量需提高 20%。

经替代治疗，尽管 FⅧ：C 达正常止血水平，但出血仍不能控制的患者，需同时输入血小板。输入的血小板可能帮助转运和局限 vWF 至损伤血管处，有利于止血。

3 型 vWD 患者长期替代治疗后 vWF 抗体的发生率为 10% ~ 15%，尤其是 vWF 基因大片断缺失患者。vWF 抗体的产生使患者血浆 FⅧ半寿期非常短（1 ~ 2 小时），患者的出血症状加重，需持续大剂量输注重组 FⅧ制剂或者重组 FⅦa 制剂。曾报道大剂量静脉用丙种球蛋白（1g/kg，连用 2 日）或者血浆置换后可使患者抗体滴度降低。

3. 辅助治疗

（1）抗纤溶药物：vWD 患者出血症状常表现为黏膜持续出血，如鼻出血、月经过多等，部分是由于其局部纤溶活性增高引起。抗纤溶药物减轻出血症状，尤其是牙科手术后出血。抗纤溶药物也可用于 vWD 患者外科手术时的辅助治疗。

（2）雌激素：口服雌孕激素或者避孕药可降低子宫内膜出血倾向，同时提高血浆 FⅧ和 vWF 水平，因此可用于治疗女性 vWD 患者的月经过多症，尤其是对 3 型患者。

4. 妊娠期的治疗 vWF 是一种急性期反应蛋白质，妊娠期间，vWF 合成增加，正常女性至临产时水平可高于 3.0U/mL。1 型 vWD 患者临产时常可达正常止血水平，这些患者分娩时无须任何特殊治疗。由于 DDAVP 无促进宫缩作用，1 型患者妊娠期间进行外科手术或其他侵入性操作如绒毛膜取样、羊水穿刺等时可仅给予 DDAVP 治疗。3 型由于 vWF 严重缺乏，妊娠期间 FⅧ和 vWF 水平仍很低。2B 型妊娠期间由于与血小板结合能力增强的异常 vWF 水平不断升高，导致血小板进行性减低。尤其需注意分娩后 vWF 水平常迅速降低，有可能发生严重产后出血，因此分娩期间和产后 2 周需监测 vWF 和 FⅧ水平。

FⅧ水平在 30% ~ 40% 患者，经阴道分娩或剖宫产术后发生出血的危险很低，但低于上述水平时临床常发生严重出血，患者产后出血可能延长至产后 1 个月以上。因此对 FⅧ：C<30% 和 2 型 vWD 孕妇通常需预防治疗，在分娩期间和产后 3 ~ 4 天必须给予 DDAVP 或者替代治疗（表 9 - 6）。另外，分娩时和分娩后子宫快速、完全收缩对防止严重出血也尤为重要。

（六）预后

大多数 vWD 患者预后良好，疾病随年龄增长有症状减轻的趋势。3 型患者得到有效正确治疗后，其生活质量也有很大提高，寿命接近于正常人。

（王兴哲）

第三节 原发性血小板减少性紫癜

原发性血小板减少性紫癜（Idiopathic Thrombocytopenic Purpura，ITP）或称特发性血小板减少性紫癜是一种原因不明的获得性出血性疾病。其特点为皮肤、黏膜出血，严重者有内脏出血；外周血血小板减少，骨髓巨核细胞数正常或增多，但伴有发育或成熟障碍，患者血清或血小板表面常存在抗血小板抗体，血小板表面补体增高。目前多数学者仍认为本病与自身免疫有关，故又称自身免疫性血小板减少性紫癜（Autoimmune thrombocytopenic Purpura，ATP）。该病发病率：据统计欧美国家为（6~11）/10万人口，日本为16.7/10万人口，占血小板减少患者的3.9%~14.6%，占住院患者总数的0.18%。国内上海有一家医院统计占住院患者总数的0.13%。根据发病机制、诱发因素、临床表现、治疗效果和病程，ITP可分为急性型和慢性型两类。

一、急性型 ITP

（一）病因和发病机制

其发病与多种病毒感染有关，包括疱疹类病毒（单纯疱疹病毒、水痘、带状疱疹病毒、EB病毒、巨细胞病毒等）、微小病毒 B_{19}、麻疹病毒、风疹病毒、流行性腮腺炎病毒等，部分和疫苗接种有关。其发病机制可能有以下几种：①病毒改变血小板膜糖蛋白结构，使血小板抗原性发生改变，引起自身免疫反应，产生抗血小板抗体破坏血小板；②病毒感染后，经免疫应答形成循环免疫复合物（CIC），通过 CIC 抗体分子上的 FC 片段与血小板膜上 FC 受体相结合，使血小板易在单核 - 吞噬细胞系统内被识别并破坏；③抗病毒抗体与血小板膜表面成分存在交叉反应，引起血小板破坏；④病毒可直接作用于巨核细胞形成核内包涵体，使血小板产生减少。

（二）诊断步骤

1. 病史采集要点

（1）好发人群：常见于儿童，男女发病率相近。

（2）起病情况：好发于冬春季节，起病前1~3周80%的患者有急性上呼吸道或其他病毒感染史。起病急骤，可有畏寒、发热。

（3）主要临床表现：广泛而严重的皮肤瘀点、瘀斑，多为全身性，首发于四肢，逐渐扩展至躯干。黏膜出血以牙龈出血和鼻出血为常见，口腔可有血疱。常有血尿、黑便等泌尿道和胃肠道出血表现，不到1%的患者可有颅内出血，一旦发生则危及生命。结合膜下出血多见，少数有视网膜出血。

2. 体格检查要点

（1）皮肤、黏膜：有散在瘀点、瘀斑，口腔、舌黏膜可有血疱。

（2）肝脾、淋巴结：脾脏常不肿大。

3. 门诊资料分析　如下所述。

（1）血常规：常有严重的血小板减少，多数在 $20×10^9/L$ 以下。失血过多可致继发性贫血而出现红细胞及血红蛋白降低。贫血与失血量成比例。白细胞计数常正常，分类可有淋巴细胞相对增多及嗜酸性粒细胞增多。

（2）止血和凝血功能检查：出血时间延长，血块收缩不良，束臂试验阳性。凝血功能正常。

4. 进一步检查项目

（1）骨髓检查：多数病例可见巨核细胞数量增多，部分巨核细胞数可正常。以幼稚型巨核细胞为主，其核分叶少或无分叶，胞质中可见空泡、变性及颗粒缺乏等改变。

（2）免疫学检测：血小板相关抗体（PAIgG、PAIgA 及 PAIgM）相关补体（PAC3）及循环免疫复合物（CIC）多数呈阳性。其中以 PAIgG 升高最常见。血小板回升时 PAIgG 开始下降，直至恢复正常。

（三）诊断对策

1. 诊断要点

（1）起病前1~3周有上呼吸道感染或病毒感染史，以儿童为多。

（2）全身皮肤、黏膜突然出现严重的瘀点、瘀斑和血疱。

（3）脾脏不大或仅轻度肿大。

（4）外周血小板明显减少（常在 20×10^9/L 以下）。

（5）骨髓象：巨核细胞增生或正常，幼稚型巨核细胞增多，巨核细胞伴成熟障碍。

（6）排除继发性血小板减少症。

2. 鉴别诊断要点

（1）败血症所致血小板减少：特别是脑膜炎双球菌败血症，亦可突然发生皮肤紫癜及血小板减少。但此症常有脑膜炎表现，多次做血培养可协助诊断。

（2）药物性血小板减少：应仔细询问服药史。疑为药物所致血小板减少应立即停药，若血小板数在 7～10 天后仍未恢复正常，则药物所致血小板减少可能性不大。

（3）先天性血小板减少：应调查家族史，必要时检查其他家族成员加以鉴别。

（4）急性白血病：可表现皮肤瘀点和瘀斑，血小板亦可减少，但其贫血和失血不成比例，常有肝脾、淋巴结肿大、胸骨压痛等浸润表现，骨髓检查可以确诊。

（四）治疗对策

1. 治疗原则

（1）尽早明确诊断，积极治疗。

（2）卧床休息，减少活动，以防出血加重。

（3）积极预防和控制感染。

（4）合理的对症支持治疗，严格掌握血小板输注指征。

（5）注意防治药物的不良反应，激素治疗无效时不宜长期大剂量应用，应尽早减量。

2. 治疗计划

（1）血小板输注：对严重出血或血小板 $< 20 \times 10^9$/L 患者给予输注浓缩血小板，具有防止颅内出血的作用。

（2）肾上腺皮质激素：多数学者对 AITP 儿童患者仍首先考虑肾上腺皮质激素应用。可用泼尼松 1～3mg/（kg·d），有加速血小板回升，增强毛细血管张力作用。AITP 起病 2 周内有发生颅内出血危险，应用皮质激素后，出血危险性减少。

（3）大剂量丙种球蛋白（HDIg）输注：剂量 400mg/（kg·d），静脉输注，连续 5 天，60%～85% 的患者血小板水平迅速升高。其不良反应少，且与其他治疗有协同作用，缺点是价格昂贵。

（4）脾切除术：对有颅内出血患者，可行紧急脾切除并联合大剂量皮质激素治疗。少数 6～12 个月肾上腺皮质激素、大剂量丙种球蛋白治疗无效而又出血严重者，可考虑脾切除。

（5）一般治疗：起病后 1～2 周应限制活动，避免外伤及任何非紧急手术（如拔牙等）。有明显瘀斑及活动性出血，应住院观察治疗；避免应用阿司匹林及其他抑制血小板功能的药物如噻氯匹定、双嘧达莫等。

3. 治疗方案选择　由于 80% 以上的患者能在数周内自发缓解，对出血症状轻微、血小板减少不严重者，可以对症支持治疗为主，而不给予特殊治疗；对出血严重者应积极给予肾上腺皮质激素、大剂量丙种球蛋白等免疫抑制治疗。儿童脾切除即使必要，也应尽量推迟到 5 岁以后。

（五）病程观察及处理

1. 病情观察要点　监测血象，血小板小于 20×10^9/L 时颅内出血危险增高，可作眼底检查，了解有无视网膜出血。平时注意观察皮肤、黏膜以及消化道、泌尿生殖道的出血情况。

2. 疗效判断与处理　详见慢性 ITP。

（六）预后评估

本病为良性疾病，预后良好。病程多为自限性，80% 以上的患者能在数周内自行缓解，平均病程 4～6 周，少数可迁延半年或数年以上转为慢性。少数重度血小板减少患者因并发颅内出血而死亡。

二、慢性型 ITP

（一）病因和发病机制

其病因和发病机制至今仍未完全阐明，目前认为有几方面：①自身抗血小板抗体：80%～90%的 ITP 患者血清或血小板表面存在抗血小板抗体，血小板表面检测到的抗体为血小板相关抗体（PAIg），其中 PAIgG 最常见，此外还有 PAIgM、PAIgA 和 PAC3。PAIg 水平与血小板数和血小板寿命均呈负相关。表明 PAIg 的检测在慢性 ITP 中有意义。已证实脾脏是产生抗血小板抗体的主要部位。其内的单核－巨噬细胞又能清除致敏血小板。另有学者证明骨髓、肝脏亦是产生抗血小板抗体以及清除致敏血小板的部位。②巨核细胞相关 IgG：近年有作者发现本病患者巨核细胞相关 IgG 明显升高，可能抑制巨核细胞造血，血小板无效生成。③细胞免疫：ITP 的细胞免疫研究则开展较晚。慢性 ITP 患者外周血总 T 细胞及辅助性 T 细胞 Th 明显减低，T 抑制细胞（Ts）明显增高，因而 Th/Ts 比值显著低于正常，提示 T 细胞功能缺陷。目前认为 ITP 主要缺陷在 T 细胞功能而不在 B 细胞。④雌激素：由于慢性 ITP 常发生于育龄妇女，妊娠期容易复发，提示雌激素参与其发病。有人认为雌激素可直接抑制血小板生成，并刺激单核－吞噬细胞系统对与抗体结合的血小板的吞噬和破坏。

（二）诊断步骤

1. 病史采集要点

（1）好发人群：常见于年轻女性，女性发病率是男性的 3～4 倍。

（2）起病情况：起病缓慢，病程较长，症状较急性型轻，但容易反复发作。

（3）主要临床表现：出血程度与血小板计数有关，轻症患者表现为散在的皮肤出血点或轻度的鼻衄、牙龈出血等。女性月经过多可能是首发或唯一的症状。严重血小板减少时口腔和舌黏膜可发生血疱，关节、视网膜出血少见。结膜下出血、泌尿道和消化道出血也可发生。颅内出血很少见，但在血小板严重减少患者，如发生视网膜出血，应注意预防。

2. 体格检查要点

（1）皮肤、黏膜：有散在性瘀点、瘀斑，以下肢远端和静脉穿刺部位多见，一般无皮下血肿。反复发作消化道、泌尿生殖道出血患者可有贫血貌。

（2）肝脾、淋巴结：少数患者可有轻度脾肿大。如有明显脾肿大，要除外继发性血小板减少的可能。

3. 门诊资料分析

（1）血常规：白细胞数及分类多为正常。红细胞及血红蛋白可因出血而降低，多为正细胞性贫血，若出血严重且持续时间长，可为小细胞低色素性。严重出血可伴有网织红细胞增多。血小板中度减少，常在（30～80）×10⁹/L，可见畸形、巨大血小板及血小板碎片，血小板减少而平均体积增大，为 ITP 的特异表现。

（2）止血和凝血功能检查：出血时间延长，血块收缩不良，束臂试验阳性，均与血小板减少有关。凝血功能正常。

4. 进一步检查项目

（1）骨髓检查：骨髓有核细胞增生活跃，粒系无异常；红系可轻度增生。其特征性变化是巨核细胞数一般明显增多，亦可正常，但存在成熟障碍，以颗粒型巨核细胞为主，产血小板巨核细胞明显减少或缺乏，血小板罕见。

（2）免疫学检测：血小板表现相关抗体 PAIgG、PAIgA、PAIgM 和血小板相关补体 PAC3 测定显示：约 90% 的患者 PAIgG 和 PAIgA 与血小板数量负相关，30%～70% CITP 患者有 PAC3 增高，20%～30% ITP 患者有 PAIgM 增高。一般认为治疗前 PAIgM 显著升高者，常出血症状较严重且疗效多不满意或治疗无效。若缓解期患者 PAIgG 持续高水平，则容易复发。切脾后 PAIgG 可降至正常，如仍然升高，则提示抗体主要在肝脏或骨髓中产生，或有副脾存在。

（3）血小板寿命：用核素法或丙二醛法检测血小板生存时间，ITP 患者的血小板寿命较正常人明显缩短。

（三）诊断对策

1. 诊断要点　全国第五届血栓与止血会议修订的诊断标准如下。

（1）多次化验检查血小板计数减少。

（2）脾脏不增大或仅轻度增大。

（3）骨髓检查巨核细胞数增多或正常，有成熟障碍。

（4）以下五点中应具备任何一点：①泼尼松治疗有效；②切脾治疗有效；③PAIgG 增多；④PAC3 增多；⑤血小板寿命测定缩短。

（5）排除继发性血小板减少症。

ITP 重型标准：①有 3 个以上出血部位；②血小板计数 $< 10 \times 10^9/L$。

George 等制定的慢性难治性 ITP 诊断标准如下：①糖皮质激素和脾切除治疗无效；②年龄 > 10 岁；③病程 > 3 个月；④无其他导致血小板减少的疾病；⑤血小板计数 $< 50 \times 10^9/L$。

2. 鉴别诊断要点

（1）自身免疫性疾病可以血小板减少为早期唯一的表现：对年轻女性血小板减少者，应常规行抗核抗体、抗双链 DNA 抗体、补体等有关结缔组织病的各项免疫学检查。还应注意甲状腺功能的检测。

（2）Evans 综合征：除血小板减少外，还伴有自身免疫性溶血性贫血，患者有黄疸，血清 Coombs 试验阳性。

（3）血小板生成障碍所致继发性减少：常见于早期再生障碍性贫血（AA）、急性白血病、骨髓增生异常综合征（MDS）、放疗、化疗药物所致血小板减少。这些情况除血小板减少外还有其他血象和骨髓象改变，有放化疗史，一般鉴别不难。

（4）血小板分布异常所引起血小板减少：如肝硬化、血吸虫病所致脾大、骨髓纤维化、脾功能亢进等，可使血小板在肝脏、脾脏滞留，导致外周血小板减少。鉴别要点是明显的脾大，有些伴有肝大。外周血亦常有白细胞减少的改变。

（5）血栓性血小板减少性紫癜（TTP）：一般存在微血管性溶血性贫血、血小板减少、神经精神异常称为三联征。还可有肾损害和发热等，与上述三项共同存在称为五联征。

（四）治疗对策

1. 治疗原则　慢性 ITP 的治疗根据病情采取不同的方法。一般来说，血小板计数大于 $50 \times 10^9/L$（国外标准大于 $30 \times 10^9/L$）、无出血情况者可不需治疗，定期观察。反之，则应予以积极治疗。

2. 治疗计划

（1）紧急治疗

1）紧急输注血小板：因患者血循环中有较多血小板抗体，输入的血小板很快被破坏，故血小板数可无明显增加，但可使毛细血管脆性得到改善，使出血减轻。输入血小板有效期仅为 1~3 天。

2）大剂量静脉输注丙种球蛋白：剂量为 0.4g/（kg·d），连用 5 天；或 1.0g/（kg·d），连用 2 天。

3）大剂量静脉输注甲基泼尼松龙：剂量：1 000mg/d，静脉滴注 30 分钟，连用 3 天，后逐渐减量。

4）血浆置换：每次置换 3 000mL 血浆，3~5 日内连续 3 次以上，可有效清除患者血浆中的抗血小板抗体。

5）紧急脾切除术：当采用上述方法治疗效果不佳，仍有持续出血威胁生命，应行紧急脾切除手术。

（2）常规治疗

1）糖皮质激素：是治疗本病的首选药物。其作用机制包括：①抑制单核 - 吞噬细胞系统的吞噬和破坏作用，延长血小板的寿命；②减少抗血小板抗体的产生；③抑制抗原抗体反应，并使已结合了的抗体游离；④改善毛细血管通透性；⑤降低抗体对巨核细胞产生血小板的影响，刺激骨髓造血及血小板向外周血的释放。

首选泼尼松，初始剂量为 1mg/（kg·d），分次或顿服，病情严重者用等效量地塞米松或甲基泼尼松龙静脉滴注。血小板升至正常或接近正常后，逐步减量（每周减 5mg），最后以 5~10mg 维持，3~6个月后停药。维持治疗最多不超过 1 年。如治疗 4 周后 PLT < 50×10⁹/L 或 6 周后 PLT 仍不能达到正常，提示取得完全缓解可能性不大，应迅速减量至停药。

不良反应包括有库欣面容，体液滞留、胃酸过多，血压升高，血钾降低、血糖升高，骨质疏松和激素性精神病等。

2）脾切除术：是治疗本病最有效的方法之一。作用机制是减少血小板抗体生成，消除血小板破坏的场所。

适应证：①正规糖皮质激素治疗 3~6 个月无效者；②糖皮质激素治疗有效，但维持量需泼尼松 > 30mg/d 者；③有糖皮质激素使用禁忌证；④⁵¹Cr 扫描脾区放射指数增高。

禁忌证：①首次发病的早期病例，尤其是儿童（因自行缓解率较高）；②2 岁以下儿童，脾切除后易发生暴发性严重感染；③骨髓巨核细胞数低于正常者；④妊娠期；⑤因其他原因不能耐受手术者。

脾切除疗效：脾切除后 70%~90% 的患者可获明显疗效，其中 60% 的患者可持续完全缓解，其余病例血小板有一定程度的上升和出血症状改善，仍需小剂量的皮质激素维持治疗。影响脾切除疗效的因素尚不确切，据报道与以下因素有关：①年龄：儿童缓解率高于成人，老年人疗效较差；②性别：女性好于男性；③病程：病程短者（≤6 个月）疗效较好；④与糖皮质激素和大剂量丙种球蛋白疗效关系：术前糖皮质激素或大剂量丙种球蛋白治疗有效者效果较好；⑤脾切除术后血小板上升速度与峰值关系；⑥血清中 PAIgG 浓度：术前后 PAIgG 明显增高者，脾切除疗效较差；⑦血小板破坏（阻留）场所：血小板在肝或在肝脾两处破坏者脾切除疗效较差；⑧副脾或残余脾组织存在。

脾切除术前准备：①对长期应用皮质激素者，术前 3 天及术后短期内适当增加剂量，亦可考虑静脉给药；②对激素无效者，术前、术中输注血小板悬液及大剂量免疫球蛋白（HDIgG），可使血小板数增加，增加手术安全性。必要时亦可静脉滴注长春新碱（VCR）0.02mg/（kg·W）（每次不超过 2mg）。

近年来对 ITP 患者经腹腔镜脾切除已获得成功，并因其安全有效、创伤性小的特点，有逐步取代传统开腹脾切除的趋势。脾切除的并发症主要为继发感染，尤以儿童患者多见。

3）脾动脉栓塞术：即在 X 线透视引导下，用动脉导管将人工栓子注入脾动脉及其分支，使部分脾实质发生缺血性梗死。不良反应主要有疼痛、发热、恶心、脾区积液、胸膜渗出、急性胰腺炎等。

4）脾区照射：对不能耐受手术者可考虑脾区照射，总剂量为 75~1 370cGy，在 1~6 周内完成。

（3）慢性难治性 ITP 的治疗：经足量皮质激素及脾切除治疗无效的 ITP 属难治性 ITP。常用治疗措施包括：

1）免疫抑制剂：适用于皮质激素或脾切除治疗疗效不明显者，以及不宜应用皮质激素和/或脾切除术者。作用机制是抑制单核 - 吞噬细胞的吞噬功能，抑制细胞和体液免疫反应，增加血小板生成。常用药物有：

A. 长春生物碱：VCR 1~2mg［0.02mg/（kg·W）］或长春花碱（VLB）5~10mg［0.1mg/（kg·W）］溶于 500mL 生理盐水，缓慢静脉滴注 6~8 小时，每周 1 次，连续 4~6 周。不良反应主要是周围神经病变和轻度骨髓抑制。

B. 环磷酰胺（CTX）：2~4mg/（kg·d），分次口服；或 400~600mg 静脉注射，每 3 周 1 次。不良反应主要是胃肠道反应、骨髓抑制、不育、出血性膀胱炎及继发恶性肿瘤等。

C. 硫唑嘌呤：1~3mg/（kg·d），分次口服。起效慢，需服 3~6 个月以上。不良反应为骨髓抑制、恶心、呕吐或厌食，继发性肿瘤等。

D. 达那唑：属免疫调节剂，与皮质激素有协同作用。每次 200mg，每日 2~4 次。至少服 2 个月。然后逐渐减量至最低剂量（50mg/d）维持治疗，持续 1 年。与激素有协同作用，与泼尼松联用可减少泼尼松用量。不良反应包括体重增加、痤疮、食欲减退、可逆性肝功能损害（ALT 升高）及红斑等。

E. 环孢素 A（CsA）：4 ~ 12mg/（kg·d），一般于治疗 1 ~ 4 周出现疗效，停药后易复发。不良反应：上腹饱胀、食欲减退，肝、肾功能损害，牙龈增生、多毛症和继发性肿瘤等。

2）大剂量静脉滴注免疫球蛋白：现已广泛应用。剂量 400mg/（kg·d），连用 5 天或 1 000mg/（kg·d），连用 2 天，不良反应轻微。

3）大剂量甲基泼尼松龙冲击疗法：成人剂量 1 000mg/d，静脉滴注，连续 3 天。对急性、有严重出血倾向者更为适用。常用于紧急情况或术前准备。

4）抗 Rh（D）球蛋白：通过调节免疫系统使血小板上升。优点为无免疫抑制作用，对免疫功能低下者更适用，可肌内注射给药。对 Rh（D）抗原阴性者无效。剂量：0.1 ~ 4.5mg/次，连续 5 天，在 20 ~ 30 分钟内静脉输注。不良反应可有轻度溶血、胆红素轻度增高，暂时性抗人球蛋白（Coombs）试验阳性。

5）α - 干扰素：剂量为 300 万 U，皮下注射，每周 3 次，12 次为一疗程，据报道有效率 69% ~ 85%。作用机制不明，可能与其抑制 B 细胞产生抗血小板抗体有关。不良反应：发热、流感样症状、ALT 升高，少数有皮肤红斑、白细胞一过性减少。

6）其他：还有用免疫吸附、维生素 C、秋水仙碱、他莫昔芬、联合化疗等治疗难治性 ITP 的报道。近年来，国内外学者临床试用骁悉（MMF）、白细胞介素 11（IL - 11）、抗 CD20 单抗、自体干细胞输注等治疗难治性 ITP，也取得了初步的疗效。

3. 治疗方案选择　ITP 的治疗可分为紧急治疗、常规治疗、难治性 ITP 治疗等。紧急治疗适用于 ITP 重症型，以及患者有显著的黏膜出血或疑有颅内出血，血小板计数明显低下（如 <10 × 10⁹/L）者。常规治疗仍以糖皮质激素和脾切除治疗为主，适用于大多数患者。经足量皮质激素及脾切除治疗无效的慢性难治性 ITP 患者，可加用免疫抑制剂、大剂量静脉滴注免疫球蛋白等疗法。许多新方法仍在试验性阶段，可用于难治性 ITP 治疗，但尚不能替代经典的糖皮质激素和脾切除治疗。

（五）病程观察及处理

1. 病情观察要点　与急性 ITP 相同。

2. 疗效判断与处理　全国第五届血栓与止血会议修订的诊断标准如下：

（1）显效：血小板计数恢复正常，无出血症状，持续 3 个月以上。维持 2 年以上无复发者为基本治愈。

（2）良效：血小板计数升至 50 × 10⁹/L 或较原水平上升 30 × 10⁹/L 以上，无或基本无出血症状，持续 2 个月以上。

（3）进步：血小板计数有所上升，出血症状改善，持续 2 周以上。

（4）无效：血小板计数及出血症状无改善或恶化。

此外，国外报告的疗效标准如下：

（1）显效：血小板上升达 ≥100 × 10⁹/L，持续 2 个月或 2 个月以上。

（2）良好：血小板上升达 50 × 10⁹/L，但 <100 × 10⁹/L，持续 2 个月以上。

（3）进步：血小板波动在（20 ~ 50）× 10⁹/L（至少较治疗前增加 1 倍），持续 2 个月以上。

（4）暂时疗效：血小板上升高达 50 × 10⁹/L，但不能维持。

（5）无效：血小板达不到以上标准。

（六）预后评估

慢性 ITP，一般病程较长，发作与缓解相间，偶有急性发作。自发缓解者很少。部分患者对糖皮质激素及脾切除治疗均无效。颅内出血仍是致死的主要原因。

（七）出院随访

出院后应避免外伤，定期门诊检查血小板计数与肝肾功能等，应当注意治疗有效后糖皮质激素及免疫抑制剂等均应逐渐减量，有一定的维持治疗时间，不宜突然停用。同时注意观察药物的不良反应。

（王兴哲）

第十章

与机体防御和代谢相关的白细胞疾病检验

第一节　白细胞的发育与成熟

各类血细胞起源于共同的造血干细胞或多能造血干细胞，它可以分化为各系祖细胞，在适当的体外培养条件下可以生成由红、粒、巨核等细胞组成的混合细胞集落 CFU－Mix 或单一细胞系组成的细胞集落 CFU－E、CFU－G 和 CFU－M 等，随之经原始细胞发育而成熟。

一、粒细胞的发育

1. 骨髓阶段的粒细胞　粒细胞产生于骨髓，来自于多能造血干细胞，经分化为定向干细胞→粒单核祖细胞，进一步分化为原始粒细胞，再经增殖、发育成熟、释放入血液。

骨髓中的粒细胞可分为增生和储存两个区域。原始粒细胞、中性早幼粒细胞和中性中幼粒细胞具有复制能力，组成增生区群；中性晚幼粒细胞和成熟的中性粒细胞（杆状核、分叶核）则没有复制能力，组成储存区群。1 个原始粒细胞经 4～5 次细胞分裂并同步发育产生 16～32 个晚幼粒细胞，晚幼粒细胞继续成熟为成熟的中性粒细胞蓄积于储备池中，部分释放入血液。故储备池中含有比正常循环血中多得多的细胞，且在某种不利的条件下成熟期可能缩短，分裂期可能被跨越，细胞在成熟前可能提前释放到血液中。

2. 血液中的粒细胞　进入血液中的中性粒细胞不再重新回到骨髓。其中一部分黏附于血管内皮上，并不参加循环，组成了血液中的边缘池（marinated pool，MGP），另一部分参加血液循环并组成了血液中的循环池。在正常情况下中性粒细胞在边缘池和循环池之间保持动态平衡，但锻炼、注射肾上腺素或压力均易使中性粒细胞自边缘池移入循环池中，并且最后都以随机方式离开血液进入组织，并在局部逐渐衰老后由单核－巨噬细胞清除，或经呼吸道、消化道黏膜表面随分泌物排出。

嗜酸粒细胞的发育与中性粒细胞类似，成熟的嗜酸粒细胞在骨髓中储存若干天后再释放。正常情况下只有 1% 的嗜酸粒细胞参与循环，由于在胸导管淋巴和淋巴结中有嗜酸粒细胞，似乎其循环路线不同于中性粒细胞。嗜碱粒细胞迄今对其所知甚少，体外研究已证明嗜碱粒细胞的生命周期很短，而且即使进入组织中仍保持粒细胞的特征。

二、淋巴细胞－浆细胞发育

淋巴细胞为一群具有异质性的细胞，其包括不同发育过程、不同功能和免疫学特点的细胞，主要可分为 3 大类，即 T、B 细胞和 NK 细胞。

B 淋巴细胞起源于骨髓，并在骨髓中发育为 B 淋巴细胞；T 淋巴细胞起源于骨髓，其后细胞迁移至胸腺，在胸腺发育成熟。成熟淋巴细胞多储存于脾脏、淋巴结和其他淋巴组织中，外周血循环的淋巴细胞不足全身所有淋巴细胞总数的 5%。淋巴组织中的淋巴细胞能再进入血循环，两者之间保持动态平衡。NK 细胞是缺乏 B 和 T 细胞主要标志特征的第三类群淋巴细胞。NK 细胞确切的来源还不十分清楚，一般认为直接从骨髓中衍生，其发育成熟依赖于骨髓的微环境。由于 NK 细胞具有部分 T 细胞分化抗原，如 80% ~90% NK 细胞 CD2$^+$，20% ~30% NK 细胞 CD3$^+$（表达 CD3ζ 链），30% NK 细胞 CD8$^+$（α/α）和 75% ~90% NK 细胞 CD38$^+$，而且 NK 细胞具有 IL-2 亲和性受体，在 IL-2 刺激下可发生增殖反应，活化 NK 细胞可产生 IFN-γ，因此一般认为 NK 细胞与 T 细胞在发育上关系更为密切。

三、单核细胞-巨噬细胞的发育

单核细胞的谱系发育证实，单核细胞和巨噬细胞的起源存在着密切关系。单核细胞的产生受细胞因子如集落刺激因子（CSF）的调节，其来源于粒系共同的祖细胞。成熟的单核细胞从骨髓释放到外周血循环中生存 1~3d 时间，其在外周循环的边缘池与循环池之间迅速地分配。单核细胞移动到外周组织后在适当刺激原的刺激下发育成巨噬细胞，补充组织中巨噬细胞数量。巨噬细胞具有细胞分裂能力，可以进行自我补充。

（李 娟）

第二节 成熟白细胞的代谢和功能

一、成熟白细胞的代谢

1. 成熟中性粒细胞代谢 如下所述。

（1）糖代谢：中性粒细胞能量产生的主要途径是糖酵解，除葡萄糖外还可代谢半乳糖、甘露糖、果糖，其中葡萄糖主要来自中性粒细胞储存的糖原或血糖。当白细胞与^{14}C 标记的葡萄糖孵育时，发现约 80% 的葡萄糖转化为乳酸，己糖激酶是糖酵解的限速酶，氢化可的松能抑制中性粒细胞的糖酵解过程。在中性粒细胞进行吞噬作用时糖酵解未发生改变，但 ATP 水平由 1.9nmol/10^6 细胞降低到 0.8nmol/10^6 细胞。中性粒细胞还能通过磷酸己糖途径代谢葡萄糖，在静息状态通过该途径代谢的葡萄糖约占细胞代谢的葡萄糖总量的 2% ~3%，但该代谢途径所产生的 NADPH 是中性粒细胞合成杀菌氧化物的重要条件。

中性粒细胞含有大量糖原，糖原首先出现于中幼粒细胞，并随细胞的成熟而增加，其中大多数糖原来自葡萄糖，磷酸丙糖水平的合成极少。当缺乏葡萄糖时糖原利用增加，储备减少，当周围环境中葡萄糖水平增高时糖原合成又加强。当中性粒细胞进行吞噬作用时若周围环境中葡萄糖水平降低，则 α-1,4-聚糖-正磷酸酯葡糖基转移酶活性增强，而磷酸化酶激酶和糖原合成酶活性保持不变。

（2）蛋白质代谢：曾认为成熟中性粒细胞作为终末分化细胞缺乏合成蛋白质的能力，但越来越多的体内和体外研究结果并不支持这一观点。目前认为中性粒细胞能合成多种蛋白质，包括细胞因子、趋化因子、生长因子和干扰素等。虽然中性粒细胞合成蛋白质种类很多，但同单核细胞比较，平均每个中性粒细胞合成蛋白量不高。由于中性粒细胞是参与急性炎症的主要细胞且数量众多，因此它们总体蛋白合成能力强，在炎症及其修复和免疫应答中发挥重要作用。

（3）核酸代谢：研究发现用大肠埃希菌脂多糖进行处理时，许多基因发生活化或被抑制，包括编码转录因子、细胞因子、趋化因子、白介素、Toll 样受体等的基因。在细胞迁徙、吞噬和凋亡过程中也发现基因表达发生显著变化。这些结果表明中性粒细胞具有活跃的转录活性。DNA 聚合酶在幼稚型白细胞最为活跃，其活性随细胞成熟而减弱，在成熟粒细胞其量仅可测及。中幼粒细胞是进行核分裂的最晚期粒细胞。中性粒细胞存在数种参与叶酸代谢的酶，其中二氢叶酸还原酶可催化叶酸还原为四氢叶酸。在正常中性粒细胞中仅有微量的二氢叶酸还原酶活性，而慢性粒细胞白血病和慢性淋巴细胞白血病其活性较高。

（4）前列腺素和血栓烷代谢：中性粒细胞受调理素作用的酵母多糖或趋化因子等刺激后，由磷脂酶 A$_2$ 介导细胞膜磷脂释放花生四烯酸（AA）。AA 能导致中性粒细胞脱颗粒，而且是粒细胞中环氧化酶或脂质氧化酶反应类型的前体。环氧化酶催化前列腺素内过氧化物（PGG$_2$ 和 PGH$_2$）的形成。AA 在脂质氧化酶作用下，形成不稳定的 5-过氧化氢花生四烯酸，后者再还原为 5-烃花生四烯酸和 12-烃花生四烯酸。这两种产物均有趋化性并能使粒细胞释放溶菌酶。

2. 嗜酸粒细胞、嗜碱粒细胞的代谢 嗜酸粒细胞的能源主要是葡萄糖，抑制糖酵解就可破坏其功能反应，用 C5a 或合成的甲酰甲硫氨酰 – 亮氨酰 – 苯丙氨酸（formylmethionyl leucyl phenylalanine，FM-LP）等强趋化物质刺激该细胞可诱导葡萄糖的跨膜输送。静息的嗜酸粒细胞其氧代谢水平高于静息的中性粒细胞。嗜酸粒细胞激活时其呼吸爆发作用产生的过氧化氢、超氧化物、化学发光和蛋白质的碘化作用水平远比其他白细胞高。过氧化氢能直接参与毒杀旋毛虫幼虫。虽然参与磷酸己糖途径所有酶的有效性一样，但嗜酸粒细胞的杀菌力却逊于中性粒细胞。

3. 淋巴细胞的代谢 如下所述。

（1）糖代谢：葡萄糖通过易化扩散进入细胞，糖代谢的强度受葡萄糖进入细胞速度的影响。静息淋巴细胞仅消耗少量的氧，虽含有糖酵解途径和三羧酸循环所需的各种酶，有合成糖原的能力，但糖原储备少，且淋巴细胞维持其离子含量、补充降解蛋白质和维持活跃运动状态均需要很多能量，目前认为淋巴细胞运动所需能量大部分来自氧化磷酸化途径。磷酸戊糖途径只为静息淋巴细胞提供了很少的能量。

（2）蛋白质合成：血液中淋巴细胞具有活跃的蛋白质合成能力，蛋白质合成对细胞的存活很重要。小淋巴细胞呼吸率和蛋白质的合成率都是低的。激活之后，便出现蛋白质合成的增加，B 细胞和浆细胞合成 Ig，T 细胞能合成 IL – 2、IL – 5、IFN – γ 和淋巴毒素等。

（3）核酸代谢：淋巴细胞能缓慢合成 RNA，并通过异质性核蛋白微粒来进行 RNA 的运输和剪切。由于小淋巴细胞在通常情况下是不分裂的，对核苷酸的需求低，因此小淋巴细胞中催化嘌呤和嘧啶合成的酶活性很低。此外淋巴细胞还具有较弱的核苷酸还原酶活性和脱氧核糖核酸合成能力。在淋巴细胞中能检测到较高含量催化嘌呤和嘧啶转化的酶类，但缺乏黄嘌呤氧化酶和鸟嘌呤脱氨酶。

成熟浆细胞是 B 细胞分化的终末细胞，能专一合成、组装和分泌免疫球蛋白，其粗面内质网和高尔基体相当发达；DNA 合成速率低；含有糖酵解和三羧酸循环途径的酶，磷酸戊糖途径的酶活性偏低。

4. 单核 – 巨噬细胞的代谢 如下所述。

（1）能量代谢：单核细胞和巨噬细胞是兼性厌氧的细胞，但肺巨噬细胞例外，它是唯一通过有氧代谢获取能量的细胞。单核 – 巨噬细胞主要是以糖酵解产生腺苷三磷酸（ATP）的形式提供能量。并且从厌氧转移到有氧的环境中并不能降低糖酵解率（葡萄糖变成乳酸）。

（2）呼吸爆发：静止的单核 – 巨噬细胞仅有很低的需氧代谢。单核 – 巨噬细胞中具有线粒体，代谢所需的能量大部分来自于其中的厌氧糖原酵解。当受到激活时，无论有无配体与单核 – 巨噬细胞表面受体结合，单核 – 巨噬细胞都表现为氧消耗增加，厌氧糖原酵解增加，磷酸戊糖途径活跃。同时产生高毒性的氧衍生物 O_2^-、H_2O_2 等，这一系列反应即称为呼吸爆发（respiratory burst），这些活性态氧物质都具有杀菌或细胞毒活性。在呼吸爆发的代谢过程中，NADPH 一氧化酶在其中起着重要作用。在静止的吞噬细胞中这些酶以休眠形式存在于胞质中。若调理了的细菌或其他微生物、不溶性免疫复合物、其他可溶性的配体（如凝集素，化学趋化因子，补体 C5a、LTB4、PAF）和一些可溶性免疫复合物等与膜上的受体结合则可激活 NADPH 一氧化酶。另一些激活剂如阴离子氟、钙离子载体 A23187、花生四烯酸等则不依赖受体也可直接或间接地激活该酶，而佛波酯通过与胞质受体结合，是唯一能直接引起吞噬细胞呼吸爆发的配体。

（3）活性氮中间体和前列腺素的产生：在单核 – 巨噬细胞、粒细胞、内皮细胞和血小板中，还存在一氧化氮合成酶（nitric oxide synthase，NO 合成酶）。这种合成酶作用于 L – 精氨酸末端胍基氮。从而产生一系列高活性氮中间体如 NO 等，这些中间体具有强烈的杀伤效应和免疫系统调节作用。在吞噬细胞中产生的 NO 对微生物或肿瘤都有较强的细胞毒作用，尤其是与 TNF 协同作用时会产生更强的杀伤作用。单核 – 巨噬细胞中的花生四烯酸代谢也十分活跃。在环氧合酶的作用下产生各种前列腺素的衍生物。前列腺素及其衍生物具有广泛的生理功能，也具有一定的免疫调节功能。

二、成熟白细胞的功能

1. 中性粒细胞的功能 中性粒细胞在机体防御和抵抗病原菌的侵袭过程中起重要作用，它们的功能同淋巴细胞和巨噬细胞关系密切。当血浆蛋白与抗原/致病原作用时会产生趋化因子，吸引中性粒细胞从血液中移动到感染部位，通过移动伪足包裹已被调理的病原体并吞噬形成吞噬体。胞质颗粒与吞噬体融合后通过"脱颗粒"作用释放超氧化物、过氧化氢、若干酶类物质等对细菌进行杀灭。

（1）趋化作用：中性粒细胞在趋化因子的吸引下向炎症区域单向移动称趋化作用，类似阿米巴运动，当趋化因子浓度梯度差达到1%时趋化作用就能发生。中性粒细胞接触趋化因子时马上形成伪足，此时中性粒细胞发生变形成为特异性非对称形状，其中伪足位于前面，胞核和胞质位于中部，最后为尾部，移动时胞质不断向前流动，推动伪足向前延伸，移动速度可达$50\mu m/min$。趋化因子有来自于组织损伤所激活的某些蛋白质片段，如补体、激肽及凝固途径；趋化性寡肽；趋化性脂质如脂质及含脂质的多肽。淋巴细胞的淋巴因子也是重要的趋化因子。

（2）黏附作用：血液中循环的中性粒细胞一般处于非黏附状态，当中性粒细胞被活化后黏附能力增强，通过受体介导可黏附于血管内皮细胞上，这是中性粒细胞进入组织的关键环节。很多蛋白（包括 L – 选择素和 b_2 整合素等）参与黏附作用。

（3）吞噬作用：中性粒细胞可吞噬颗粒性抗原，当中性粒细胞与颗粒性抗原接触时，形成的伪足逐渐包围颗粒性抗原，当伪足末端融合时，就将颗粒性抗原吞入胞质并形成吞噬体（phagosome），此时中性粒细胞颗粒迅速发生脱颗粒反应，将颗粒内所含的多种杀菌成分释放入吞噬体中。

（4）杀菌作用：吞噬体形成后，与中性粒细胞胞质中的溶酶体颗粒接触后相互融合，颗粒中的各种酶类和某些蛋白质通过脱颗粒反应释放入吞噬体内，使病原菌在吞噬体内即被杀灭。

2. 嗜酸粒细胞和嗜碱粒细胞的功能　如下所述。

（1）嗜酸粒细胞的功能

1）吞噬/杀伤细菌、寄生虫作用：嗜酸粒细胞可做变形运动，但移动速度不如中性粒细胞快。其吞噬能力虽然很弱，但可吞噬多种物质，如酵母细胞壁、带有抗体的红细胞、抗原抗体复合物、细菌、肥大细胞以及惰性颗粒等。异物颗粒吞入细胞后，吞噬体与嗜酸性颗粒接触，形成融合体，在其中进行氧化分解反应和杀菌作用。嗜酸粒细胞能特异地移动到肥大细胞、嗜碱粒细胞及其产物周围发挥作用。当遇到太大的目标物不能吞噬、产生"无效吞噬"时，嗜酸粒细胞的颗粒内含物就分泌到它们的表面进行破坏。许多蠕虫的幼体即通过这种方式被杀死。它对一般寄生虫细胞的杀死是通过抗体和补体介导进行的，其对血吸虫的杀伤则是通过释放颗粒蛋白质起作用。

2）趋化作用：主要的趋化因子有 C3a、C5a、C567、免疫复合物，过敏性嗜酸粒细胞趋化因子（eosinophil chemotactic factor of anaphylaxis，ECFA）等。有人认为嗜酸粒细胞与抗原抗体复合物有亲和力，能有选择地对肥大细胞脱颗粒释放的趋化因子起反应。

3）分泌细胞因子和递质：嗜酸粒细胞能释放多种细胞因子，如IL – 1、IL – 2、IL – 8 和IL – 12 等。但与其他细胞相比，嗜酸粒细胞分泌这些因子浓度较低，且对这些因子的功能还不明确。嗜酸粒细胞主要通过其分泌的多种介质发挥效应，如 LTC4、PAF、15 – HETE、TXB_2、EDN 等，其中部分介质在嗜酸粒细胞受刺激时合成，部分介质是贮存在胞质的各种颗粒中，当受到脱颗粒信号刺激时就会从细胞中释放出来。

（2）嗜碱粒细胞和肥大细胞的功能

1）参与急性超敏反应：嗜碱粒细胞和肥大细胞表面有高亲和性的 IgE Fc 受体（Fc$^\varepsilon$RI）。Fc$^\varepsilon$RI 含有 4 条多肽链（α、β、2γ），暴露于细胞外的是链，与 IgE 的 Fc 有较强的结合力；两条链伸向胞质内部，在结构和功能上都像 CD3 分子的 ζ 链；β 链在细胞膜中将 α 和 γ 连接起来。通过 FcR、嗜碱粒细胞和肥大细胞可从循环中吸附大量的 IgE 分子在细胞表面，通过桥连作用与相应抗原结合后可引起嗜碱粒细胞和肥大细胞脱颗粒释放出大量递质，这些递质的突然释放可导致急性超敏反应的多种临床症状，如支气管哮喘、荨麻疹、过敏性鼻炎等。

2）参与迟发性超敏反应：迟发性超敏反应的发生和白细胞的作用相关，当迟发性超敏反应发生时，白细胞会被招募到炎症部位。动物实验研究表明肥大细胞分泌的细胞因子 TNF 可引起迟发性超敏反应时血管通透性的改变和白细胞浸润，在人体内肥大细胞也发挥着类似的作用。

3）趋化性和吞噬作用：嗜碱粒细胞对各种血清因子、细菌因子、补体和激肽释放酶等化学物质有趋化作用。嗜碱粒细胞有胞饮作用（弱吞噬作用），该作用与脱颗粒有关。

4）免疫调节能力：肥大细胞在各种免疫反应中有重要作用的另一些根据是肥大细胞递质有免疫调节或免疫调变性能力。体外实验表明组胺有免疫抑制作用，如通过 H_2 受体可介导组胺抑制 T 细胞。5－羟色胺可抑制凝集素刺激淋巴细胞的增生，这可能是由于调节了 IL－2 受体在响应细胞表面的表达所致，而花生四烯酸氧化物的产生则是减弱免疫反应。PGE_2 产生于大鼠激活的肥大细胞，体外实验表明其可降低 IL－2 的产生。肝素则通过干扰丝裂原或抗原引起的胚细胞样转变和通过抑制 T 细胞迁移到抗原攻击的部位而抑制免疫反应，它的抑制效应很可能是抑制了 TNF－α 产生之故。相反，肥大细胞产生的 LTB4、PAF 和一些细胞因子及趋化因子因它们的强趋化效应而增强免疫反应。这些都表明肥大细胞产生和分泌的众多细胞因子和趋化因子对促炎症作用和其他免疫调控作用均有多种重要影响。

3. 淋巴细胞－浆细胞的功能　成熟淋巴细胞根据其功能的不同可分为 T 细胞、B 细胞和 NK 细胞等。T 细胞来源于胸腺，主要参与细胞介导的细胞毒作用和迟发型超敏反应，通过分泌细胞因子调节免疫应答和对 B 细胞的辅助功能。B 细胞是浆细胞的前体细胞，能浓缩和提呈抗原。NK 细胞是固有免疫的主要效应细胞。

（1）淋巴细胞的功能

1）T 细胞的功能：①介导细胞免疫反应：T 细胞表面的抗原结合分子称为 TCR，多数是由 α 和 β 链组成的，少部分为 $\gamma\delta$ 链。T 细胞所有的功能都与细胞表面的免疫应答有关，TCR 与抗原的作用实际是细胞间的作用。根据 TCR 受体类型不同，首先将 T 细胞分为 TCR$\alpha\beta$（TCR II 型）、TCR$\gamma\delta$（TCR I 型）T 细胞。TCR II 型 T 细胞又进一步分为 $CD4^+$ T 细胞和 $CD8^+$ T 细胞两大亚群。前者主要功能是辅助或诱导免疫反应，在抗原识别过程中受 MHC II 类抗原复合物分子限制；后者主要为细胞毒性 T 细胞（cytotoxic T lymphocyte，CTL or cytotoxic T cell，Tc），或抑制性 T 细胞（suppressor T cell，Ts），识别抗原时受 MHC I 类分子限制。$CD4^+$ T 细胞又进一步分为两个功能亚群：辅助性 T 细胞（helper T cell，Th）能够促成 T 细胞和 B 细胞的免疫反应。根据 $CD4^+$ Th 细胞所分泌的细胞因子不同，将其分为 Th_0、Th_1 和 Th_2 3 种类型；诱导抑制性 T 细胞（suppressor inducer T cell，Ti）能诱导 $CD8^+$ T 细胞中细胞毒功能和抑制 T 细胞功能。另外，CD4 也是人类免疫缺陷病毒（human immuno－deficiency virus，HIV）的受体分子，可结合 HIV。$CD8^+$ T 细胞可分为两个功能亚群：抑制性 T 细胞（suppressor T cell，Ts），能抑制 T 细胞和 B 细胞的免疫反应；细胞毒性 T 细胞（cytotoxic T cell，Tc），其主要作用是直接与靶细胞结合，通过释放穿孔素等杀伤靶细胞。根据 $CD8^+$ Tc 细胞所分泌细胞因子不同，分为 Tc1 和 Tc2 两种类型。前者主要分泌 IFN－γ，后者主要分泌 IL－4、IL－5、IL－10。T 细胞在免疫反应中，直接与靶细胞结合，通过释放胞质内嗜苯胺蓝颗粒中的穿孔素（perforin）等杀伤靶细胞。CTL 或 Tc 可直接破坏和杀伤抗原或肿瘤，或通过表达 Fas 配体，并与靶细胞 Fas 交联，激活细胞内死亡机制，使其凋亡。②免疫调节作用：执行免疫调节功能的 T 细胞主要为 Th 和 Ts 细胞。Th 能够辅助 B 细胞产生抗体和辅助 Tc 功能，分别由 Th_1 和 Th_2 亚群完成。另外 Th_1 亚群还能介导特异性的炎症反应，通过分泌 IL－2 和 IFN－γ，能辅助 Tc 活性和引起迟发型变态反应。Th_2 不产生 IFN－γ 但能分泌 IL－2、IL－4、IL－5、IL－6 和 IL－10，主要负责刺激 B 细胞增生、分化为抗体产生细胞即浆细胞，对抵御游离的异体的抗原入侵有重要意义。$CD4^+$ T 亚群中的诱导抑制 T 细胞（suppressor inducer Tcell，Ti）能诱导 $CD8^+$ T 中细胞毒功能和抑制性 T 细胞功能。Ts 是一类具有负调节作用的 T 细胞亚群，它对 B 细胞合成和分泌抗体，Th 细胞介导的细胞免疫和迟发型变态反应以及 Tc 介导的细胞毒作用都有抑制作用。其功能低下，可使机体出现过高免疫反应，造成组织损伤。Ts 还可分为不同亚群，特别是其中 TCS（contrasuppressor T cell，反抑制性 T 细胞）亚群活化后，可分泌反抑制性 T 细胞因子（TCSF），直接作用于 Th 细胞，解除 Ts 对 Th 的抑制作用，使 Th 细胞恢复辅助活性。总之 Th 和 Ts 细胞在免疫调节中起着十分重要的作用，尤其是 Ts 细胞介导的负性调节尤为重要。

2）B 细胞的功能：①体液免疫：细胞介导体液免疫，可由胸腺依赖抗原（thymus dependent antigen，TD）或非胸腺依赖抗原（thymus independent antigen，TI）引起。TI 抗原可直接激活 B 细胞。多数情况下，TD 抗原在辅助性 T 细胞及吞噬细胞辅佐下，B 细胞被激活，一小部分转变为记忆性 B 细胞不再进行分化，在再次免疫应答中起重要作用。多数增殖分化的 B 细胞最终发展成为 B 细胞的终末细胞即浆细胞，合成、组装并分泌免疫球蛋白。抗体的合成受 T 细胞抗体的反馈抑制及独特型 - 抗独特型网络的调节。这些抗体参与直接效应、激活补体、抗体依赖性细胞介导的细胞毒作用（antibody dependent cell - mediated cytotoxicity，ADCC）等多种多样的效应。②免疫调节作用：激活的 B 细胞能产生大量细胞因子，如 IL - 1α、IL - 1β、IL - 2、IL - 4、IL - 6、IL - 8、IL - 10、IL - 12、IL - 13、IFN - γ、IFN - α、TNF、TGF - β 等，它们参与免疫调节、炎症反应及造血过程。现已证明 B 细胞可通过抑制作用和抗原递呈作用两种方式参与免疫调节作用。③抑制性 B 细胞（suppressor B cell，Bs）：其主要表面标志是 IgG 的 Fc 受体，Bs 细胞受细菌脂多糖（lipopolysaccharide，LPS）和免疫复合物等刺激和结合后，被活化并分泌抑制性 B 细胞因子（suppressor B cell factor，SBF）和其他非特异性抑制因子，从而产生明显的抑制效应。④抗原递呈作用：在免疫应答的早期阶段，B 细胞可结合可溶性抗原，通过内吞和加工后以抗原肽 - MHC 分子复合物的方式将抗原递呈给 T 细胞，从而对免疫应答进行调节。

3）NK 细胞的功能：NK 细胞缺少 T 或 B 细胞标志。在形态上属于大颗粒淋巴细胞（large granular lymphocyte，LGL）。在功能上能不经预先致敏即可杀伤肿瘤细胞以及病毒和寄生虫感染。它们杀伤靶细胞的作用也不受 MHC 限制。

NK 细胞毒作用依赖于活化和抑制受体信号的平衡。当活化信号占优势时，NK 细胞与靶细胞黏附。随后颗粒向靶细胞内分泌。NK 通过尾足和靶细胞结合。NK 细胞上淋巴细胞功能相关抗原 - 2（lymphocyte function - associated antigen - 1，LFA - 1）和靶细胞上细胞间黏附分子 - 2（intercellular adhesion molecule 2，ICAM - 2）间的相互作用，溶解靶细胞。抗 LFA - 1 或 ICAM - 2 抗体阻止靶细胞溶解。这些分子可作为黏附分子，但也可引发 NK 细胞的细胞毒作用。

感染时 NK 细胞的移动受细胞因子的调节，IL - 2、IFN - γ 和 IFN - α 可刺激其运动活性。IL - 12 也趋化 NK 细胞，并增加其与内皮细胞的作用。细胞因子的活化又可增加 NK 细胞的细胞毒性作用。IL - 2 活化的 NK 细胞形成淋巴因子杀伤（LAK）细

NK 细胞可产生大量细胞因子，特别是 IFN - γ、粒 - 单细胞克隆刺激因子（GM - CSF）、IFN - α、IL - 8、IL - 3 和其他因子。IL - 12 是刺激 IFN - γ 产生的主要因子，IL - 2 可增加其活性。

（2）浆细胞的功能：B 细胞接触抗原后，在 T 细胞和巨噬细胞的协助下，结合抗原的 B 细胞克隆即增殖，分化为记忆性淋巴细胞和分泌针对该抗原的特异性抗体的浆细胞。

浆细胞的主要功能是合成、组装和分泌免疫球蛋白，在体液免疫中起重要作用，体内所有 5 种免疫球蛋白 IgG、IgA、IgM、IgE、IgD 均由浆细胞合成。IgG 是体内主要的血清抗体，具有结合补体、通过胎盘和异型亲细胞抗体，对各种病毒、细菌、毒素和寄生虫等都有活性。IgA 对细菌起调节作用而利于吞噬，并有抵抗细菌和抗病毒作用，是机体抵抗微生物感染的第一道防线。IgM 有很强的凝集作用，是主要的凝集素，有激活、结合补体、中和毒素、杀伤细菌和病毒的作用。IgD 的功能是非特异性的。IgE 可激活肥大细胞释放组胺，引发过敏反应，并有抗寄生虫感染作用。

浆细胞不能再分裂、增生。由于抗体主要来源于浆细胞，故抗体的多寡就取决于浆细胞生成率及其功能性半衰期的长短。抗体虽由浆细胞生成，但经 T 细胞加以调节，同时已产生的抗体可以通过结合抗原，进而清除抗原，抑制更多浆细胞的生成，阻止抗体的过量生成。

4. 单核 - 巨噬细胞的功能　单核 - 巨噬细胞系统（mononuclear phagocyte system，MPS）包括血液中的单核细胞和组织中固定的和游走的巨噬细胞。单核 - 巨噬细胞来自于造血干细胞的分化和发育。造血多能干细胞进入系列定向祖细胞后，在 GM - CSF 的作用下进一步定向分化为两个不同的细胞系：G - CFU 和 M - CFU。后者在 M - CSF 的进一步诱导下，分化发育为具有吞噬细胞特征的原单核细胞。自原单核细胞至幼单核细胞，发育成熟为单核细胞后释放到血液，随血液循环迁至组织中定位，并分化成熟为巨噬细胞（macrophage）。本系统的细胞广泛分布于全身血液、骨髓、胸膜、肺泡腔、淋巴结、脾、肝和其他实质器官，具有很强的吞噬能力和防御能力。

（1）趋向性：单核细胞和巨噬细胞被吸引进入炎症和组织创伤部位是受趋化因子的影响。具有趋

化作用的物质包括细菌产物、激活的补体成分（C3a、C5a、C567）和致敏淋巴细胞释放的可溶性因子等。单核细胞识别趋化因子可能是通过表面受体感觉到这种因子浓度梯度的方向，然后经某种机制将这种信息传导给细胞并调节细胞内的某种效应机制，使其在炎症感染或免疫反应部位迅速聚集，并发挥吞噬、杀菌等多种生物功能。

（2）吞噬功能：单核–巨噬细胞具有较强的吞噬功能，能将病原微生物（主要针对结核杆菌、原虫、真菌等）、衰老损伤的细胞和异物颗粒等固体物质和液体物质，分别经吞噬和胞饮作用摄入细胞内形成吞噬小体，并进一步与溶酶体融合形成吞噬溶酶体，并发生脱颗粒现象。吞噬细胞的杀菌活性主要依赖于溶酶体内的溶菌酶及由呼吸爆发产生的各种活性氧或氧化物，多种淋巴因子可明显增强吞噬细胞对胞内寄生菌的杀灭清除作用。特别是结合有特异性抗体和补体 C_{3b} 的抗原性物质，由于调理作用，更易于被吞噬细胞所吞噬。单核细胞阳离子蛋白具有杀真菌活性。但是，结核杆菌、麻风杆菌有蜡脂胞壁包裹，可抗水解酶消化作用，能在吞噬细胞内存活，并刺激吞噬细胞，形成慢性肉芽肿。

（3）诱导及免疫调节反应：①正调节功能：在诱导免疫反应时，吞噬细胞摄取并处理抗原，并将有效抗原成分递呈给淋巴细胞，启动免疫应答，此功能受 MHC Ⅱ 类分子的限制。巨噬细胞分泌的活性物质如 IL–1、IL–3、IL–6、IFN–α、IFN–γ 等因子，激活免疫细胞增生、分化、成熟及增强免疫效用，其中 IL–1 是 T 细胞活化的必要信号。②负调节功能：巨噬细胞受到某些刺激信号，如 LPS、分枝杆菌成分或肿瘤抗原等的持续、过度激活，会转成抑制性巨噬细胞（suppressor macrophage，SM_φ）。抑制性巨噬细胞可以通过本身或其分泌的物质（如 PGE_2），发挥直接抑制作用，对免疫应答起负调控作用，此活性为非特异性抑制作用。

（4）抗肿瘤活性：巨噬细胞除吞噬作用外，更重要的抗肿瘤作用主要是通过抗体依赖性细胞毒机制（ADCC），激活的巨噬细胞释放的 TNF 或其胞内的溶酶体杀伤肿瘤细胞等。然而，体内激活的巨噬细胞杀伤肿瘤的确切机制仍未完全清楚。

（5）巨噬细胞的分泌作用：巨噬细胞在淋巴因子、细菌、代谢产物或炎症因子的刺激下，在不同的条件下分泌不同的因子，可达 50 余种。主要有酸性水解酶、中性蛋白酶（如纤维蛋白溶酶原活化因子）、溶菌酶、补体成分、凝血因子、血管生长因子、EPO、成纤维细胞生长因子、TNF、花生四烯酸代谢产物，它们分别起不同的生物学作用。

（李　娟）

第三节　中性粒细胞和吞噬细胞的检测

一、储备功能检测

1. 原理和方法　如下所述。

（1）泼尼松刺激试验：正常时骨髓中粒细胞储备量大于外周血中的 10～15 倍，泼尼松具有刺激骨髓中性粒细胞由储备池向外周血释放的功能。如果受检者骨髓的粒细胞储备池正常，服用泼尼松后经过一定时间储备池中的中性粒细胞大量释放至外周血而使外周血中性粒细胞的绝对值明显增高。反之，则无此作用或作用不明显。分别于服药前及服药后 3h、6h、24h 取血，计数中性粒细胞数并分类。

参考范围：服药后中性粒细胞最高绝对值 $> 20 \times 10^9/L$（服药后 5h 为中性粒细胞上升到高峰的时间）。

（2）肾上腺素激发试验：白细胞（主要是指中性粒细胞）进入血流后，约半数进入循环池，半数黏附于血管壁成为边缘池的组成成分。注射肾上腺素后血管收缩，黏附于血管壁上的白细胞脱落，从边缘池进入循环池，致外周血白细胞数增高，分别在注射前和注射后 5min、10min、15min、20min、30min 取血，计数中性粒细胞数并分类。

参考范围：粒细胞上升值一般低于（1.5～2）$\times 10^9/L$。

2. 质量保证　如下所述。

（1）受检者用药前白细胞计数，最好在清晨起床前采样，如条件不许可，应让受检者静息1h后采样检查。

（2）泼尼松可使淋巴细胞、嗜酸粒细胞溶解，故刺激后的外周血单用白细胞计数往往不能准确反映中性粒细胞的释放量，须以中性粒细胞的绝对值作指标。其计算公式为：中性粒细胞绝对值＝白细胞总数×中性粒细胞分类百分率。

（3）肾上腺素还有较强的收缩血管作用，注射后患者可有心悸、面色发白的反应。心、脑血管病、高血压病等患者不宜做本试验。

3. 临床意义　如下所述。

（1）泼尼松试验：可反应骨髓中性粒细胞储备池的容量。中性粒细胞减少患者，如服用泼尼松后外周血中性粒细胞最高绝对值 $>20\times10^9/L$，表明患者中性粒细胞的储备池正常，粒细胞减少可能是由于骨髓释放障碍或其他因素所致。这对于某些骨髓受损引起粒细胞减少的轻微病例有一定参考及诊断价值。反之，则反映储备不足。

（2）肾上腺素激发试验：白细胞减少者，注射肾上腺素后，如外周血白细胞数能较注射前增加1倍以上或粒细胞上升值超过（1.5～2）$\times10^9/L$，且无脾大则表示患者白细胞在血管壁黏附增多，提示患者粒细胞分布异常，即边缘池粒细胞增多，可诊断为"假性"粒细胞减少。如果增高低于上述值，则应进行其他检查，进一步确定白细胞减少的病因。

4. 方法评述　如下所述。

（1）泼尼松试验操作方便，结果可靠，能准确地反映骨髓中粒细胞的储备功能。

（2）肾上腺素激发试验操作简单，可用于鉴别粒细胞减少症是否为"假性"减少。是粒细胞减少症患者常用的实验检查方法之一，但应注意肾上腺素的不良反应。

二、趋化功能检测

1. 原理和方法（boyden小室法）　Boyden小室法又称为滤膜小室法，采用特殊的小盒装置，盒中以1片3～5μm孔径的微孔滤膜将盒分为上下两小室。上室加受检的白细胞悬液，下室加细菌菌体或其产物、酵母菌活化的血清等趋化因子。置37℃温育数小时。上室中的中性粒细胞因受下室内趋化因子的吸引使细胞由滤膜微孔进入滤膜内，最后取滤膜，经固定、干燥、染色、脱色、脱水等步骤，将透明后的滤膜置油镜下观察，计算5个高倍视野中中性粒细胞数（约250个）。阴性对照（用培养基代替趋化因子）观察20～30个视野。通常以双份滤膜内移动细胞的平均数为趋化单位。

参考范围：趋化指数3.0～3.5。

2. 质量保证　如下所述。

（1）Boyden小室法若用聚碳酸酯滤膜时，应注意其正反面，必须将无光泽的一面作为吸引物面，中性粒细胞趋化功能检测适用未经PVP处理的滤膜。油镜观察时应移动镜头焦距。

（2）该小盒装置不能浸入有机溶剂或洗涤剂中，否则会造成丙烯树脂溶解或洗涤剂在孔内的沉着；也不能放入烘箱烤干，只能用大量流水冲洗干净，再用双蒸水冲洗后自然干燥。

（3）趋化功能测定时，应预试验选择最适白细胞浓度、最适趋化因子浓度。在测定趋化试验结果时，还应注意固定采用一种计数方法（滤膜下表面计数或滤膜内计数法）。

（4）如以动物腹腔中单核－巨噬细胞作为指示细胞时，需在缓冲液中加入小牛人血清蛋白或小牛血清，否则效果不佳；所用滤膜需用PVP处理；单核细胞数和培养时间随滤膜孔径而改变，应事先选择最适条件。

3. 临床意义　趋化运动功能缺陷或低下可见于Wiskott-Aldrich综合征、幼年型牙周炎、糖尿病、烧伤、新生儿、慢性皮肤黏膜白色念珠菌病、高IgE综合征、肌动蛋白功能不全症、chediak-Higashi综合征。临床上还用于评价易感染倾向患者的细胞趋化功能的状况和药物的影响。

4. 方法评述　趋化性是粒细胞到达炎症局部所必需的。本试验是体外检测粒细胞和单核－巨噬细胞趋化性强弱的方法。Boyden 小室法因比琼脂糖法敏感，能检测出纳克（ng）水平的趋化因子活性，且需时间短、重复性好而被广泛采用。

三、吞噬功能检测

1. 原理和方法 如下所述。

（1）墨汁吞噬试验：在一定量的肝素抗凝血中，加入一定量的墨汁，经 37℃ 温育 4h，涂片染色后在油镜下计数 200 个中性粒细胞对墨汁的吞噬情况，并计算吞噬率及吞噬指数。结果判断标准：①阴性：细胞内未吞噬墨粒；②阳性：（＋）细胞内含有小墨粒 1~5 个；（＋＋）细胞内含有大小不同墨粒 10 个左右；（＋＋＋）细胞内含有大墨粒 10 个左右，小墨粒较多；（＋＋＋＋）细胞内含有多数大颗墨粒，并有块状、球状，小墨粒很多，但细胞核清楚。

$$吞噬率（\%）= \frac{吞噬墨粒的中性粒细胞数}{200} \times 100\%$$

$$吞噬指数 = \frac{被吞噬墨粒总数}{200}$$

参考范围：成熟中性粒细胞平均吞噬率 $74\% \pm 15\%$，平均吞噬指数 126 ± 60。

成熟单核细胞：平均吞噬率 $95\% \pm 5\%$，平均吞噬指数 313 ± 86。

（2）细菌吞噬试验：分离白细胞悬液，将待测的中性粒细胞与某种可被吞噬而又易于查见计数的颗粒物质如葡萄球菌混合、温育一定时间后，细菌可被中性粒细胞吞噬，涂片染色，细菌被中性粒细胞吞噬可被亚甲蓝染料着色（蓝色）。在油镜下计数 200 个中性粒细胞吞噬细菌的情况，根据吞噬率和吞噬指数即可反映吞噬细胞的吞噬功能。

吞噬率（％）= 吞噬细菌的中性粒细胞数/200×100%

吞噬指数 = 200 个中性粒细胞中吞噬细胞总数/200

参考范围：吞噬率 $62.8\% \pm 1.4\%$，吞噬指数 1.06 ± 0.05。

2. 质量保证 如下所述。

（1）墨汁吞噬试验：肝素剂量对白细胞的吞噬功能有影响，肝素用量过大，细胞形态异常，吞噬率及吞噬指数降低，肝素用量过少，影响抗凝。肝素用量以每 $100\mu l$ 血用 0.3U 最好。

（2）细菌吞噬试验：血涂片应薄厚均匀适中，避免过薄或过厚；瑞氏染液染色时间不能过长以免染色过重。

3. 临床意义 如下所述。

（1）墨汁吞噬试验可作为机体免疫功能和吞噬功能缺陷病的筛检指标。其反映：①成熟中性粒细胞功能，遗传性中性粒细胞吞噬功能缺陷（如 Chediak - Higashi 综合征）、慢性粒细胞白血病的成熟中性粒细胞吞噬能力明显减低。②可作为白血病某些亚型的鉴别，急性单核细胞白血病 M_{5a} 型为弱阳性，M_{5b} 型吞噬指数明显增高。急性粒细胞白血病（M_2 型）、急性淋巴细胞和急性早幼粒细胞白血病的原始及幼稚细胞吞噬试验为阴性。急性粒 - 单核细胞白血病呈阳性反应，对鉴别有一定价值。

（2）细菌吞噬率、吞噬指数增高，反映中性粒细胞吞噬较强，常见于细菌性感染。对疑有中性粒细胞吞噬功能低下者，吞噬率、吞噬指数和杀菌率均降低，有帮助确诊的价值。

（3）单核 - 巨噬细胞功能检测对基础理论研究和临床治疗都有重要意义。吞噬细胞吞噬功能低下主要见于各种恶性肿瘤，吞噬率常 $<45\%$，手术切除好转后可以上升，故可作为肿瘤患者化疗、放疗、免疫治疗疗效的参考指标。免疫功能低下的患者，吞噬率降低，可作为预测感染发生的概率，并观测疗效、判断预后的指标。

4. 方法评述 如下所述。

（1）墨汁吞噬试验方法简单、实用、经济。临床利用该试验来了解吞噬细胞的吞噬功能，从而协助急性白血病的诊断与鉴别，对急性单核细胞白血病也有初步判断作用。此法可检测吞噬细胞的非特异性吞噬功能。

（2）细菌吞噬试验简单、可靠，可了解中性粒细胞的吞噬功能。

四、杀伤功能检测

1. 原理和方法　如下所述。

（1）杀菌功能检查：将中性粒细胞、细菌（大肠埃希菌或葡萄球菌）与调理素（或正常新鲜血清）按一定比例混匀，定时（0min、30min、60min 和 90min）用定量白金耳取 1.0μl 反应物加至蒸馏水 1mL 中，混匀，取出 0.1mL 涂布于营养琼脂平板表面（也可混匀于营养琼脂 10mL 中做倾注培养）。37℃培养 18h，计算菌落数。以了解杀菌情况。

$$杀菌率（\%）=\left(\frac{1-作用 30min、60min 或 90min 菌落数}{0min 菌落数}\right)\times100\%$$

参考范围：杀菌率：正常人对大肠埃希菌应大于 90%。正常人对金葡菌应大于 85%。

（2）肿瘤细胞杀伤活性试验（H33342 释放法）：H33342（Hoechst 33342）为 DNA 的特异性荧光染料，可用其标记肿瘤细胞以检测单核细胞对肿瘤细胞的杀伤效应。被损伤的靶细胞 DNA 断裂后，H33342 释放到上清液中，采用微量荧光仪可定量测定上清液中荧光强度。效应细胞的杀伤活性与靶细胞释放的荧光强度呈正相关。

2. 质量保证　如下所述。

（1）中性粒细胞内杀菌功能检查（溶细胞法）：本试验须考虑不同的研究对象，最好选用相应的细菌（如研究反复发生金葡菌化脓感染的患者，宜用金葡菌；研究易发生念珠菌感染者宜用白色念珠菌）。中性粒细胞、细菌与调理素的比例要合适。一般以 5 ∶ 4 ∶ 1 的比例混合。培养的温度应保持稳定。

（2）H33342 释放法：本试验中分离的单核细胞其细胞纯度应大于 90%，细胞活力应大于 95%；虽然高浓度的 H33342 标记靶细胞能获得较高的荧光强度，但对细胞具有一定的毒性作用，因此一般采用即能获得高标记率，又能保持细胞活力的 H33342 浓度（$10\mu mol/10^7$ 细胞/mL）作为常规试验浓度。

3. 临床意义　如下所述。

（1）杀菌功能检查：杀菌率增高，反映中性粒细胞杀菌功能的增强，常见于细菌性感染。对疑有中性粒细胞杀菌功能低下者，杀菌率降低，有帮助确诊的价值。

（2）H33342 释放法：增高见于宿主抗移植物反应等；降低见于白血病、恶性肿瘤、艾滋病、免疫缺陷病、病毒感染等。

4. 方法评述　如下所述。

（1）溶细胞法：能直接反映细胞杀菌的情况，并能测定血清调理素活性；实验中只需以血清标本代替调理素，简便实用。

（2）H33342 释放法：因 H33342 是和 DNA 的碱基序列发生化学结合，具有牢固、结合时间长、荧光不衰退等优点，又由于结合后的 H33342 自发释放低，其结合浓度往往随细胞分裂而减低，因此特别适合观察长时间的细胞杀伤活性。

五、代谢活性检测

1. 原理和方法　如下所述。

（1）硝基四氮唑蓝还原（NBT）试验：硝基四氮唑蓝是一种易于还原的水溶性淡黄色的活性染料。当中性粒细胞在杀菌过程中，能量消耗剧增，氧的消耗量增加，磷酸己糖旁路（糖分解代谢途径之一）的活力增强。葡萄糖分解的中间代谢产物葡萄糖 6 - 磷酸经磷酸己糖旁路氧化脱氢而成为磷酸戊糖，所释放的氢被吞入或渗入中性粒细胞内的 NBT 染料接受，使其还原成非水溶性的蓝黑色甲月替颗粒，呈点状或片状沉着在胞质内有酶活性的部位，可在显微镜下观察并计数 100 个中性粒细胞中 NBT 阳性细胞数。

参考范围：①阴性：能还原 NBT 的中性粒细胞数低于 10%。②阳性：能还原 NBT 的中性粒细胞数高于10%。

（2）血清溶菌酶活性试验：溶菌酶能水解革兰阳性球菌的细胞壁乙酰氨基多糖成分，使细胞失去细胞壁而破裂。以对溶菌酶较敏感的微球菌悬液为作用底物，根据微球菌的溶解程度来检测血清或尿中溶菌酶的活性。主要方法有琼脂平板法、比浊测定法及免疫测定法。

参考范围：尿液及脑脊液中溶菌酶为0；血清中：比浊法：（11.8±2.2）m/L；平板法：（20.4±2.7）mg/L；免疫测定法：10～40mg/L。

2. 质量保证 如下所述。

（1）硝基四氮唑蓝还原试验：NBT原液要过滤，除去未溶解的染料颗粒，否则被吞噬细胞吞噬而影响试验结果；所用的器皿应干净，避免其他因素影响实验结果；血液与NBT溶液要充分混匀；温育的时间应在30min内才能得到准确的结果。

（2）血清溶菌酶活性试验：菌液保存4℃比较稳定；溶菌酶标准液以高浓度4℃保存为佳；每间次溶菌酶样本的测定须同时做标准管与菌液对照管的测定；血清标本4℃保存10d，酶活性基本不变。

3. 临床意义 如下所述。

（1）硝基四氮唑蓝还原试验：①用于中性粒细胞吞噬、杀菌功能异常的过筛鉴别和辅助诊断：如儿童慢性肉芽肿（CGD）、髓过氧化物酶缺乏症和Job氏综合征，上述疾病NBT还原试验阴性。如在涂片中能查出几个出现甲月替沉淀的中性粒细胞即可排除CGD。故本试验可用于这些疾病的过筛试验和辅助诊断。如在涂片中未查出有甲月替沉淀的中性粒细胞而又不能确定是CGD时，可做细菌内毒素激发试验。若NBT阳性细胞仍在10%以下，即可诊断为中性粒细胞吞噬杀菌功能异常。若NBT还原阳性细胞超过29%，即可排除CGD。②用于细菌感染的诊断：全身性细菌感染时，患者的NBT还原阳性细胞增多在10%以上而病毒感染则在10%以下。但若局部细菌感染区无内毒素等激发白细胞还原NBT的物质入血时也可在10%以下。此外与是否接受治疗有关，当抗生素和激素治疗后阳性率可降低，因此，NBT试验也可作为评价对细菌感染疗效的指标。

（2）在人体血清中的溶菌酶，主要来自血中的单核细胞、粒细胞和巨噬细胞，单核细胞和巨噬细胞的溶菌酶位于细胞表面，能直接释放入血；中性粒细胞中，其酶主要位于细胞溶酶体中，当胞体崩解时才释放入血。从中幼粒到成熟粒细胞酶活性可随细胞的成熟程度而增高；嗜酸粒细胞，除中幼阶段外，均无此酶活性。淋巴细胞中则含量极低。血清和血浆中的溶菌酶大部分是由破碎的白细脆释放。

血清溶菌酶含量增高：可见于部分急性髓细脆白血病。①急性单核细胞白血病的血清溶菌酶含量明显增高，由于成熟单核细胞溶菌酶的含量很多，因而在周围血中成熟单核细胞的多少，直接影响血清溶菌酶的检测值。②急性粒单核细胞白血病血清溶菌酶含量也有明显增高，其增高程度与白细胞总数有关。在治疗前其含量明显高，表示细胞分化程度较好，预后亦较好。③急性粒细胞白血病的血清溶菌酶的含量可正常或中度增高。

血清溶菌酶含量减低：急性淋巴细胞白血病多数减低，少数正常。慢性粒细胞白血病血清溶菌酶含量正常，但急变时下降。再生障碍性贫血明显降低。

4. 方法评述 如下所述。

（1）硝基四氮唑蓝还原试验简单、快速、易于重复，可用来筛检中性粒细胞吞噬和杀菌功能异常的疾病及鉴别细菌性和病毒性感染的辅助诊断方法，但可能出现假阳性或假阴性；近年报道全血化学发光试验能较好地反映生理条件下中性粒细胞的功能，其敏感性和准确性高于NBT还原试验。

（2）血清溶菌酶活性试验以琼脂平板法、比浊测定法检测酶的活性，免疫测定法检测酶的质量，两者可结合分析。免疫测定法具有特异、灵敏、准确及定量等优点。

六、粒细胞抗体检测

1. 原理和方法 如下所述。

（1）荧光免疫法检测：受检血清中的抗体和粒细胞结合后，加标记荧光物质的羊抗人IgG血清，可使粒细胞膜显示荧光，然后在荧光显微镜下观察阳性比率和荧光强度。

（2）流式细胞术检测：采用正常人"O"型抗凝血分离出单核细胞和粒细胞，经1%多聚甲醛固定，两者再等量混合制成细胞悬液，加受检血清孵育，再加结合异硫氰酸荧光素（fluorescein isothiocyanate，FITC）和抗人F（ab）^{2}IgG，采用流式细胞分析仪进行分析来检测同种反应性粒细胞抗体。荧光强度与粒细胞抗体量呈线性关系，根据荧光强度的大小即可得出粒细胞抗体的量。

2. 质量保证　如下所述。

（1）取新鲜全血，尽快收集血清，冰冻保存。

（2）在检测过程中，微生物或组织的自发性荧光、荧光抗体试剂、正常血清或免疫血清以及荧光抗体技术本身都是非特异性荧光产生的来源，这些非特异性荧光严重地干扰了结果判断，应通过对照进行鉴别和排除，或通过对抗原、抗体、荧光素提纯、调整荧光素抗体结合物二者比例等方面加以排除。

（3）每次洗涤要充分。

（4）荧光染色后的标本最好在当天观察，否则随时间延长荧光强度会逐渐下降，所以标本不能长时间保存。

（5）操作用玻片、吸管均应清洁、消毒。

3. 临床意义　粒细胞抗体阳性反应表示被检血清中存在粒细胞抗体，可用于确诊免疫性粒细胞减少症。

4. 方法评述　荧光免疫法敏感性较好，特异性强，在临床上常作为确诊免疫性粒细胞减少症的方法，但本法不易保存，且需要荧光显微镜，结果判断易受主观因素的影响。流式细胞术检测自动化程度高、重复性好，能对粒细胞抗体做半定量、定量检测，对抗体类型进行分析也十分方便。

（李　娟）

第四节　淋巴细胞的检测

一、淋巴细胞增生试验

1. 原理和方法　本试验4又称淋巴细胞转化试验。淋巴细胞在体外经某种物质刺激，细胞代谢和形态相继发生变化，主要表现为短时间内细胞表面电荷即起变化，数小时后细胞内酶活化，在24~48h细胞内蛋白质和核酸合成增加，从而产生一系列增生的变化，如细胞变大、细胞质扩大、出现空泡、核仁明显、染色质疏松、淋巴细胞转变成母细胞。因此这种淋巴细胞增殖又称淋巴母细胞转化（lymphoblast transformation）。淋巴细胞增生反应既可通过形态学观察计数，也可用^{3}H-TdR掺入法检测细胞内DNA合成量的增加，据此判断出淋巴细胞对有关刺激的反应性与功能状态。该试验有形态计数法和核素计数法两种。

参考范围：形态计数法：T细胞转化率60.1%±7.6%；40%~50%为转化偏低，低于40%为转化低下。核素法：SI>2为有意义，小于2为淋巴细胞转化率降低。

2. 质量保证　如下所述。

（1）检测中应注意：①操作中严格无菌。②T细胞增生所用刺激物为植物血细胞凝集素（PHA），B细胞用美洲商陆（PWM）或细菌脂多糖。③刺激物的用量须适宜，过多则培养时易发生红细胞聚集成团；过少会减缓或不能刺激淋巴细胞增生。④培养液的pH一般应在7.4左右，培养结束时可下降0.5左右。过酸或过碱均会影响细胞的转化。

（2）采用形态计数法时，由于推片中转化细胞分布不匀，愈近末梢，转化细胞愈多，故应选择合适区域进行计数。核素法每次测定必须做正常对照；每个血样品必须做未加PHA刺激的对照；且必须固定^{3}H-TdR放射比活性和放射性浓度，并使每次测定方法和条件保持一致。

3. 临床意义　淋巴细胞转化试验是判断T细胞功能的一项常用的非特异性体外免疫学检测指标，降低常见于细胞免疫缺陷或细胞免疫功能低下者，如恶性肿瘤、淋巴瘤、重症结核、肝硬化等。Down综合征转化率可增高。

4. 方法评述 形态计数学方法简便易行，便于基层实验室推广采用，但判读结果受主观因素影响较大，有些细胞形态难以确认，因此重复性和可靠性较差。核素法由于对照管组和刺激组实验条件一致，故用刺激指数（SI）表示淋巴细胞增生能力可以减少可变因素的干扰，但对照组同位素掺入量的增加或减少，能使 SI 发生明显变动，以致有时不能反映真实的增生情况，因此最好同时参照对照组和实验组的 cpm 加以判断。值得强调的是目前配制的 PHA 多为最适浓度，在该条件下，功能略逊的细胞仍有应答能力。如同时采用最适合亚适浓度，一些细胞免疫功能较低的 T 细胞对亚适浓度的 PHA 则缺乏或仅呈极弱的应答，故在一定程度上可识别出应答功能较差的 T 细胞群。

二、T 细胞介导的细胞毒试验

1. 原理和方法 如下所述。

（1）核素法：一般采用 ^{51}Cr 释放法，以细胞毒指数或 ^{51}Cr 释放率表示 T 细胞的细胞毒活性。其中 ^{51}Cr 释放法原理如下：用 $Na_2{}^{51}CrO_4$ 标记靶细胞，若效应细胞损伤靶细胞，^{51}Cr 将释放进入上清液，检测上清液中的每分钟放射性活性（cpm 值），即可计算出效应细胞对靶细胞的杀伤活性。特异性杀伤活性的计算用细胞毒性百分比表示：

细胞毒性（%）＝［（实验组 cpm － 自然释放组 cpm）／（最大释放组 cpm － 自然释放组 cpm）］×100%

用溶解单位（lytic unit，LU）表示：一个 LU 是指能溶解一定数量靶细胞的效应细胞数。通常将能溶解 30% 靶细胞的效应细胞数定位一个 LU。结果以 10^6 个效应细胞所具有的 LU 数表示：LU30/10^6 细胞＝10^6／［（E：T30）×（每孔靶细胞数）］。E：T30 是该效靶比时效应细胞能杀伤 30% 靶细胞。

（2）流式细胞仪法：分为 PE － mAb/FITC － annexin V 荧光标记法、DIOC18（3）/碘化丙锭（PI）荧光标记法和 PKH － 26/CFSE 荧光标记法等。

PE － mAb/FITC － annexin V 荧光标记法：正常细胞的磷脂酰丝氨（phosphatidyl serine，PS）位于细胞膜内表面，细胞凋亡时翻转露于膜外侧，可与 annexin V 高亲和力结合。将效应细胞与靶细胞充分共育后，用 PE 结合的效应细胞特异性单克隆抗体（如 CD8 － PE）标记效应细胞（不能与 PE － mABA 结合的细胞即为靶细胞），再用 FITC － annexin V 标记凋亡靶细胞，用流式细胞仪区分并定量此三类不同的细胞群，即可计算出效应细胞杀伤靶细胞的百分数。

DIOC18（3）/碘化丙锭（PI）荧光标记法：用 DIOC18（3）（3，3 － dioctadecyloxacarbocyanine perchlorate）标记靶细胞膜，用红色荧光核染料 PI（propidium iodide）标记效应细胞和死亡靶细胞，通过流式细胞分析可清楚区分两类细胞。

PKH － 26/CFSE 荧光标记法：采用 PKH26 和 CFSE 双标法可有效地标记和区分靶细胞，通过流式细胞可进行分析和检测。

（3）报告基因转染法：应用基因转染技术将原核或真核生物的报告酶如 β － 半乳糖苷酶（β － galactosidase，β － gal）或荧光素酶（luciferase，luc）基因转染靶细胞，建立稳定转染靶细胞系，以此测定 CTL、NK 细胞及药物介导的细胞毒和细胞凋亡。通过测定释放入培养液中报告酶活性（代表靶细胞死亡数目），可以计算效应细胞杀伤靶细胞百分数。其中 β － gal 半衰期较 luc 长，应用较为方便。

（4）MTT（或 MTS）还原法：本法根据细胞代谢活动与活细胞数直接成比例的原理，通过测定靶细胞代谢活性的减少来反映效应细胞所致靶细胞的死亡。氧化型 MTT 进入细胞后被线粒体脱氢酶还原生成蓝色 formazan 颗粒，经溶剂溶解后比色定量，其颜色深浅直接与活细胞数有关，与靶细胞对照孔比较可计算效应细胞杀伤靶细胞百分数。

2. 质量保证 如下所述。

（1）无论采用何种试验方法，靶细胞的质量是影响细胞标记率、自然释放率及实验稳定性的重要因素。一般要求靶细胞的自然释放率小于 10%。

（2）吸取细胞上清液时，应尽可能不吸动沉淀。

（3）进行核素释放试验时，各管（孔）加入的靶细胞不能过少，且靶细胞的核素标记率也不能太低，否则会增加实验误差。

（4）用核素标记靶细胞时，每次实验应根据^{51}Cr和^{125}I－UdR的半衰期适当调整需要的核素用量。

3. 临床意义　T细胞介导的细胞毒性（lymphocytemediatedcytotoxicity，LMC）是细胞毒性T细胞（CTL）的特性，凡致敏的T细胞再次遇相应靶细胞抗原，可表现出对靶细胞的破坏和溶解作用，它是评价机体细胞免疫水平的一种常用指标，特别是测定肿瘤患者CTL杀伤肿瘤细胞的能力，常作为判断预后和观察疗效的指标之一。

4. 方法评述　如下所述。

（1）^{51}Cr释放法结果准确、重复性好，但也存在以下不足：①使用放射性的^{51}Cr不利于安全操作及废物处置，且需特殊测定仪器；②^{51}Cr自发释放率高，常因不同靶细胞标记效率变化差别大而影响结果判定；③^{51}Cr半衰期（27.8d），无法用于需多次测定的动物实验；④细胞共育时间短而试验操作步骤多，不能在单个细胞水平进行测定。

（2）在流式细胞分析法中，PE－mAb/FITC－annexin V荧光标记法：①简单快捷，无须预标记，直接将上二试剂加入测定管即可；②与^{51}Cr法相关性好（r=0.989），在早期时段更为灵敏，还可在进行分析，尤其适用于动力学分析；③可允许效应细胞（E）与靶细胞（T）长时间共育，对探讨E通过合成及分泌某些细胞因子（如TNF）而杀伤靶细胞的机制性研究特别有利。DIOC18（3）/碘化丙锭（PI）荧光标记法简单易行，与^{51}Cr释放法同样敏感可信，重复性和相关性很好，另一优点是可用新制备的脾细胞作靶细胞，不再需要培养及活化靶细胞，还可测多种动物的NK活性。PKH－26/CFSE荧光标记法其标记靶细胞后的自发释放仅为^{51}Cr释放法的1/40，因此可更准确地评价及检测少量CTL介导的细胞溶解。平行试验结果显示本法与^{51}Cr释放法明显相关（r=0.998，$P<0.0001$），对进一步研究效应细胞溶解细胞的机制具有应用价值。

（3）报告基因转染法的优点在于：①灵敏度高，自发释放背景低；②用不同报告基因转染的细胞系可同时测定杀伤活性，结果互不干扰，还可通过转基因小鼠进行在CTL活性研究；③用不同的基因调控元件（如组织特异性的或活性可诱导的启动子）控制报告基因的表达，可进一步深入进行机制研究。其主要不足是建立报告基因稳定转染细胞系费时费力，而且报告基因在有些靶细胞难以转染或表达。

（4）MTT（或MTS）还原法简便易行，无须预标靶细胞，与^{51}Cr释放法比较相关性好，还可测定淋巴细胞增殖活性和NK细胞活性。MTT类似物MTS在细胞内还原的formazan产物具有水溶性，性质较稳定，其测定简单快捷，特别适合于大批量测定。但微生物污染可导致本法假阳性结果。

三、B细胞生成免疫球蛋白能力检测

1. 原理和方法　如下所述。

（1）放射免疫自显影测定：常用Hochwald方法。将切成薄片的淋巴组织片或细胞，用加入^{14}C－氨基酸的培养液培养后，取培养上清液所产生的Ig或抗体，用免疫电泳法使其与各种抗Ig血清发生反应而产生沉淀线。将高灵敏度的X线胶片与其紧密接触，进行放射自显影。在检出Ig的同时，并能确定其类别。

（2）溶血空斑形成试验：①直接检测法：将绵羊红细胞（SRBC）免疫小鼠，4d后取出脾细胞，加入SRBC及补体，混合在温热的琼脂溶液中，浇在平皿内或玻片上，使其成一薄层，置37℃温育。由于脾细胞内的抗体生成细胞可释放抗SRBC抗体，使其周围的SRBC致敏，在补体参与下导致SRBC溶血，形成一个肉眼可见的圆形透明溶血区而成为溶血空斑（plaque）。每一个空斑表示一个抗体形成细胞，空斑大小表示抗体生成细胞产生抗体的多少。②间接检测法：在小鼠脾细胞和SRBC混合时，再加抗鼠Ig抗体（如兔抗鼠Ig），使抗体生成细胞所产生的IgG或IgA与抗Ig抗体结合成复合物，此时能活化补体导致溶血，称间接空斑试验。③SPA－SRBC溶血空斑试验：加入抗人Ig抗体，可与产生的免疫球蛋白的被检细胞结合形成复合物；以SPA包被SRBC作为指示细胞，复合物上的Fc段可与连接在SRBC上的SPA结合，同时激活补体，使SRBC溶解形成空斑。

2. 质量保证　如下所述。

（1）放射免疫自显影测定法中应使用特异且活性高的 ^{14}C - 氨基酸，常用 ^{14}C - 缬氨酸代替异亮氨酸较好；因在沉淀线上可能产生非特异性而被标记，故应同时将正常绵羊抗血清通过与人球蛋白结合的 Sepharose - 4B 免疫吸附柱，与绵羊抗人 Ig 血清做对比，以测定非特异性的沉淀；由于培养细胞的条件不同，测定的误差较大，所以必须就培养条件设计严格的对照。

（2）进行溶血空斑形成试验时，应注意：①洗涤脾细胞所用的 HanK's 液的 pH 对脾细胞分泌抗体十分重要。②绵羊细胞要新鲜，若发现形态改变或颜色褐色时应弃去不用。③绵羊红细胞洗涤次数不宜超过 3 次，离心速度应在 2 000 转/min 之内。④脾细胞悬液制备过程应在冰浴中进行，以保持脾细胞的活力。⑤倒制琼脂平板时，放置水平台上，以免琼脂厚薄不均，同时应防止气泡。⑥计数空斑数时力求克服主观性。

3. 临床意义　如下所述。

（1）淋巴细胞产生免疫球蛋白能力的测定，主要用于研究与 B 细胞的分化及 Ig 产生有关的 T 细胞和巨噬细胞的辅助功能及抑制功能；亦可用于检查 Ig 亚单位的合成及分泌，检测淋巴系统肿瘤细胞的 Ig 或其亚单位的合成能力，可作为诊断 B 细胞系统肿瘤的依据；某些肿瘤细胞或其所产生的因子亦被用于研究对 Ig 合成系统的辅助或抑制作用。

（2）溶血空斑形成试验是体外检测和计数 B 细胞功能的一种常用方法，反映 B 细胞产生抗体的功能。该试验可用于探讨机体免疫机制，研究药物对机体免疫功能的影响，分析判断药物的疗效和不良反应等。

4. 方法评述　直接法所测到的细胞为 IgM 生成细胞，其他类型 Ig 由于溶血效应较低，不易检测，直接和间接空斑形成试验都只能检测抗红细胞抗体的产生细胞，而且需要事先免疫，难以检测人类的抗体产生情况。SPA - SRBC 溶血空斑试验是一种非红细胞抗体溶血空斑试验，可用于检测人类外周血中的 IgG 产生细胞，与抗体的特异性无关，从而提高了敏感度和应用范围。

四、NK 细胞活性检测

1. 原理和方法　NK 细胞表面存在 CD2、CD11b、CD11c、CD16、CD56 和 CD69 等多种抗原，但均非 NK 细胞所特有，因此现今虽可用 CD 系列抗原为指标鉴定和计数 NK 细胞，但检测 NK 细胞活性来研究不同疾病状态下 NK 细胞的杀伤功能也是常用的检测手段。NK 细胞既可在识别靶细胞后通过其胞质颗粒释放一些杀伤介质而达到杀伤靶细胞的作用，也可通过抗体依赖的细胞介导的细胞毒作用而直接杀伤靶细胞。检测人的 NK 细胞活性常用的靶细胞为体外传代细胞株 K562，检测小鼠 NK 细胞活性常用的靶细胞是 YAC - 1 细胞株。效应细胞一般是用常规方法分离人外周血单个核细胞或小鼠脾细胞。体外检测 NK 细胞活性的方法多种多样，各有其优缺点。

（1）形态法：将效应细胞与靶细胞按一定比例混合共育，继而用台盼蓝或伊红 Y 等活细胞拒染的染料处理，然后分别计数着染的死细胞和不着染的活细胞，由此推算 NK 的细胞的杀伤活性。

（2）酶释法：将一定比例的效应细胞和靶细胞共温一段时间后，离心沉淀，取上清液检测靶细胞遭破坏后释放的乳酸脱氢酶或碱性磷酸酶含量。

（3）荧光法：用荧光素标记靶细胞，经与效应细胞共温 2h 后，离心去上清液，用荧光计检测剩余的活靶细胞的荧光。

（4）核素法：分为胞质释放法和胞核释放法。胞质释放法常用 ^{51}Cr 释放法。^{51}Cr 透过细胞膜与胞质中小分子蛋白质结合，一旦细胞膜遭破坏，核素随蛋白质外溢，并且不会被完整的细胞再度摄入。胞核释放法常用 ^3H - TdR 或 ^{125}I - UdR 作为 DNA 合成的前体物，可被摄入靶细胞核内。当效应细胞和靶细胞共温后，用胰酸和 DNA 酶处理可使遭破坏的胞核内容物释放。

（5）化学发光法：当效应细胞与靶细胞接触时，效应细胞呼吸爆发，生成极不稳定的 O_2^- 和 OH^- 等，放出光子，在发光剂存在的条件下，可被电倍增管接受和计数，发光量与 NK 细胞杀伤能力相关。

2. 质量保证　①无论采用何种实验方法，靶细胞的质量是影响细胞标记率、自然释放率及实验稳定性的重要因素。一般要求靶细胞的自然释放率小于 10% 。②吸取细胞上清液时，应尽可能不吸动沉淀。③进行核素释放试验时，各管（孔）加入的靶细胞不能太少，且靶细胞的核素标记率也不能太低，否则会增加实验误差。④用核素标记靶细胞时，每次实验应根据 ^{51}Cr 和 $^{125}I - UdR$ 的半衰期适当调整需要的核素用量。此外，应用核素释放法时，应注意实验防护和环境污染等问题。

3. 临床意义　如下所述。

（1）活性升高：常见于病毒感染的早期、Down 综合征、接受器官移植、骨髓移植的患者等及免疫增强剂治疗患者。

（2）活性降低：常见于恶性肿瘤、重症联合免疫缺陷病，AIDS 和免疫抑制药治疗等。

4. 方法评述　如下所述。

（1）形态法：简便，易于掌握，但判断死细胞与活细胞不免带有检测者的主观因素，也无法计数轻微损伤的细胞。

（2）酶稀释法：经济、快速简便，但可定量。缺点是靶细胞内碱性磷酸酶含量低或因某些未死亡细胞能自行释放，从而影响灵敏度和特异性。此外乳酸脱氢酶分子较大，仅当靶细胞膜完全被破坏时才释放，故不能较早地反映效应的功能。

（3）荧光法：实验时间短，效靶细胞仅需共温 2h，检测速度快，特异性强。缺点是活细胞释放的荧光常被效应细胞和培养液等所淬灭。另外，荧光分析法常遇细胞自然释放率高，荧光本底强，影响灵敏度。为克服上述障碍，用时间分辨荧光免疫分析，将靶细胞用镧系元素铕（Eu^{3+}）的螯合物标记，按同法与效应细胞共温后，用时间分辨荧光计检测荧光，可除去非特异性荧光本底。

（4）胞质释放法：操作简便、快速能定量，缺点是自然释放率高，所需靶细胞数量多，^{51}Cr 半衰期短。近年有用 ^{111}In（铟）检测 NK 细胞活性，优点是标记率高，用量微，以 γ 射线放射，可释放 90% 的自身能量，比 ^{51}Cr 高 10 倍，自然释放率低，仅为 ^{51}Cr 的一半。胞核释放法自然释放率比 ^{51}Cr 低，半衰期较长，方法的敏感性高，故被大多数实验室所采用。

（李　娟）

第十一章

白血病与淋巴瘤检验

第一节　急性淋巴细胞白血病

急性淋巴细胞白血病（acute lymphocytic leukemia，ALL，急淋）是由于未分化或分化很差的淋巴细胞在造血组织（特别是骨髓、脾脏和淋巴结）无限增生所致的恶性血液病。

一、形态学检查

（1）血象：红细胞及血红蛋白低于正常，血片中偶见少量幼红细胞。白细胞计数多数增高，可正常或减少。分类中原始及幼稚淋巴细胞增多，可达90%。血小板计数低于正常，晚期明显减少。

（2）骨髓象：骨髓增生极度或明显活跃，少数病例呈增生活跃，以原始和幼稚淋巴细胞为主，大于25%，伴有形态异常，粒细胞系统增生受抑制，红细胞系统增生也受抑制。巨核细胞系显著减少或不见，血小板减少。退化细胞明显增多，篮细胞（涂抹细胞）多见，这是急淋的特征之一。按FAB形态学分类：急淋可分为L_1、L_2、L_3三种亚型（表11-1）。

表11-1　急性淋巴细胞白血病的FAB分型

细胞学特征	第1型（L_1）	第2型（L_2）	第3型（L_3）
细胞大小	小细胞为主，大小较一致	大细胞为主，大小不一致	大细胞为主，大小较一致
核染色质	较粗，每例结构较一致	较疏松，每例结构较不一致	呈细点状均匀
核形	规则，偶有凹陷或折叠	不规则，凹陷或折叠常见	较规则
核仁	小而不清楚，少或不见	清楚，1个或多个	明显，一个或多个，呈小泡状
胞质量	少	不定，常较多	较多
胞质嗜碱性	轻或中度	不定，有些细胞深染	深蓝
胞质空泡	不定	不定	常明显，呈蜂窝状

注：小细胞：直径≤12μm；大细胞：直径＞12μm。

二、其他检查

（1）细胞化学染色

1）过氧化物酶（POX）与苏丹黑（SB）染色：各阶段淋巴细胞均阴性，阳性的原始细胞小于3%。

2）糖原（PAS）染色：20%~80%的原淋巴细胞呈阳性反应。

3）酸性磷酸酶（ACP）染色：T细胞阳性，B细胞阴性。

4）其他：非特异性酯酶及溶菌酶均呈阴性反应。

（2）免疫学检测：根据膜表面标记，将ALL分为T系ALL和B系ALL及其各自的亚型。

（3）染色体及分子生物学检验：大约90%的急淋有克隆性核型异常，其中66%为特异性染色体重排。染色体数目异常可有超二倍体、亚二倍体、假二倍体及正常二倍体。染色体结构异常可见非特异性结构重排 6q⁻、t/del（9p）、t/del（12p）和特异性结构重排。

（哈斯朝鲁）

第二节 急性髓细胞白血病

一、M₀的实验诊断

1. 血象 白细胞数较低，血小板可较低或正常，伴正细胞正色素性贫血。

2. 骨髓象 骨髓有核细胞增生程度较轻，原始细胞大于 30%，红系、巨核系有不同程度的增生减低。

3. 细胞化学染色 POX 及 SB 染色为阴性或阳性率小于 3%。PAS 及特异性酯酶染色呈阴性或弱阳性。

4. 电镜 MPO 阳性，也有内质网和核膜 MPO 阳性，PPO 阴性。

5. 染色体 大多有染色体异常，但无特异性核型。

6. 免疫学检查 免疫细胞化学 MPO 阳性。免疫表型表达为髓系分化抗原 CD13，CD33，CD14，CD15，CD11b 中至少有一种阳性。不表达 B 系特异性抗原和 T 系特异性抗原，可表达未成熟标志 CD34，TdT，HLA - DR。也有免疫细胞化学 MPO 阴性，但表达髓系分化抗原。

7. 超微结构检验 MPO 阳性，也有内质网和核膜 MPO 阳性，PPO 阴性。

二、M₁的实验诊断

1. 血象 贫血显著，外周血可见幼红细胞，白细胞总数升高。血片中以原始粒细胞为主，少数患者可无或极少有幼稚粒细胞出现。血小板中度到重度减少。

2. 骨髓象 骨髓增生极度活跃或明显活跃，少数病例可增生活跃甚至减低。骨髓中原始粒细胞大于 90%（NEC），白血病细胞内可见 Auer 小体，幼红细胞及巨核细胞明显减少。淋巴细胞也减少。

3. 细胞化学染色 POX 染色至少有 3% 原粒细胞 POX 阳性。

4. 免疫学检验 本型往往显示 HLA - DR、MPO、CD34、CD33 及 CD13 阳性，CD11b、CD15 阴性。CD33 阳性者 CR 率高，CD13 阳性、CD33 阴性者 CR 率低。

5. 染色体和分子生物学检验 核型异常、Ph 染色体 t（9；22）形成 BCR - ABL 融合基因，约见于 3% 的 AML，大多为 M₁ 型。

三、M₂ₐ的实验诊断

1. 血常规 贫血显著，白细胞中度升高和 M₁ 相似，以原始粒细胞及早幼粒细胞为主。血小板中度到重度减少。

2. 骨髓象 骨髓增生极度活跃或明显活跃，骨髓中原始粒细胞占 30% ~ 89%（非红系），早幼粒、中幼粒和成熟粒细胞大于 10%，白血病细胞内可见 Auer 小体，幼红细胞及巨核细胞明显减少。此型白血病细胞的特征是形态变异及核质发育不平衡。

3. 细胞化学染色

（1）POX 与 SB 染色：均呈阳性反应。

（2）PAS 染色：原粒呈阴性反应，早幼粒细胞为弱阳性反应。

（3）中性粒细胞碱性磷酸酶（NAP）：成熟中性粒细胞的 NAP 活性明显降低，甚至消失。

（4）特异性和非特异性酯酶染色：氯醋酸 AS - D 萘酚酯酶染色呈阳性反应。醋酸 AS - D 萘酚酯酶染色（AS - D - NAE）可呈阳性反应，但强度较弱，且不被氟化钠抑制。

（5）Phi（φ）小体染色：原始和幼稚粒细胞内出现 Phi（φ）小体。

（6）染色体及分子生物学检验：特异性染色体重排 t（6；9）约见于 1% 的 AML，主要为本型。

4. 免疫学检验　表达髓系抗原，可有原始细胞和干细胞相关抗原，CD34、HLA – DR、CD13、CD33 和 CD57 阳性。

5. 染色体和分子生物学检验　特异性染色体重排 t（6；9）约见于 1% 的 AML，主要为本型所见，该染色体的重排易产生融合基因（DEK – CAN）。

四、M_{2b} 的实验诊断

1. 血象　多数病例为全血细胞减少。血红蛋白及红细胞数均减低，常较其他类型白血病更为明显。白细胞数大多正常或低于正常，随着病情的进展或恶化，多数患者的白细胞数常有增高的趋势。血小板明显减少，形态多异常。

2. 骨髓象　骨髓多为增生明显活跃或增生活跃，红细胞系及巨核细胞系增生均减低。粒细胞系增生明显活跃，原始粒细胞及早幼粒细胞明显增多，以异常中性中幼粒细胞为主，≥30%（NEC），异常中性中幼粒细胞形态特点是胞核与胞质发育极不平衡。

3. 细胞化学染色　①POX 及 SBB 染色呈阳性或强阳性反应；②AS – D – NCE 染色阳性；③α – NBE 阴性；④NAP 染色其活性明显减低。

4. 免疫学检验　CD33、CD13 阳性率减低，而表达更成熟的髓系抗原 CD15 和 CD11b 阳性率增高。白血病分化阻滞阶段较 M_{2a} 晚。

5. 遗传学和分子生物学检验　t（8；21）（q22；q22）易位是 M_{2b} 的一种常见非随机染色体重排，其检出率高达 90%。t（8；21）染色体易位导致 AML1 基因重排可作为本病基因诊断的标志。

五、M_3 的实验诊断

1. 血常规　血红蛋白及红细胞数呈轻度到中度减少，部分病例为重度减少。白细胞计数大多病例在 $15 \times 10^9/L$ 以下，分类以异常早幼粒细胞为主，可高达 90%，Auer 小体易见。血小板中度到重度减少。

2. 骨髓象　多数病例骨髓增生极度活跃，个别病例增生低下。分类以颗粒增多的早幼粒细胞为主，占 30% ~90%（NEC），早幼粒细胞与原始细胞之比为 3 ：1 以上。幼红细胞和巨核细胞均明显减少。

3. 细胞化学染色　POX、SB、AS – D – NCE 和 ACP 染色均呈阳性或强阳性反应。AS – D – NAE 可呈阳性反应，但不被氟化钠抑制，α – 萘酚丁酸酯酶染色阴性，依次可与急单作鉴别。

4. 免疫学检验　髓系标志为主 CD13、CD33、MPO、CD68 等阳性，而 HLA – DR、CD34 为阴性者。

5. 染色体及分子生物学检验　70% ~90% 的 APL 具有特异性的染色体易位 t（15；17），是 APL 特有的遗传学标志。t（15；17）染色体易位使 17 号染色体上的维甲酸受体 α（RARα）基因发生断裂，与 15 号染色体上的早幼粒细胞白血病（PML）基因发生融合，形成 PML – RARα 融合基因。

六、M_4 的实验诊断

1. 血常规　血红蛋白和红细胞数为中度到重度减少。白细胞数可增高、正常或减少。外周血可见粒及单核两系早期细胞，原单核和幼单核细胞可占 30% ~40%，粒系早幼粒细胞以下各阶段均易见到。血小板呈重度减少。

2. 骨髓象　骨髓增生极度活跃或明显活跃。粒、单核两系同时增生，红系、巨核系受抑制。包括两种类型：①异质性白血病细胞增生型：白血病细胞分别具有粒系、单核系形态学特征；②同质性白血病细胞增生型：白血病细胞同时具有粒系及单核系特征。部分细胞中可见到 Auer 小体。本病可分为 4 亚型：M_{4a}、M_{4b}、M_{4c}、M_4Eo。

3. 细胞化学染色

（1）POX、SB 染色：原单和幼单细胞呈阴性或弱阳性反应，而幼粒细胞呈阳性或强阳性反应。

（2）非特异性酯酶染色：应用 α 醋酸萘酚为底物进行染色，原始和幼稚细胞呈阳性反应，其中原粒细胞不被氟化钠（NaF）抑制，而原单细胞可被 NaF 抑制。

（3）酯酶双重染色：可呈现醋酸萘酚酯酶阳性细胞、氯醋酸酯酶阳性细胞或双酯酶阳性细胞。

4. 免疫学检验　白血病细胞主要表达粒、单系抗原 CD13、CD14、CD33、HLA - DR，部分表达 CD9。

5. 染色体及分子生物学检验　常累及 11 号染色体长臂的异常，包括缺失和易位，后者尤以 t（9；11）（p21；q23）为多见。M_4Eo 常有非随机 16 号染色体异常，主要表现为 inv（16）、del（16）和 t（16；16）三种类型，伴 inv（16）的 M_4Eo 患者 CR 率较高。11q23 重排断裂点位于 HRX（或称 ILL）基因内，故 t（9；11）导致 MLL - AF9 融合基因。

七、M_5 的实验诊断

1. 血常规　血红蛋白和红细胞数呈中度到重度减少，大多数患者白细胞数偏低，分类以原单和幼单核细胞增多为主，可占细胞总数的 30% ~45%。未分化 M_{5a} 以原单细胞为多，部分分化型 M_{5b} 以幼单和单核细胞为主。两型血小板均重度减少。

2. 骨髓象　骨髓增生极度活跃或明显活跃。原单加幼单细胞大于 30%。M_{5a} 以原单细胞为主，可大于 80%（NEC 或单核系细胞），幼单细胞较少。M_{5b} 中原单、幼单及单核细胞均可见到，原单细胞小于 80%。白血病细胞中有时可见到 1~2 条细而长的 Auer 小体。

3. 细胞化学染色

（1）POX 和 SB 染色：原单核细胞是阴性和弱阳性反应，而幼单细胞多数为阳性反应。

（2）PAS 染色：原单细胞约多数为阴性反应。半数呈细粒状或粉红色弱阳性反应，而幼单细胞多数为阳性反应。

（3）酯酶染色：非特异性酯酶染色阳性，可被氟化钠抑制，其中 α - 丁酸萘酚酯酶（α - NBE）染色诊断价值较大。

4. 免疫学标志　白血病细胞表面抗原表达 CD11、CD13、CD14、CD15、CD33、CD34、HLA - DR。

5. 染色体和分子生物学检验　t/del（11）（q23）约见于 22% M_5 型，染色体的缺失和易位均累及 11q23 带的 HRX 基因（MLL 基因），以 t（9；11）易位致 MLL - AF9 融合基因及 t（11；19）易位致 MLL - ENL 融合基因最多见。

八、M_6 的实验诊断

1. 血常规

（1）红血病期：贫血轻重不一，随着疾病的进展而加重。可见各阶段的幼红细胞，以原红和早幼红细胞为主，幼红细胞的形态奇特并有巨幼样变。白细胞数低于正常，随着病程的发展白细胞数可增多。血小板常减低。

（2）红白血病期：血红蛋白和红细胞数大多由中度到重度减少。见到各阶段的幼红细胞，以中、晚幼红细胞为多，且形态异常。白细胞数一般偏低，可见到原粒及早幼粒细胞，随着病程的发展，部分病例后期发展为急性髓细胞白血病；其血象也随之而改变，此时幼红细胞逐渐减少。血小板减少明显，可见畸形血小板。

2. 骨髓象

（1）红血病期：骨髓增生极度活跃或明显活跃。以红系增生为主。多数病例大于 50%，粒红比例倒置，原红及早幼红多见，异形红细胞超过 10%，而骨髓中红系细胞占 30% 即有诊断意义。

（2）红白血病期：骨髓增生极度活跃或明显活跃。红系和粒系（或单核系）细胞同时呈恶性增生。大部分病例以中晚幼红细胞为主，原红、早幼红细胞次之；白细胞系统明显增生，原粒（或原单核 + 幼单核）细胞占优势，大于 30%（ANC），部分原始和幼稚细胞中可见 Auer 小体。

3. 细胞化学染色　幼红细胞 PAS 呈阳性反应，积分值明显增高，且多呈粗大颗粒、块状、环状或弥漫状分布。

4. 免疫学检查 表面抗原表达主要是血型糖蛋白 A、CD13、CD33、CD34。

5. 染色体检查 染色体有 $5q^-$ / -5、$7q^-$ / -7、-3、dup（1）、$+8$ 异常。

九、M_7 的实验诊断

1. 血象 常见全血细胞减少。白细胞总数大多减低，少数正常或增高，血小板减少。少数病例正常。可见到类似淋巴细胞的小巨核细胞，亦可见到有核红细胞。

2. 骨髓象 骨髓象增生明显活跃或增生活跃。粒系及红系细胞增生均减低。巨核细胞系异常增生，全片巨核细胞可多达 1 000 个以上，以原始及幼稚区核细胞为主。其中原始巨核细胞大于 30%，根据分化程度分两种亚型：未成熟型：以原始巨核细胞增多为主；成熟型：原始巨核至成熟巨核细胞同时存在。

3. 细胞化学染色 有价值的细胞化学染色是 $5'$ - 核苷酸酶、ACP 和 PAS 为阳性，酯酶染色 ANAE 阳性，并可被 NaF 抑制。MPO 及 SB 染色阴性。

4. 免疫学检查 CD41、CD42 可呈阳性表达。

5. 染色体检验 染色体有 inv（3）或 del（3）、$+8$、$+21$ 异常。

6. 电镜 M_7 的原始巨核细胞根据其体积大小（4 倍体～8 倍体）及特异性细胞器的出现，加以识别。MKB 和 Pro - MKB 均示血小板过氧化物酶（platelet peroxidase，PPO）阳性反应，髓过氧化物酶（MPO）呈阴性反应。

十、中枢神经系统白血病的实验诊断

1. 脑脊液涂片 涂片染色观察发现白血病细胞。

2. 脑脊液生化蛋白含量测定 蛋白总量大于 450mg/L，潘氏试验阳性。含糖量偏低，LDH 同工酶升高，β_2 - 微球蛋白增加，尤以 CSF 和血清中 β_2 微球蛋白比值的增高更有诊断意义。

3. 颅内压测定 颅内压升高，大于 1.96kPa（200mmH$_2$O）。

脑脊液的改变是诊断中枢神经系统白血病的重要依据。表 11 - 2 为中枢神经系统白血病诊断标准。

表 11 - 2 中枢神经系统白血病诊断标准

1. 有中枢神经系统症状和体征（尤其是颅内压增高的症状和体征）

2. 有脑脊液的改变

　（1）压力增高，大于 1.96kPa（200mmH$_2$O），或大于 60 滴/分

　（2）白细胞数大于 $0.01×10^9$/L

　（3）涂片见到白血病细胞

　（4）蛋白大于 450mg/L，潘氏试验阳性

3. 排除其他原因的中枢神经系统或脑脊液有相似改变的疾病

注：1. 符合 3 加 2 中任何一项者，为可疑中枢神经系统白血病（CNSL）；符合 3 加 2 中涂片见到白血病细胞或任何两项者可诊断为 CNSL；

2. 无症状但有脑脊液改变，可诊断为 CNSL。但如只有单项脑脊液压力增高，暂不确定 CNSL 的诊断。若脑脊液压力持续增高，而经抗 CNSL 治疗压力下降恢复正常者可诊断 CNSL，应严密进行动态观察；

3. 有症状而无脑脊液改变者，如有颅神经、脊髓或神经根受累的症状和体征，可排除其他原因所致，且经抗 CNSL 治疗症状有明显改善者，可诊断为 CNSL；

4. 无症状但有脑脊液改变，可诊断为 CNSL，但如只有单项脑脊液压力增高，暂不确定 CNSL 的诊断，若脑脊液压力持续增高，而经抗 CNSL 治疗压力下降恢复正常者可诊断为 CNSL。应严密进行动态观察；

5. 有症状而无脑脊液改变者，如有颅神经、脊髓或神经根受累的症状和体征，可排除其他原因所致，且经抗 CNSL 治疗症状有明显改善者，可诊断为 CNSL。

十一、微量残留白血病

1. 免疫学检测

（1）间接免疫荧光法：检测外周血 TdT，95% ALL 有 TdT 阳性细胞，检测 TdT 阳性细胞可算出白血病细胞的检出率。

（2）免疫双标记技术：检测同一细胞上两种相关抗原的表达。常见的双标记包括 CD19/TdT，CD10/TdT，CD7/TdT，CD5，TdT，CD13/TdT，CD33/TdT，CD34/TdT 等，骨髓或周围血发现上述双标记阳性细胞，可判定 MRL。本法敏感性高达 10^{-4}。

2. 细胞遗传学检验

（1）染色体分带技术：绝大部分白血病有染色体异常，若能观察到 500 个分裂象，白血病的检出率为 1%。

（2）流式核型分析（flow karyotyping analysis）：可检测 DNA 非整倍体细胞，本法快速、精确，敏感度达 10^{-2}，但 60% ~70% 的急性白血病不存在 DNA 非整倍体细胞。

（3）荧光原位杂交（fluorescence in situ hybridization，FISH）：不仅用于分裂中期细胞，也可用于细胞分裂间期。进行双标记原位杂交，检测染色体结构异常，可快速筛选大量细胞，敏感度达 10^{-3}，对完全缓解患者提供一个检测 MRL 的敏感而特异的方法。

3. 分子生物学检验　MRL 的分子生物学检验的关键是寻找肿瘤性的标志，基因过度表达、点突变、染色体易位。基因重排或融合基因等均可作为白血病细胞的分子标志，以此检测 MRL。

（哈斯朝鲁）

第三节　慢性白血病

一、慢性粒细胞白血病的实验诊断

1. 血象

（1）红细胞：红细胞和血红蛋白早期正常，少数甚至稍增高，随病情发展渐呈轻、中度降低，急变期呈重度降低。

（2）白细胞：白细胞数显著升高，初期一般为 $50 \times 10^9/L$，多数在（100 ~300）$\times 10^9/L$，最高可达 $1\,000 \times 10^9/L$。可见各阶段粒细胞，其中以中性中幼粒及晚幼粒细胞增多尤为突出，杆状粒和分叶核也增多、原始粒细胞（Ⅰ+Ⅱ）低于 10%，嗜碱性粒细胞可高达 10% ~20%，是慢粒特征之一。嗜酸性粒细胞和单核细胞也可增多。随病情进展，原始粒细胞可增多，加速期可大于 10%，急变期可大于 20%。

（3）血小板：血小板增多见于 1/3 ~1/2 的初诊病例，有时可高达 $1\,000 \times 10^9/L$。加速期及急变期，血小板可进行性减少。

2. 骨髓象　有核细胞增生极度活跃，粒红比例明显增高可达 10∶1 ~50∶1；显著增生的粒细胞中，以中性中幼粒、晚幼粒和杆状核粒细胞居多。原粒细胞小于 10%。嗜碱和嗜酸性粒细胞增多，幼红细胞早期增生、晚期受抑制，巨核细胞增多，骨髓可发生轻度纤维化。加速期及急变期时，原始细胞逐渐增多。慢粒是多能干细胞水平上突变的克隆性疾病，故可向多方面急性变、急粒变、急淋变。此外，还可有慢粒急变为原始单核、原始红细胞、原始巨核细胞、早幼粒细胞、嗜酸或嗜碱性粒细胞等急性白血病。急变期红系、巨核系均受抑制。

3. 细胞化学染色　NAP 阳性率及积分明显减低，甚至缺如。

4. 染色体及分子生物学检验　Ph 染色体是 CML 的特征性异常染色体，检出率为 90% ~95%，其中绝大多数为 t（9；22）（q34；q11）称为典型易位。Ph 染色体存在于 CML 的整个病程中，治疗缓解后，Ph 染色体却持续存在。基因分析发现，其正常位于 9q34 上的癌基因 C - abl 移位至 22q11 的断裂点，与 bcr 基因组成 BCR 和 ABL 融合基因，表达具有高酪氨酸蛋白激酶活性的 BCR/ABL 融合基因，该蛋白在本病发病中起重要作用。

二、慢性淋巴细胞白血病的实验诊断

1. 血常规　红细胞和血小板减少为晚期表现。白细胞总数大于 $10 \times 10^9/L$，少数大于 $100 \times 10^9/L$，淋巴细胞大于或等于 60%，晚期可达 90% ~98%。血片中篮细胞明显增多，这也是慢淋特点之一。

2. 骨髓象　骨髓增生明显活跃或极度活跃。淋巴细胞显著增多，占 40% 以上，细胞大小和形态基本上与外周血一致。在疾病早期，骨髓中各类造血细胞都可见到。但至后期，几乎全为淋巴细胞。原淋巴细胞和幼淋巴细胞较少见，通常 <5%。粒细胞系和红细胞系都减少，晚期巨核细胞也减少。

3. 细胞化学染色　PAS 染色淋巴细胞呈阳性反应或粗颗粒状阳性反应。

4. 免疫学检查　B - CLL 主要表达 B 细胞特异性抗原，有 CD19、CD20、CD21、SmIg、HLA - DR CD5 阳性。

5. 染色体与分子生物学检验　大约半数慢淋有克隆性核异常，以 12 号三体（+12）检出率最高。20% 的慢淋可见 13q14 异常。

（哈斯朝鲁）

第四节　特殊类型白血病

一、浆细胞白血病的实验诊断

浆细胞白血病（plasma cell leukemia，PCL）临床上分为原发性浆细胞白血病和继发性浆细胞白血病。原发性浆细胞白血病是一种独立细胞类型的白血病，其特征为异常白细胞广泛浸润，可遍及全身各组织，并常伴有出血和淀粉样变，引起脏器肿大或功能障碍，临床表现有贫血、高热、皮肤及黏膜出血，多脏器浸润，肝、脾大；若病变侵犯胸膜，可有胸腔积液，胸腔积液内可见大量浆细胞；若侵犯心脏可发生心律不齐、心力衰竭等。继发性浆细胞白血病主要来自多发性骨髓瘤、慢性淋巴细胞白血病、巨球蛋白血症等，其白血病病理改变和临床表现与原发性浆细胞白血病基本相似。

1. 血常规　大多数病例有中度贫血，多为正细胞正色素性贫血，少数是低色素性，白细胞总数多升高，可达（10~90）$\times 10^9/L$，包括原始和幼稚浆细胞，形态异常。血小板计数多减少。

2. 骨髓象　骨髓增生极度活跃或明显活跃，各阶段异常浆细胞明显增生，包括原浆细胞、幼浆细胞、小型浆细胞和网状细胞样浆细胞。浆细胞成熟程度和形态极不一致，形态一般较小，呈圆形或卵圆形，胞核较幼稚，核仁明显，核染色质稀疏，核质发育不平衡。

3. 免疫学检验　表现为晚期 B 细胞或浆细胞的特征，胞质 Ig，浆细胞抗原 -1（PCA -1），CD38 弱阳性；SmIg 和其他早期 B 细胞抗原，包括 HLA - DR、CD19、CD20 常呈阳性。

4. 其他　血沉明显增高。血清中出现异常免疫球蛋白，以 IgG、IgA 型多见。多数患者尿本 - 周蛋白阳性。血清 β_2 - 微球蛋白及 LDH 水平明显升高。骨骼 X 线有半数患者可见骨质脱钙及溶骨现象。

根据国内诊断标准对其进行诊断，具体如下：①临床上呈现白血病的临床表现或多发性骨髓瘤的表现；②外周血白细胞分类中浆细胞 >20% 或绝对值 $\geq 2.0 \times 10^9/L$；③骨髓象浆细胞明显增生，原始与幼稚浆细胞明显增多，伴形态异常。

5. 与多发性骨髓瘤鉴别　见表 11 -3。

表 11 -3　浆细胞白血病与多发性骨髓瘤的鉴别

鉴别点	PCL	MM
年龄	较年轻	多见于老年人
病程	发展快，预后差	发展缓慢

鉴别点	PCL	MM
临床表现	贫血、出血、发热及肝脾大，骨痛较轻	骨痛、肾损伤、高黏滞综合征
X线表现	无明显骨损伤	骨损伤明显
外周血	白细胞明显增高，浆细胞>20%或绝对值≥2.0×10^9/L	白细胞数不高，可见少量骨髓瘤细胞
骨髓象	弥漫性浆细胞浸润，包括原浆细胞、幼浆细胞、小型浆细胞和网状细胞样浆细胞	浆细胞<15%
血尿单克隆球蛋白	较低或正常	增高明显

二、多毛细胞白血病

1. 血常规　绝大多数患者呈全血细胞减少，贫血一般为轻度到中度，血小板多数减少，白细胞总数大部分病例减低，淋巴细胞相对增高，且有特征性的多毛细胞出现。多毛细胞具有以下特点：胞体大小不一，呈圆或多角形，直径为10～20μm（似大淋巴细胞）；毛发突出的特点是边缘不整齐，呈锯齿状或伪足状，有许多不规则纤绒毛突起，但有时不显著，而在活体染色时更为明显。

2. 骨髓象　骨髓增生活跃或增生减低，也有增生明显活跃者。红细胞系、粒细胞系及巨核细胞系均受抑制，但以粒细胞系抑制更显著。淋巴细胞相对增多。浆细胞增多，可见到较多的典型多毛细胞。有48%～60%的病例骨髓穿刺呈"干抽"，这与其他浸润骨髓的恶性细胞不同，也是诊断特点之一。

3. 细胞化学染色　POX、NAP和SB染色呈阴性反应，非特异性酯酶呈阴性或弱阳性，但不被NaF抑制。半数病例PAS染色阳性。具有特征性的染色是ACP染色阳性，不被左旋（L）酒石酸抑制（TRAP），阳性率达41%～100%。

4. 免疫学检验　多数病例表现为一致和独特的B细胞的表型，即膜表面免疫球蛋白（SmIg）大部分阳性；与B细胞特异的单抗反应，较特异单抗有CD22$^+$、CD11$^+$、Ahc2$^+$及新单抗βLy7$^+$。

5. 染色体检验　常见14q$^+$、6q$^-$、del（14）（q22；q23）等异常。

6. 电镜　扫描电镜（SEM）示毛细胞表面有较多的散射的细长毛状突出，最长可超过4μm，延伸的毛有交叉现象，部分细胞表面呈皱褶状突起。透射电镜（TEM）示毛细胞表面长绒毛和伪足。

三、幼淋巴细胞白血病

1. 血常规　有不同程度的贫血，白细胞总数显著增高，多数大于100×10^9/L，分类中以幼淋巴细胞占优势，有时几乎全为幼淋巴细胞。其形态学特点：细胞体积较淋巴细胞略大，直径为12～14μm，胞质丰富，浅蓝色，无颗粒。核/质比率低，胞核圆形或卵圆形。血片中篮细胞较慢淋显著为少。血小板有不同程度减少。

2. 骨髓象　骨髓增生明显活跃。幼淋巴细胞可占50%～95%，其他血细胞成分受抑制而减少。

3. 细胞化学染色　PALS阳性的幼淋巴细胞占0%～19%，SB、POX、NAP等染色均是阴性反应。ALCP染色阳性，但耐酒石酸酸性磷酸酶（TRAP）阴性。T细胞幼淋细胞酸性非特异性酯酶（ANAE）为强阳性。

4. 免疫学检验　本病多数病例属B细胞型，此型幼淋巴细胞表面带有SmIgM，单抗FMC7几乎100%阳性。

5. 染色体检验　B－PLL常见有14q$^+$，t（6；12）（q15；p13），del（3）（p13），del（12）（p12－13）异常。T－PLL主要有inv（14）（q11；q32）和14q$^+$异常。

四、成人T细胞白血病

1. 血常规和骨髓象　白细胞总数增高，在（10～500）×10^9/L，外周血和骨髓出现多形核淋巴细胞，在外周血占10%以上，此类细胞在光学显微镜下大小不等，细胞核呈多形性改变，扭曲、畸形或分叶状，核凹陷很深呈两叶或多叶，或折叠呈花瓣状，也称花细胞。贫血及血小板减少程度较轻。

2. 细胞化学染色　ATL 细胞 POX 呈阴性；ACP 及 β - 葡萄糖醛酸酶均呈阳性；非特异性酯酶阳性，但不被 NaF 抑制。

3. 免疫学检验　ATL 细胞有成熟 T 细胞标志，表现为辅助 T 细胞（TH），其免疫学标志为 CD5$^+$、CD2$^+$、CD3$^+$、CD4$^+$、CD7$^-$、CD8$^-$，还不同程度表达 T 细胞激活标记 CD25$^+$，绵羊红细胞受体（Es）阳性。

4. 分子生物学　有 TcRβ 基因重排、整合的 HTLV - 1 原病毒基因序列的检出可确诊。

5. 血清病毒学检验　患者血清抗 HTLV 抗体阳性，这是诊断 ATL 及 HTLV - 1 健康携带者（无症状者）的重要依据。

五、急性混合细胞白血病

依白血病细胞来源及表达不同分两种类型：

1. 双表型（biphenotype）　在混合细胞白血病中，确定有大于或等于 10% 的恶变细胞，既有淋巴细胞系，又有髓细胞系特性。

2. 双系型（bilineage）　也可命名为双克隆型（biclonal），同时有两种或多种分别表达髓系或不同淋巴系标记的白血病细胞。检验包括细胞形态学（Auer 小体）、细胞化学（包括免疫细胞化学及超微结构）、单克隆抗体、E 玫瑰花结、SmIg、CIg、遗传及分子生物学。依据以上多方面检测，进行综合判断，才能诊断本病。大多数患者有 t（4；11）染色体易位，Ph 染色体多见，具有 Ph 染色体的成人混合细胞白血病预后差。

3. 系列转换型　指白血病细胞由一个系列向另一个系列转化，且多在 6 个月以上病程时发生。

4. 血象和骨髓象　红细胞和血红蛋白为中度至重度减低，常为正细胞正色素性贫血。白细胞明显增高，分类可见一定数量的原始细胞，血小板明显减低。骨髓有核细胞增生极度活跃或明显活跃，双系型可见原淋和原粒同时增生，双表型则难以识别其原始细胞系列归属。骨髓其他系列细胞明显抑制。

5. 细胞化学染色　应用淋巴系列标志如 PAS、TdT 染色，同时应用髓系标志如 POX、SBB、特异性酯酶、非特异性酯酶，同时要采用双标记染色检测发现既有淋系又有髓系特征的恶性细胞。

6. 免疫学检查　免疫标记检查对该病的诊断具有诊断意义，可行双标记检测，如荧光标记或双色流式细胞仪等方法，可发现表达一种细胞系以上的免疫学标记。

7. 染色体检查和分子生物学检查　大多数患者有 t（4；11）染色体易位，Ph 染色体多见，具有 Ph 染色体的成人混合细胞白血病预后差。

（哈斯朝鲁）

第五节　淋巴瘤

恶性淋巴瘤包括霍奇金病与非霍奇金淋巴瘤。二者的原发部位常起源于淋巴组织，且在临床与分期上有类似之处，故传统上是把它们并置于淋巴瘤。本处将其分述，并着重介绍非霍奇金淋巴瘤。

一、临床诊断标准

（一）霍奇金淋巴瘤

发病率较低，预后相对较好。

霍奇金淋巴瘤（Hodgkin lymphoma，HL）确诊依靠病理组织学检查，并没有特征性的临床表现或其他实验室检查可据以做出诊断。然而，临床征象可提示本病存在的可能，通过进一步的活体组织检查确诊。

1. 临床表现

（1）无痛性淋巴结肿大。

（2）肿大的淋巴结引起相邻器官的压迫症状。

（3）随着病程进展，病变侵犯结外组织，如肝、脾、骨、骨髓等，引起相应症状。

（4）可伴有发热、消瘦、盗汗、皮肤瘙痒等全身症状。

2. 实验室检查

（1）可有中性粒细胞增多及不同程度的嗜酸粒细胞增多。

（2）血沉增快和中性粒细胞碱性磷酸酶活性增高，往往反映疾病活跃。

（3）在本病晚期，骨髓穿刺可能发现典型 Reed – Sternberg 细胞（R – S 细胞）或单个核的类似细胞。

（4）少数患者可并发溶血性贫血，Coombs 试验阳性或阴性。

3. 病理组织学检查　系诊断本病的主要依据，即发现 R – S 细胞。典型的 R – S 细胞为巨大多核细胞，直径 $25 \sim 30 \mu m$，核仁巨大而明显；若为单核者，则称为 Hodgkin 细胞。在肿瘤细胞周围有大量小淋巴细胞、浆细胞、组织细胞等炎性细胞浸润。

（二）非霍奇金淋巴瘤

1. 临床表现

（1）非霍奇金淋巴瘤（NHL）多有无痛性淋巴结肿大。

（2）病变也常首发于结外，几乎可以侵犯任何器官和组织，常见部位有消化道、皮肤、韦氏咽环、甲状腺、唾液腺、骨、骨髓、神经系统等。分别表现相应的肿块、压迫、浸润或出血等症状。

（3）全身症状：发热、体重减轻、盗汗。

2. 实验室检查　可有一系或全血细胞减少。骨髓侵犯时血涂片可见淋巴瘤细胞。中枢神经系统受累时有脑脊液异常。血清乳酸脱氢酶（LDH）升高可作为预后不良的指标。流式细胞术检测 κ 或 λ 轻链；细胞遗传学方法或 FISH 发现染色体异常；PCR 测定基因重排突变等手段，皆可协助判断淋巴细胞增生的单克隆性，证实 NHL 的诊断。

3. 病理组织学检查　系确诊本病的主要依据。NHL 的病理特点为：淋巴结或受累组织的正常结构被肿瘤细胞破坏；恶性增生的淋巴细胞形态呈异形性，无 R – S 细胞；淋巴结包膜被侵犯。

二、鉴别诊断

在临床上恶性淋巴瘤常易被误诊。主要是以表浅淋巴结肿大者需与淋巴结炎、淋巴组织良性增生性疾病、淋巴结核相鉴别。而发热等全身症状需与结核病、免疫风湿性疾病及其他肿瘤性疾病鉴别。淋巴结穿刺细胞学因阳性率低不能作为淋巴瘤的诊断依据，且不能做病理分型。淋巴瘤的诊断原则主要靠病理检查确定。

影像学如 CT、MRI、B 超则对发现深部隐匿部位的肿大淋巴结和其他病变有很大帮助。

三、治疗原则

通过化学药物治疗以减轻肿瘤细胞负荷是首要的治疗策略，早期足量的联合化疗可根治部分患者。放射治疗和生物靶向治疗已成为重要的治疗措施。自体造血干细胞移植能支持患者接受超大剂量化疗/放疗而防止致死性骨髓衰竭。半数以上的淋巴瘤如果得到适当的治疗均可治愈。影响预后的因素包括：

1. 病理类型　一般说来 HD 较 NHL 预后为佳；B 细胞来源的淋巴瘤预后优于 T 细胞来源的；恶变细胞愈原始预后愈差；低度和中度恶性淋巴瘤通过标准的综合治疗治愈率在 40% ~80%；高度恶性治疗需要与白血病近似的方案。

2. 分期　初次治疗时，临床分期对预后有明显影响。Ann Arbor 分期方案将淋巴瘤分为 4 期。

Ⅰ期：单个淋巴结区域或淋巴样组织受累（如脾脏、胸腺、韦氏环等）。

Ⅱ期：在膈肌同侧的两组或多组淋巴结受累（纵隔为单一部位；而双侧肺门淋巴结属不同区域）。受累区域数目应以脚注标出（如：Ⅱa）。

Ⅲ期：受累淋巴结区域或结构位于横膈两侧。①Ⅲa 伴有或不伴有脾脏、肺门、腹腔或门脉淋巴结。②Ⅲb 伴有主动脉旁、髂动脉旁或肠系膜淋巴结。

Ⅳ期：除了与受累淋巴结邻近的结外器官也有病变外，一个或多个其他结外部位受累。

各期又按有无"B"症状分为 A 或 B。①A：无 B 症状。②B：有"B"症状。所谓"B"症状，即发热（体温＞38℃），或盗汗，或 6 个月内不明原因的体重下降＞10％。Ⅰ、Ⅱ期，无"B"症状者，治疗效果较好。

另外，患者年龄、淋巴结外病变数、血清乳酸脱氢酶和 β_2 - 微球蛋白水平，体能状态均是影响预后的重要因素。

（哈斯朝鲁）

参考文献

[1] 吕建新，樊绮诗．临床分子生物学检验（第3版）．北京：人民卫生出版社，2012.

[2] 段满乐．生物化学检验（第3版）．北京：人民卫生出版社，2012.

[3] 侯振江．血液学检验技术．郑州：郑州大学出版社，2013.

[4] 王兰兰．临床免疫学检验（第5版）．北京：人民卫生出版社，2012.

[5] 翟登高．医学免疫学（第2版）．北京：人民卫生出版社，2012.

[6] 李凡，刘晶星．医学微生物学（第7版）．北京：人民卫生出版社，2012.

[7] 汪晓静．免疫学检验技术．郑州：郑州大学出版社，2013.

[8] 刘成玉，罗春丽．临床检验基础（第5版）．北京：人民卫生出版社，2012.

[9] 陈华民．微生物检验技术．北京：中国中医药出版社，2013.

[10] 吴晓蔓，权志博．临床检验基础．武汉：华中科技大学出版社，2013.

[11] 胡晓波．临床检验基础．北京：高等教育出版社，2012.

[12] 王谦．检验医学手册．济南：山东科学技术出版社，2016.

[13] 赵建宏，贾天军．临床检验基础（第2版）．北京：人民卫生出版社，2015.

[14] 王前，王建中．临床检验医学．北京：人民卫生出版社，2015.

[15] 尚红，王毓三，申子瑜．全国临床检验操作规程（第4版）．北京：人民卫生出版社，2015.

[16] 刘运德，楼永良．临床微生物学检验技术．北京：人民卫生出版社，2015.

[17] 夏薇，陈婷梅．临床血液学检验技术．北京：人民卫生出版社，2015.

[18] 尹一兵，倪培华．临床生物化学检验技术．北京：人民卫生出版社，2015.

[19] 夏薇，岳保红．临床血液学检验．武汉：华中科技出版社，2014.

[20] 徐克前．临床生物化学检验．北京：人民卫生出版社，2014.

[21] 王治国．临床检验质量控制技术（第3版）．北京：人民军医出版社，2014.

[22] 褚静英，陆玉霞．输血检验技术．西安：西安交通大学出版社，2014.

[23] 岳保红．血液学检验（第2版）．北京：人民卫生出版社，2014.

[24] 丛玉隆，尹一兵，陈瑜．检验医学高级教程．北京：人民军医出版社，2014.

[25] 倪语星，尚红．临床微生物学检验（第5版）．北京：人民卫生出版社，2012.

[26] 张晓红．免疫检验技术．北京：中国中医药出版社，2013.

[27] 徐文荣，王建中．血液学及血液学检验（第5版）．北京：人民卫生出版社，2012.